STANDARD TEXTBOOK

PT OT

물리치료·작업치료

전문기초분야

■ 집필: 立野勝彦

■ 역자: 김 명 준 외

정형외과학

Orthopedics

개정 3판

영 문 출 판 사

■ 옮긴이(가나다 순)

김명준 경동대학교 물리치료학과 교수
김순자 안산대학교 물리치료과 교수
노종수 대전보건대학교 작업치료과 교수
박윤기 대구보건대학교 물리치료과 교수
박흥기 김천대학교 물리치료학과 교수
송명수 원광보건대학교 물리치료과 교수
양대중 세한대학교 물리치료학과 교수
양영애 인제대학교 작업치료학과 교수
이건철 경남정보대학교 물리치료과 교수
조현래 마산대학교 물리치료과 교수
최석주 대구과학대학교 물리치료과 교수
최영덕 경동대학교 물리치료학과 교수

Authorized translation from the Japanese language edition, entitled
《標準理学療法学·作業療法学　專門基礎分野》 整形外科學　第 3 版
ISBN: 978-4-260-00857-0
シリーズ監修　奈良　勲・鎌倉 矩子
執筆　立野 勝彦
published by IGAKU-SHOIN LTD., TOKYO Copyright © 2010

물리치료 · 작업치료 전문기초분야

정형외과학 개정 3판

2013년 2월 20일 초판인쇄
2013년 2월 27일 초판발행

집　필 : 立野 勝彦
옮긴이 : 김 명 준 외
발행인 : 박 병 조
발행처 : 도서출판 영문출판사
등　록 : 1987년 12월 21일 제 2-419호
주　소 : 서울시 강남구 삼성동 69-1
전　화 : (02)514-5590, 776-5590
팩　스 : (02)756-8943
홈페이지 : www.ymsbook.net
e-mail : yeongmunsa@empal.com
정　가 : 20,000원

ISBN 978-89-7224-320-5 93510

• 파본은 교환해 드립니다.

간행의 말

일본에 최초의 물리치료사 · 작업치료사 양성학교가 생긴 후 어느덧 30여년이 지났다. 현재 전국의 물리치료사 · 작업치료사 양성학교의 수는 각각 106개교를 넘고 있다. 처음에 파라메디컬(의학에 부속하여 있는 전문직)을 표방하고 있었던 2개의 직종은 어느 사이엔지 코메디컬(의학과 협업하는 전문직)을 자칭하게 되고 전문학교에서만 시행되던 양성교육은 단기대학, 대학에서도 시행하게 되었다. 거기서 가르치고 있는 것은 이제는 물리치료, 작업치료가 아니라 물리치료학, 작업치료학이다. 교육 대강화의 물결은 이 세계에도 미치고 교육의 세부사항을 법령에 의해서 상세하게 규제되는 시대는 지났다.

하지만 이러한 변혁 속에서도 거의 변화하기 않고 계승되어 온 것이 있다. 그것은 전문기초교육이라 불리는 것이다. "사람" "질환과 장애" "보건의료복지의 이념"에 대한 교육과목 군을 관계자는 이와 같이 부른다. 특히 앞의 2자는 이른바 기초의학계 과목, 임상의학계 과목과 겉보기에 같지만 실제는 물리치료학 · 작업치료학 교육에 걸맞은 것이 되도록 역점을 바꿔서 가르쳐 온 것이다. 내용을 재편성하는 방법은 개개의 교사에 맡겨져 있었다. 물리치료 학생, 작업치료 학생 전용의 교과서는 없었다.

그러나 지금 고유의 교과서를 만들어낼 때가 왔다. 전국에 일찍이 없었을 만큼 많은 물리치료 학생, 작업치료 학생 그리고 신임 교사들이 탄생하고 있다. 노련한 교사들에게 교과서의 공개를 요청해야 할 때가 다가온 것이다.

이리하여, 이 교과서 시리즈 "표준 물리치료학 · 작업치료학 전문기초분야"는 기획되었다. 물론 이 밖에 각각의 "전문분야"를 다루는 시리즈가 없어서는 안 되지만 이것은 별도의 기획에 맡기게 되었다.

코메디컬을 자칭해 온 사람들 중에 의학모델에서부터의 이탈을 선언하는 사람들이 나타나게 된지 오래 된다. 이 경향은 향후 가속될 것이지만, 그러나 어떠한 시대가 오든, 물리치료학 · 작업치료학 교육 속에서 사람의 신체와 마음, 발달, 그리고 질환과 장애의 특성을 학습하는 의미가 상실되는 일은 없을 것이다. 물리치료가 물리치료이고 작업치료가 작업치료이기 위해서 이들의 지식은 필수적인 기반을 제공해온 것이기 때문이다.

1999년 12월

시리즈 감수자

제3판의 서문

근골격계 질환이란 일반적으로 정형외과에서 대상으로 하는 질환을 가리키고 뼈, 관절, 인대 등의 골격계 기관이나 신경 · 근육에 관한 질환이나 외상에 의한 질환이다. 정형외과는 검사법 및 외과적 방법의 획기적인 진보를 이루는 한편, 수술 후라는 입장에서의 재활의료는 후치료라 일컬어져 왔다.

재활의료의 대상이 되는 근골격계 질환에 특징적인 장애는 관절구축, 근력저하 · 지구력 저하, 통증, 보행 장애, 일상생활활동(ADL) 장애이다. 또한 재활의학이란 "종전의 장기별 생명유지를 위한 임상의학과는 차원을 달리하고 인간에게 갖춰진 2족 보행, 손의 사용이라는 지적 · 창조적인 기능, 그리고 언어를 매개로 한 의사소통을 도모하는 인간 독특한 기능을 대상으로 하는 의학"이며 인간다움을 추구하는 의학이라 생각된다.

재활의료 중에서 물리치료사(PT)는 운동치료 및 물리적 인자에 의한 치료(physical agent modalities)를 구사하여 치료하는 전문직이며, 작업치료사(OT)는 작업이라는 매개를 사용하여 치료하는 전문직이다. 근골격계 질환을 학습하는 것은 근골격계의 기초지식을 갖고 있으면 그다지 어려운 것은 아니다. 그러나 최근에 와서 질환의 상세한 분류, 고도의 수술법 및 재료에 의한 섬세한 대응이 추구되고 있기 때문에 PT · OT에서도 그것에 순응해야 한다.

개정 제3판은 이 책의 원래의 특징을 살리면서 더 학습하기 쉽도록 도표를 많이 채택하여 정리하고 있다. 또한 "심화학습", "NOTE"의 충실, 자기평가의 추가도 하였다. 목차는 변경이 없으나 본문도 세부에 걸쳐서 확인 · 재검토를 하여 PT · OT를 지향하는 학생 여러 분으로서 필요하고 동시에 충분한 내용이 되었다고 자부하고 있다.

"재활에서는 그 사람이 무엇을 상실하였는지가 문제가 아니라, 그 사람에게 무엇이 남겨져 있는지가 문제인 것이다"(Rusk, H. A.), "환자 자신이 자기를 고치는 것, 이것이야 말로 물리치료의 깊은 비결이다"(Cotlon, F. J.,)라는 명언이 있다. 학습한 지식을 최대한으로 구사하고, 그러나 교만하지 않으며 겸허한 태도로 따뜻하게 진료에 임할 것을 바라는 바이다.

2009년 12월

다치노 가쓰히코

초판의 서문

재활의학의 발전초기는 폴리오 유행 때에 있어서의 근력평가로 시작되었다고 일컬어지고 있다. 즉, 재활치료기술 체계는 근골격계 장애에 관계되는 재활이 그 바닥의 흐름에 있었기에 발전하여왔다. 그래서 근골격계를 바르게 이해하고 평가하는 것은 재활의료에 종사하는 기술자로서 매우 중요한 일이라 할 수 있다. 그 근골격계 장애를 다루는 정형외과학은 근골격계의 기초지식을 얻기 위한 필수적인 학문이다.

최근의 의료기술의 진보에는 눈부신 것이 있으며 정형외과학도 그 범주에 있다. 또한 질병구조가 변천하여 척추외과, 관절외과, 손의 외과, 외상외과 등으로 세분화가 진행되고 해마다 분야는 광범위해져 왔다. 특히 진료기기나 치료기술의 개발에는 괄목할만한 것이 있으나 그 진단법이나 치료법의 원칙적인 사고는 아무런 변화가 없다. PT 및 OT가 가장 관계하는 치료법에 대해서도 그 치료기기나 기술이 진보하였다 할지라도 그 원칙을 이해하면 겁낼 필요가 없다.

이 책은 정형외과학에 관계된 질환을 가급적 많이 망라할 작정이다. 널리 정형외과학을 계통적으로 이해하는 것을 목적으로 하고 결코 국가시험의 참고서로서만 저술한 것이 아니며 또한 재활에 한정된 사항만을 기재한 것도 아니다. 근골격계의 기초적 지식을 충분히 습득하고 그것을 이해하여 응용할 수 있도록 특별한 해설을 부가하여 국가시험에도 대응할 수 있도록 궁리하였다.

일본 문부성에서의 PT · OT의 대학교육에 최초로 관여한 사람으로서, 광범위한 근골격계 질환을 일관하여 교수하는 것이 재활의학과의 연관성을 충분히 깊이 전수할 수 있는 것이 아닌가 생각하여 감히 집필을 하게 되었다. "학습목표", "복습의 요점"을 열거하여 학습의 효과를 노린 부분에 특징이 있다. 또한 기초적이고 중요하다고 생각되는 사항을 "NOTE"로서, 그리고 한걸음 나아가서 학습해두어야 할 사항을 "심화학습"으로서 해설하였다.

이상과 같은 특징을 갖게 하였으나 물리치료학 · 작업치료학을 학습하는 학생 여러분이나 임상에서 활동하고 있는 PT · OT에게 정형외과학을 이해하는 참고서로서 활용한다면 다행으로 생각한다.

2000년 12월

다치노 가쓰히코

역자 서문

의학의 발달에서 기여도는 어느 한 분야만 강조되지는 않는다. 하지만 근골격계의 해부학적 장애를 이해하기 위한 정형외과학은 재활치료에 관련된 전문가에게는 매우 중요한 분야가 되고 있으며, 이에 따르는 물리치료적 접근과 작업치료적 접근에 대한 근거의 기초가 발전의 원동력이 된다.

최근의 의료기술의 발달로 인해 정형외과학은 그야말로 눈부신 변화와 세분화된 전문의술로 발전되어 주 역할을 했다고 봐도 과언이 아닐 것이다. 이러한 바탕이 근골격계 구조와 장애들을 정형외과학적으로 이해시키고, 기초지식들이 되어 물리치료사와 작업치료사의 전문적인 업무에 필수가 되고 있다.

세분화의 영역이 신체 부분별로도 중요해졌지만, 크게는 척추외과, 관절외과, 손외과, 외상외과 등으로 구분되고 있으며 더욱 광범위해지고 있다. 그러나 진단과 평가에 있어서 원칙적인 접근과 해부학적 접근 및 판단에는 원천적인 변화는 없다. 따라서 기초가 되는 전문지식으로서의 교육은 정형외과학적인 지식을 빼놓을 수 없을 것이다.

이 책에서는 정형외과적 관련 질환과 설명 및 처치가 모두 나열되어 있으며, 계통적인 목록으로 이해도를 높혔으며, 국가고시 시험의 참고서로서 저술돼 있을 뿐만 아니라, 재활치료의 기본이 되는 질환을 중심으로 편집되어 있다.

학습목표와 요점정리를 함으로써 학습에 효과를 높이고 기초지식을 강조할 수 있게 해설과 자세한 설명으로 학습에 도움을 주도록 해설까지 두었다.

이와같은 책 내용이 물리치료, 작업치료를 연구하는 학생들에게 그리고 근골격계 관련 임상인들에게 언제나 쉽고 가까이 할 수 있는 참고서가 될 수 있을 것임을 확신하며 이 책이 출간되기까지 영문출판사 박병조 사장님과 직원 여러분에게도 감사의 뜻을 전합니다.

2013년 1월

김 명준 PT, PhD

목 차

정형외과 질병론

제8장 뼈 · 연부종양 91

제9장 신경 · 근육질환 98

제10장 척추의 질환 104

외상성 질환

제11장 골절 119

서론

PT · OT와 정형외과의 관계

물리치료는 스웨덴 체조에서 발단한다고 일컬어지는데 운동치료와 온열 · 전기 · 광선치료 등의 물리적 보조기(physical agent modality)가 결부되어 정형외과환자 치료에서 기술면의 큰 기둥으로 되어있다. 또한 작업치료도 물리치료와 함께 재활치료의 기술면에서 작업의 수단으로 하여 사용하는 치료법이다. 좁은 의미의 작업인 도구를 사용하여 물건을 만드는 것에 한정하지 않고 ADL(일상생활활동) 등의 능력수준의 모든 행위가 포함된다.

이상의 점으로부터 근골격계 일반을 이해하는 것은 중요한 일이며 근골격계 질환을 다루는 정형외과와는 매우 밀접한 관계에 있다. 정형외과의 기초지식으로서 뼈의 발생과 성장, 뼈 · 관절 및 근육 · 신경의 기능해부와 병태, 그리고 근골격계의 평가 및 검사법 등을 학습하면 저절로 근골격 질환의 병태상을 논리적으로 해석할 수 있고 임상 면에서 치료에 결부시키는 것이 가능하다 할 수 있다. 근골격계 질환의 병태상을 습득함으로써 왜 이러한 수술을 시행하는지에 대해서 깊은 이해를 할 수 있다. 이러한 것을 이해한 다음에 물리치료 · 작업치료를 시행하는 이유를 충분히 납득될 것이라 생각한다.

여기서는 정형외과의 각 질환의 후치료로서의 프로그램은 상세하게 기술하여 있지 않다. 그 이유는 의료기기, 재료 및 의료기술의 면으로부터 부득이 미세한 변경을 하게 되어, 교과서로서 일반화하는 것이 어렵다는 것 때문이다. 그러나 "서문"(초판)에도 기재하였는데 치료기기나 기술이 진보하였다 하여 원칙적인 사고에는 변화가 없으므로 독자는 그 점에 충분히 유의하기 바란다.

제 1 장

정형외과 기초지식

학습목표

- 정상적인 뼈의 발생과 성장 및 기본구조를 이해한다.
- 뼈의 수복과 재생, 뼈의 나이가 듦에 따른 변화에 대해서 이해한다.
- 관절 · 골격근 · 신경계의 기본구조를 학습한다.
- 뼈 · 관절 · 근육 · 신경계의 병태생리를 학습하고 장애평가의 기본을 안다.

A 뼈의 발생과 성장

1 뼈의 발생

골격계는 지지조직이라고도 불리며 뼈 조직, 연골조직, 결합조직으로 구분되고 어느 것도 발생학적으로는 중배엽층에 유래하고 중간엽(간엽)이라는 조직을 형성한다(➡ 심화학습-1). 이 중간엽계 세포는 섬유모세포(fibroblast), 연골모세포(chondroblast), 또는 골모세포(osteoblast)가 된다.

긴뼈(장관골)와 같은 일반적으로 볼 수 있는 뼈에서는 이 중간엽이 우선 유리연골을 거쳐 거기서부터 연골내 골화(enchondral ossification)에 의해서 골화한다(내연골성 골화라고도 한다). 그러나 일부 머리뼈(두개골)의 납작뼈(편평골)나 긴뼈의 가로길이 성장에서는 사이엽이 직접 뼈로 분화하는 막내 골화(intramembranous ossification)가 있다(결합조직성 골화, 막성 골화라고도 한다).

심화학습

① 뼈의 발생

뼈의 발생은 중배엽에 유래하고 사이엽계 세포로부터의 분화와 증식에 의한다.

외배엽 → 중추신경
중배엽 → 뼈, 근육, 결합조직, 혈관
내배엽 → 소화기, 호흡기 등의 상피부분

a 연골내 골화(내연골성 골화)의 과정

해면골(➡ 4페이지)를 형성하는 기능이다.

유리연골의 기반이 형성되고 연골 내 석회화가 일어난다. 혈관의 진입, 이것에 이어서 연골의 흡수, 골화의 진행, 그리고 골수강의 형성 및 뼈의 양끝에는 골화 중심이 만들어진다(▶ 그림 1). 뼈끝 성장판은 성장의 시기가 종료함과 동시에 소실한다.

b 막내 골화(결합조직성 골화)의 과정

겉질뼈(피질골)을 형성하는 기능이며 뼈막(골막)(➡ 4페이지)으로 만들어진다. 뼈모세포가 교원섬유와 뼈 기질을 분비하고 기질에 석회화가 일어나 기질 안에 매몰된 뼈모세포는 뼈세포가 되며 골화하면서 두께를 증가해간다. 또한 조기부터 파골세포에 의한 뼈의 흡수도 시행된다. 겉질뼈의 가로지름 성장은 막성 골화에 의한다.

2 뼈의 성장

a 긴뼈의 성장

뼈는 길이와 지름의 성장이 존재한다. 긴뼈의 장

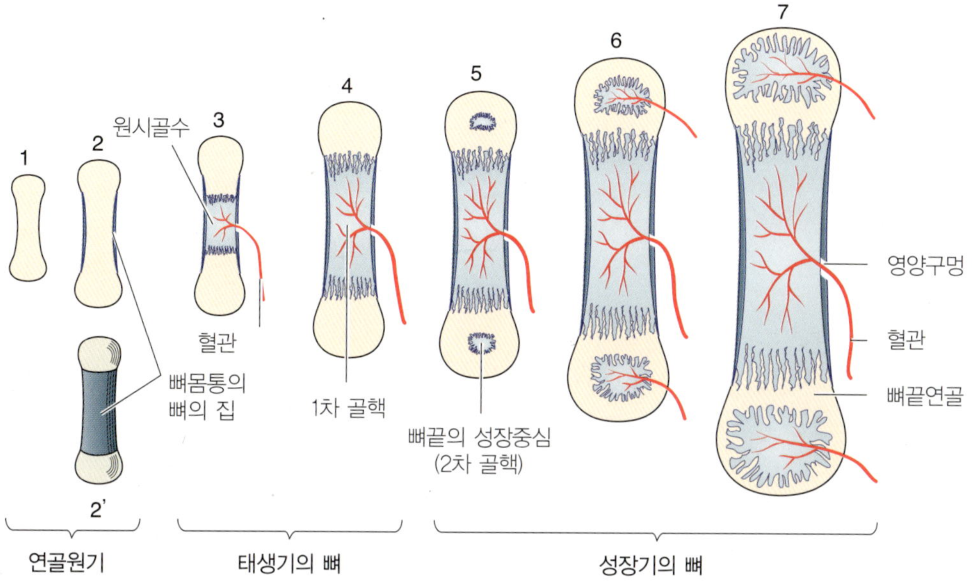

▶그림 1 긴뼈의 발생양식을 나타내는 모식도

축방향으로의 성장은 뼈몸통부분과 뼈끝부분의 골화 사이에 존재하는 뼈끝 성장연골판에 의한다. 긴뼈 뼈몸통부분의 굵기는 뼈막 밑의 막내 골화에 의해서 증가한다.

b 긴뼈 이외의 뼈의 성장

머리뼈(두개골), 얼굴뼈(안면골), 아래턱뼈(하악골)의 납작뼈(편평골)는 막내 골화이며 짧은뼈와 기타의 납작뼈는 긴뼈의 성장과 마찬가지이고 연골내 골화에 의해서 증가한다.

c 뼈의 연령

골핵의 출현시기(➡NOTE-1)를 관찰함으로써 연령 상응의 발달인지 아닌지를 판단할 수 있다.

손목뼈는 출산 때에는 모두 연골이고 알머리뼈(유두골)와 갈고리뼈(유구골)에서는 생후 6개월에서 골핵의 출현이 관찰된다. 세모뼈(삼각골)와 손배뼈(주상골)의 골핵 출현은 4년째 이후이며 가장 늦게 출현하는 손목뼈는 콩알뼈(두상골)이고 9~11세이다. 빗장뼈(쇄골)는 가장 빨리 골핵이 출현하기 시작하는 뼈이다. 임상적으로는 뼈 성장의 기준으로서 엉덩뼈능선(장골릉) 뼈끝핵을 사용한다.

10~12세에는 앞엉덩뼈가시(전상장골극)에 골핵의 출현이 관찰되는데 이어서 15~16세에는 뒤엉덩뼈가시(후상장골극)에 골핵이 미치고 17~19세에서 뼈끝의 골화는 종료한다.

NOTE

1 골핵의 출현시기

남녀의 차이는 있으나 통상, 반달뼈(월상골) 4세, 손배뼈(주상골) 4~5세, 갈고리뼈(유구골) 6개월, 콩알뼈(두상골) 9~11세, 세모뼈(사각골) 2~3세에서 출현한다. 대표적인 골핵의 출현시기를 기억해 둘 것.

d 뼈의 성장에 관한 호르몬

뼈의 성장을 촉진하는 호르몬에는 갑상샘호르몬이 있으며 티록신과 칼시토닌이 존재한다. 또한 성호르몬인 남성호르몬(안드로겐)은 단백질 합성 촉진작용을 가지며 성장호르몬 존재 하에서 뼈 성장을 촉진한다(➡ 심화학습-2).

심화학습

② 뼈와 호르몬

- 부갑상샘호르몬 : 혈액 중의 칼슘을 유지
  저하 — 칼슘의 저하 → 테타니(tetany)발작
  과잉 — 뼈로부터의 흡수 → 광물제거(demineralization)
- 성장호르몬 : 뼈의 긴 지름 성장을 촉진
- 부신겉질호르몬 : 과잉분비 → 골다공증
- 갑상샘호르몬 : 뼈의 성장, 성숙작용
- 성호르몬 : 뼈의 성장촉진
  안드로겐(단백질동화호르몬)→ 골다공증의 치료

3 뼈의 변화와 대사

뼈는 성장한 후 흡수와 재형성을 반복하여 시행하고 있다. 성인의 뼈의 3~5%가 항상 리모델링(remodeling)되어 있다. 뼈의 흡수와 재형성에 관여하고 있는 세포는 각각 뼈파괴(파골)세포와 뼈모세포이다. 주석산저항성포스파타아제는 파골세포의 활동성을 아는 지표가 되고, 알칼리포스파타아제는 뼈모세포의 활동성을 아는 지표가 되다.

뼈는 칼슘(Ca), 인(P)의 체액에서의 항상성을 유지하는 데에 중요한 역할을 갖고 있다. 혈청 Ca 및 P의 주된 조절인자는 부갑상샘호르몬, 칼시토닌, 비타민 D이다(➡ 심화학습-3).

심화학습

③ 뼈와 비타민

- 비타민 D : 창자에서부터의 칼슘흡수 촉진
  결핍 — 뼈 기질에 침착하는 칼슘이 부족
  → 석회화가 일어나지 않는다.
- 비타민 A : 뼈끝연골세포의 기능촉진
  과잉 — 뼈 흡수촉진 → 뼈는 부서지기 쉬워진다.
- 비타민 C : 뼈 기질의 형성에 관계한다.
  부족 — 뼈 형성의 억제

④ 혈종 (hematoma)

혈소판 중에 포함되어 있는 생물활성을 가지는 강력한 성장인자인 혈소판 유래 성장인자나 전환성장인자 β가 혈종 중에서 혈소판이 파괴됨으로써 활성화하여 세포증식을 촉진하는 것에 관여하고 있다고 생각된다.

4 뼈의 수복 · 재생

뼈 조직에는 뼈에 손상이 발생하면 잠재적으로 수복하려고 하는 능력이 갖춰져 있다. 예컨대, 골절이 발생하면 흉터형성에 의해서 수복되는 것이 아니라, 새로운 뼈 조직의 형성에 의한 수복이다. 뼈의 재생수복은 뼈의 발생양식과 유사하며 태생기의 뼈 형성, 이른바 연골내 골화와 막내 골화(➡ 2페이지)에 의한다. 골절이 일어나면 혈종(➡ 심화학습-4)의 형성이나 염증세포의 초기변화(염증기)에 수반하여 신생혈관의 침입, 미분화 중간엽계 세포의 증식, 이어서 연골세포, 뼈 형성세포의 증식을 거쳐 가골을 형성하고(수복기), 흡수 · 뼈 형성이 시행되며, 그 후 장기간에 걸친 변화(변화기)에 이르게 된다[제11장의 그림 6(➡ 123페이지 참조].

5 뼈의 기본구조

뼈는 지지구조로서 골격을 형성하는 것, Ca, P의 저장고로서 체액의 항상성을 유지하는 것, 그리고 혈액의 생산의 장소가 되는 것 등 중요한 역할을 수행하고 있다(➡ NOTE-2).

a 뼈의 조직

(1) 겉질뼈(피질골)와 갯솜뼈(해면골)

뼈는 두 종류의 뼈 조직으로 되어있다. 하나는 상아와 같은 치밀한 조직이고 치밀질(겉질뼈)이라 불리고 또 하나는 뼈잔기둥을 형성하여 서로 연결하여 있는 기둥모양의 구조를 가진 것을 갯솜질(해면질)이라 부른다.

(2) 뼈막

겉질뼈의 표면에 섬유막이 덮여있고 이것을 뼈막(➡ NOTE-3)이라 하고 막을 통해서 혈관이 뼈까지 침투하고 있다. 뼈막은 교원섬유와 뼈모세포, 그리고 파골세포도 존재하여 뼈의 가로지름 성장에 관여하고 있다.

(3) 골수

골수는 뼈의 공간을 채우고 있다. 긴뼈의 공간은 주로 황색골수라 부르고 지방세포로 성립되어 있으나 빈혈의 경우에는 적색골수로 치환되는 경우가 있다. 적색골수는 납작뼈, 척추뼈몸통, 긴뼈의 관절끝, 갈비뼈, 복장뼈에 관찰되고 적혈구와 과립백혈구의 조혈기능을 가진다.

b 뼈의 외형

(1) 긴뼈 (▶ 그림 2)

긴뼈의 중앙에 있고 겉질뼈로 에워싸인 관모양의 부분을 뼈몸통이라 부른다. 뼈몸통의 양 끝에 존재하는 가로지름이 가장 넓은 부분을 뼈끝이라 하고 그 끝은 관절연골로 덮여있다. 뼈몸통과 뼈끝의 사이에는 술잔모양의 뼈몸통끝이 있고 성장기에는 성장연골층이 있으며 장축방향으로의 성장이 시행된다.

(2) 납작뼈

머리뼈나 어깨뼈에 관찰되고 2매의 겉질뼈의 충판 사이에 끼인 갯솜뼈로 구성된다.

(3) 짧은뼈

손목뼈나 발목뼈에 관찰되고 겉질뼈로 구성되며 안에는 갯솜뼈를 포함하고 있다.

(4) 공기뼈 (함기골)

뼈 안에 공기를 포함하는 공간이 있는 뼈이며 비강을 에워싸는 뼈에 그 예를 볼 수 있다.

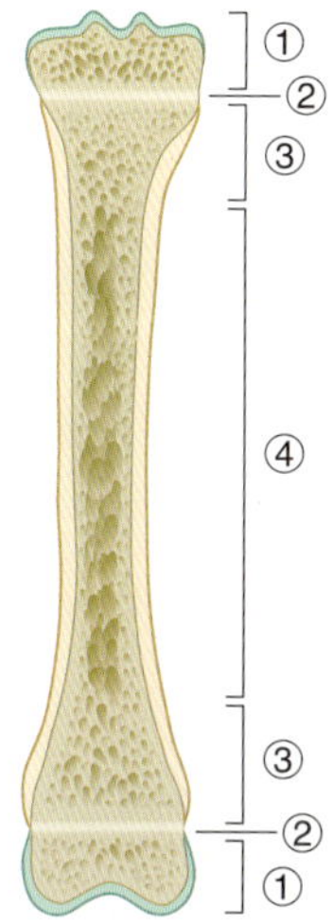

▶그림 2 긴뼈

NOTE

2 뼈

- 뼈는 세포와 세포 밖의 기질로 구성되는 결합조직이며 기질의 대부분에는 미네랄이 존재하고 주로 칼슘(Ca)과 인(P)으로 구성된다. 미네랄이 없는 부분은 풋뼈(유골)라 한다.
- 뼈에는 뼈모세포, 뼈세포, 파골세포의 3개의 세포가 있다.
- 뼈의 기능은 ① 체형의 유지, 내장의 보호, ② 체액전해질 평형의 유지, ③ 조혈이다.

3 뼈막

뼈막은 뼈의 표면을 싸는 결합조직이지만 관절면에는 존재하지 않는다.

6 뼈의 나이가 듦에 따른 변화

정상적인 뼈는 뼈 형성과 흡수가 평형으로 유지되고 이 평형기전은 호르몬, 비타민, 효소 등에 의해서 영향을 받는다. 나이가 듦에 수반하는 퇴행성으로 골다공증(➡ 74페이지)이 있으며 겉질뼈는 겉질 폭이 얇아지고 갯솜뼈는 뼈잔기둥의 수와 폭이 감소한다.

골다공증에는 노인성골다공증과 폐경후골다공증이 있다. 노화에 의한 것은 뼈 형성능력의 저하, 비타민 D 작용의 저하 등이 원인이며, 폐경후골다공증은 폐경에 수반하는 여성호르몬 특히, 에스트로겐 결핍에 의한다.

B 연골의 기본구조

1 연골의 구조와 기능

골격계통을 형성하는 주요한 것 중의 하나인데 뼈와 다른 점은 연골에는 혈관, 신경, 림프관이 존재하지 않고 연골조직을 형성하는 세포는 연골세포 뿐이며 스스로 생산하는 세포 밖 기질(➡ 심화학습-5)에 에워싸여 존재한다. 연골은 기능 면에서부터 다음과 같이 크게 두 가지로 분류할 수 있다. 성장 연골판(성장기에서의 뼈에의 치환)과 영구연골[관절연골, 척추사이원반(추간원판), 갈비연골(늑연골), 귓바퀴연골(이개연골) 등]이다.

2 뼈끝선 (성장연골판)의 손상

긴뼈의 뼈끝과 뼈몸통끝의 경계에 성장연골판이 존재하고 뼈의 성장을 촉진한다(▶그림 2 참조). 따라서 성장연골판의 손상이 일어나는 것은 소아 성장기에 한정된다. 성장연골판의 손상은 장축방향의 성장장애나 성장에 수반하는 변형을 일으킨다.

3 관절연골의 손상

관절연골은 혈관 및 림프관을 보유하고 있지 않기 때문에 관절액으로부터의 확산에 의해서 대사활성을 시행하고 있다. 관절연골이 크게 손상을 받은 경우 즉, 연골밑뼈(연골하골)에까지 손상이 도달하면 연골 결손부분에 미분화 중간엽계 세포가 침입하여 연골세포로 분화한다. 그러나 완전히 수복이 관찰되는 일은 적고 많은 경우에서 수복되는 일이 없이 잔존한다. 또한 연골밑뼈에 도달하지 않을 정도의 손상인 경우, 혈류가 존재하지 않기 때문에 수복에 관여해야 할 세포의 공급이 없어 관절연골은 완전히 수복되지 않는다고 일컬어지고 있다[C. 6항 "관절연골의 수복"(➡ 8페이지) 참조].

> **심화학습**
>
> **❺ 연골조직**
>
> 세포 밖 기질의 조성에 따라 다음의 세 가지로 분류된다.
>
> 1. 유리연골 : 보통으로 볼 수 있는 연골이며 백색이고 적당한 딱딱함과 탄성이 있다(관절연골, 갈비연골, 코, 인두, 기관, 성장연골판).
> 2. 탄성연골 : 탄성섬유를 많이 함유하고 굽힘에 강하다 [귓바퀴, 바깥귀길(외이도), 귀관(이관), 후두덮개(후두개)].
> 3. 섬유연골 : 세포가 적고 콜라겐이 많이 함유되어 있다 [척추원반(추간판), 두덩결합(치골결합)].

C 관절의 기본구조

뼈와 뼈의 연결(넓은 의미의 관절)은 그것을 구성하는 조직의 종류로부터 섬유성의 연결과 연골성의 연결 그리고 윤활막성의 연결(좁은 의미의 관절)로 크게 분류된다. 또한 기능 면으로부터 못움직이는(부동)관절, 움직이는(가동)관절, 반관절로 나뉜다.

1 관절의 분류

a 섬유관절

섬유관절은 결합조직이나 유리연골로 단단하게 결합되어 있는 것이며 가동성이 전혀 없거나 극히 약간의 가동성 밖에 갖지 않는 관절을 말한다. 뼈와 뼈가 직접 섬유성 조직으로 결합된 것은 머리뼈 등의 봉합에서 관찰할 수 있고, 또한 견고한 인대로 결합되어 있는 전형적인 것은 정강종아리인대결합(경비인대결합)에서 볼 수 있다.

b 관절연골

관절연골은 뼈와 뼈가 접하는 면이 연골로 결부되어 있는 연결이며 섬유연골결합과 연골결합이 있다. 섬유연골결합은 뼈와 뼈 사이에 끼어 있고 게다가 양 뼈 사이는 인대에 의해서 결합되어 있는 것으로 척추원반이나 두덩(치골)결합에 관찰된다.

c 윤활관절

대다수의 관절은 윤활관절에 해당되고 이것은 가동관절이라고도 한다. 이것은 뼈, 과절연골, 관절주머니, 윤활막, 인대로 구성되어 있다. 손목 · 손가락관절, 봉우리빗장관절(견쇄관절), 복장빗장관절(흉쇄관절), 무릎관절에는 서로 마주보는 연골면에 반

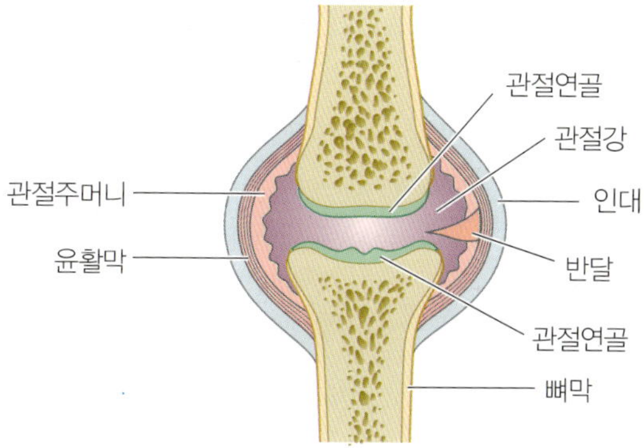

▶그림 3 관절의 일반적 구조

달 또는 관절원반이 존재한다. 또한 엉덩관절, 무릎관절에는 관절공간 내에 인대가 있어 견고하게 연결되어 있다(▶그림 3).

2 관절의 형태

a 일축성관절

일축성(홑축)관절이란 모든 운동이 하나의 축을 중심으로 하여 시행되는 관절(➡ 심화학습-6)이며 이것에는 다음과 같은 관절이 존재한다.

- 관절운동이 뼈의 장축에 대해서 직각방향으로만 시행되는 것은 경첩관절이라 하고 손가락관절에 관찰된다.
- 경첩관절의 변형으로 보아야 할 것에 나선관절이 있으며 한쪽의 관절면이 융기하고 다른 쪽이 고랑 모양의 형상을 이루어 운동이 나선모양으로 되고 위팔자관절(완척관절)이나 발목관절(거퇴관절)에 볼 수 있다.
- 뼈의 장축 주위에 차바퀴와 같은 회전운동을 하는 관절이 있으며 중쇠관절(차축관절)이라 한다. 고리중쇠관절(환축관절)이나 몸쪽노자관절(근위요척관절)이 이것에 해당한다.

심화학습

❻ 관절의 형태

각각의 관절의 예를 든다. 어느 관절이 어느 관절의 형태에 해당하는지를 생각한다.

- 경첩관절 — 손가락사이관절(IP관절), 무릎관절
- 나선관절 — 위팔자관절, 발목관절
- 중쇠관절 — 고리중쇠관절, 몸쪽노자관절
- 타원관절 — 손목관절, 턱관절, 고리뒤통수관절
- 안장관절 — 엄지손가락 손목손허리관절(CM관절)
- 절구관절 — 어깨관절, 엉덩관절
- 평면관절 — 돌기사이관절, 엉치엉덩관절(천장관절), 쐐기발배관절(설주관절), 봉우리빗장관절

b 이축성관절

2개의 운동 축을 갖고 서로 직각으로 교차하는 2개의 수평축을 중심으로 하여 운동하는 관절을 이축관절이라 한다.

- 고리뒤통수관절(환추후두관절), 손목관절(요골수근관절) 또는 턱관절에 존재하는 이축관절을 타원관절(과상관절)이라 한다.
- 서로 마주보는 관절면이 안장을 등을 서로 맞댄 것 같은 형태로 결합하여 있고 양 축 사이의 축을 중심으로 하여 운동을 시행하는 관절을 안장관절이라 한다. 제1(엄지)CM관절(carpometacarpal joint ; 손목손허리관절)이 이것에 해당한다.

c 다축관절

다축관절은 운동의 축이 다수 있고 온갖 방향의 운동이 가능한 관절이다.

- 엉덩관절과 같이 관절머리가 반구모양이고 그것에 대응하는 한쪽에 얕은 팬 곳의 관절오목이 존재하는 관절을 절구관절이라 한다.
- 돌기사이관절(추간관절)과 같이 서로 마주보는 관절면이 평면에 가깝고 서로 평면적으로 미끄러져 움직이는 것처럼 운동이 시행되는 관절을 평면관절이라 한다.

3 관절연골의 구조

관절연골은 아래턱관절(하악관절) 및 복장빗장관절을 제외하고 유리연골로 구성된다. 성인의 관절연골에는 신경, 혈관, 림프관은 존재하지 않는다.

또한 관절연골의 표면에는 뼈막은 없다.

관절연골은 4층으로 구성된다.

① 표층은 원반모양의 연골세포가 관절표면과 평행으로 배열하고 기질인 뮤코다당류는 매우 적다.
② 중간층은 세포가 비교적 풍부하고 불규칙적으로 배열하여 있다.
③ 깊은 층은 비교적 큰 구형의 세포가 관절표면에 수직으로 기둥모양으로 배열하고 관절연골의 주요한 부분을 차지한다. 기질은 뮤코다당류 염색으로 4층 중에서 가장 잘 양성을 나타낸다. 연골기질은 불투명유리(opaque glass) 모양의 불투명, 무구조, 균일하게 보이며, 기질의 젖은 무게(wet weight)의 80%는 수분이며 관절연골이 갖는 탄성이나 윤활에 큰 역할을 수행하고 있다.
④ 석회화 층은 관절연골의 가장 깊은 층에 위치하고 뼈와 접하는 부분이며 세포는 적고 석회화가 관찰된다.

4 관절주머니, 윤활막, 윤활액

a 관절주머니

관절주머니는 가쪽의 섬유막과 안쪽의 윤활막의 2층으로 구성되어 있다. 가쪽의 섬유막은 탄성이 부족하고 혈액공급이 적기 때문에 손상되면 수복이 느리다. 그러나 신경지배는 풍부하고 통각이나 고유감각의 정보를 중추에 전달한다.

b 윤활막

윤활막은 섬유막의 안쪽을 덮고 있으며 관절공간의 내면을 형성하고 있다. 윤활막은 소성결합조직이며 윤활막 표면은 융모가 있고 윤활액의 분비 · 흡수를 시행하고 있다.

c 윤활액

윤활막으로부터 분비되는 윤활액은 관절연골에 영양을 공급함과 동시에 윤활작용을 갖는다. 윤활액 성분은 혈장의 투석액에 윤활막으로부터 생산된 히알루론산 단백질 복합체가 가해진 것이며 점조한 액체이다. 정상적인 윤활액은 무릎관절에서 0.5~2 mℓ로서 적으며 투명 담황색이고 응고하지 않는다. 묽은 식초산용액을 윤활액에 적하하면 윤활액 내의 히알루론산은 뮤신 응괴(mucin clot)라 불리는 침전물을 만든다. 윤활액의 세포성분은 백혈구가 주이며 50~100/$\mu\ell$, 다핵백혈구는 25% 이하이다.

윤활막에 염증을 일으키면, 윤활액은 증가하여 혼탁해진다. 이 혼탁은 주로 백혈구, 탈락한 윤활막 조직 등에 의한다.

관절의 윤활은 매우 매끄러워 그 마찰계수는 0.001~0.0057(이와 관련하여 말하면 금속 대 금속에서 0.3~0.8)이라 일컬어지고 있다.

5 관절연골의 나이가 듦에 따른 변화

나이가 듦에 따른 관절연골에서는 연골세포의 변성괴사, 기질의 글리코사미노글리칸의 감소가 일어나서 표면은 미세섬유화나 균열이 일어나고 색조는 황색으로 변화한다. 관절연골의 주변부분은 연골세포가 증식하고 이 부분에 혈관을 수반한 미분화한 세포가 침입하여 연골 내 골화에 의해서 뼈를 형성하고 뼈돌기(골극)라 불리는 골성 융기가 된다.

6 관절연골의 수복

관절연골의 손상으로 연골밑 조직까지 손상이 도달하지 않는 경우, 연골조직의 수복은 일어나지 않는다. 연골밑 조직까지 도달하는 손상에서의 관절연골의 수복은 미분화 중간엽계 세포가 표층에서는 결합조직으로 분화하고 깊은 층에서는 뼈 조직으로 분화하여 수복된다.

비교적 젊은 나이인 경우, 연골밑 조직에 도달하는 관절연골의 손상을 고정한 채로 하면 수복은 결합조직의 상태에 머무르지만 조기부터 관절운동을 시행시키면 관절연골에 의한 수복이 일어난다고도 생각된다.

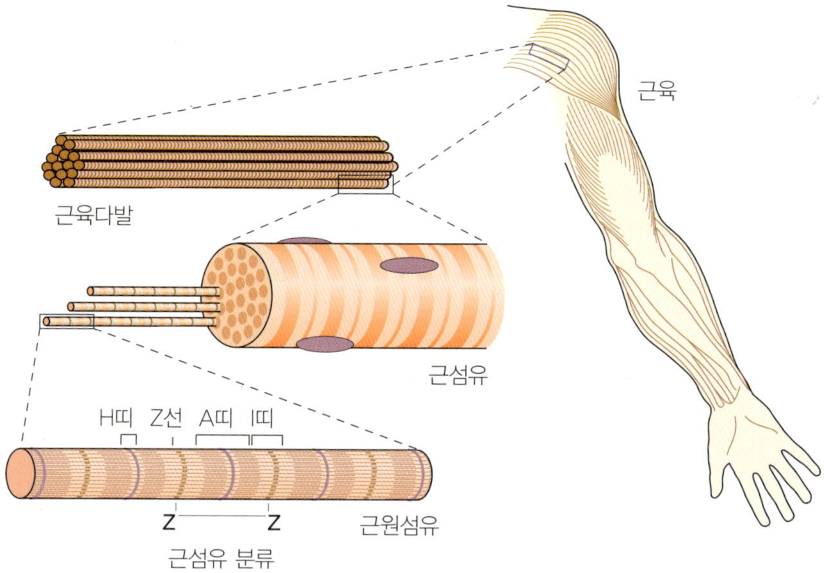

▶**그림 4 골격근의 조직구조**
[Bloom, Fawcett: A Textbook of History. 12th ed., p.279, Saunders, 1994에서]

D 골격근의 기본구조와 기능

골격근은 수의근 또는 가로무늬근(횡문근)이라 불리며 체중의 40%를 차지하고 근육의 수축운동에 의해서 팔다리의 움직임이 시행된다. 근육의 길이나 크기는 여러 가지이고 넙다리빗근(봉공근)처럼 약 61㎝의 것에서부터, 등자근(등골근, stapedius)과 같은 2~3㎜이고 무게가 0.1g의 작은 것까지 있다.

또한 근육이 1관절만을 차지하는 단관절근이라 불리는 것에서부터, 2관절(➡ 심화학습-7) 이상에 걸쳐 있는 다관절근이 존재한다.

심화학습

❼ 2관절근

2관절근은 위팔두갈래근, 위팔세갈래근이나 넙다리곧은근이다. 이 밖에도 2관절에 걸치는 근육의 예를 열거하고 정리해 볼 필요가 있다.

1 근섬유의 구조

근섬유는 수축성을 가진 세포이며 현저하게 긴 다핵의 세포이고 핵은 세포의 주변부분에 있다. 세포질의 대부분은 수축성을 가진 근원섬유(근세섬유)가 차지하고 근형질은 사립체와 근형질 소포체가 풍부하다. 근원섬유의 수축은 단백질을 주성분으로 하는 액틴과 마이오신의 상호작용에 의해서 시행되고 있다.

편광현미경으로 관찰하면 약한 이중굴절성(복굴절성)을 나타내는 밝은 부분인 I띠와 강한 굴절성을 나타내는 어두운 부분인 A띠가 번갈아 배열하고 있고 가로무늬를 나타내고 있다(▶그림 4).

2 근섬유의 성질

근섬유는 형태학적 및 조직화학적으로 I형, IIA형, IIB형으로 분류되지만 인간에서는 IIA형 섬유의 비율은 매우 낮다.

▶표 1 골격근섬유의 유형의 성질

	I 형	IIB형
색조	적색	백색
대사의 속도	느리다	빠르다
세포질의 차이	미토콘드리아가 많다	글리코겐이 많다
기능의 차이	tonic, static	phasic, kinetic
직경	중등도	크다
대표적 근육	포유동물의 가자미근에 많다	포유동물의 장딴지근에 많다

I 형 섬유는 호기대사(aerobic metabolism)가 활발하고 수축 속도가 느리다는 것으로부터 지근(slow muscle)이라고도 하며, 그리고 미오글로빈, 미토콘드리아를 많이 함유하고 붉게 보인다는 것으로부터 적색근육(red muscle)이라 한다. I 형 섬유는 반응이 느리고 잠복시간(latency)이 길며 몸통의 등 부분과 같은 자세유지를 위한 근육에 많이 함유되어 있다.

IIB형 섬유는 혐기대사(anaerobic metabolism)가 왕성하고 수축 속도가 빠르다는 것으로부터 속근(fast muscle)이라 하고, 미오글로빈의 양이 적고 백색을 나타낸다는 것으로부터 백색근육(white muscle)이라 한다. IIB형 섬유는 단축근육의 지속기간이 짧고 빠른 움직임이나 정교한 운동을 하는 근육에 많이 함유되어 이다(▶표 1).

3 골격근의 신경

하나의 근섬유는 보통 1개의 신경종판을 갖지만 2개 이상을 갖는 경우도 있다. 또한 근육에 도달하는 1본의 운동신경섬유는 다수의 근섬유에 분포하여 있다. 하나의 운동신경섬유와 이것에 지배되는 근섬유를 합쳐서 운동단위(motor unit)라 한다. 투박하고 큰 운동을 시행하는 근육에서는 하나의 운동단위를 구성하는 근섬유 수는 많고 정교한 운동을 시행하는 근육에서는 적다.

감각신경섬유에는 근방추에 분포하는 것과 아직 그 기능이 불명확한 가느다란 직경의 섬유가 있다.

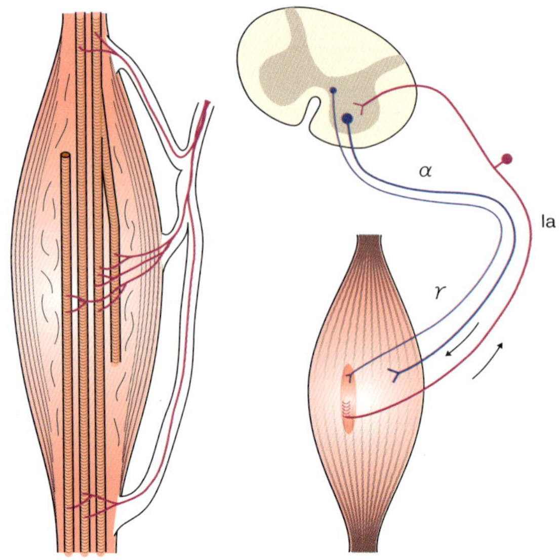

▶그림 5 근방추와 단시냅스성의 폄 반사의 경로

α : α 운동섬유, γ : γ 운동섬유, Ia : 제1종 종말에 끝나는 지각섬유 [森 於菟 외 : 해부학 1, p.253, 金原出版, 1982에서]

NOTE

4 근방추(muscle spindle)

근방추는 결합조직의 피막에 싸인 2~12본의 추내근섬유와 신경섬유로 구성된다. 근방추 1차 종말은 근섬유의 길이와 그 변화의 속도를 검출하는 수용기이며 골지힘줄기관보다 문턱값이 낮다.

근방추(➡NOTE-4)는 그림 5와 같이 근육의 수축과 긴장의 정도를 자동적으로 조절하는 폄 수용기이며 큰 직경 및 중간정도 직경의 감각신경 이외에 중간 정도의 운동섬유(γ 운동섬유)가 지배한다.

4 근육의 장력, 비대와 위축

근육에 발생하는 힘은 장력(force : 단위 Newton)으로서 표현된다. 수의적으로 근육수축(➡NOTE-5)을 시행할 수 있다는 것으로부터 이것을 일반적으로 근력이라 한다.

NOTE

5 근육수축 (muscle contraction)

근육수축의 세기는 단위시간 내의 임펄스의 수에 좌우된다. 직접적인 에너지원은 ATP이며 수축에는 칼슘이온을 필요로 하고 액틴과 마이오신과의 결합에 의해서 발생한다.

6 근육수축의 종류

- **등척성 수축** (isometric contraction)이란 근육의 길이를 바꾸지 않고 근육수축을 일으키는 것으로 관절의 움직임이 없고 통증을 수반하는 경우에 있어서의 근력강화법으로서 효과적이며 넙다리네갈래근 세팅운동 (quadriceps setting exercise) 등이 흔히 사용되고 있다.
- **등장성 수축** (isotonic contraction)이란 근육의 장력이 일정하고 구심성 수축과 원심성 수축이 있다. 드 롬 (De Lorme)의 근력강화법은 이 종류의 수축이다.
- **등속성 수축** (isokinetic contraction)이란 근육의 수축 속도를 일정하게 하여 근육수축을 시행시키는 것이며 수축 속도를 임의로 조절할 수 있는 기기를 사용하여 근력강화훈련 이외에 근육의 일의 양 등의 평가에도 유용하다.

근육에 발생하는 장력의 크기는 수축에 관여한 근섬유 수에 의해서 결정된다. 또한 그 최대의 장력은 근섬유의 굵기에 비례한다. 근육수축의 종류에는 등척성 수축, 등장성 수축, 등운동성 수축이 있다(➡NOTE-6).

근육비대(muscle hypertrophy)는 근육이 양적으로 증가한 상태를 말하며 근섬유의 직경이 굵어진 것이지 근섬유 수가 변화한 것은 아니다. 반대로 근육위축(muscle atrophy)은 근육이 양적으로 감소한 상태이고 근섬유의 직경이 가늘어지는 것이다.

나이가 듦에 따른 근력저하의 주된 요인은 근섬유 수의 감소와 근육위축이며 이것은 근육자체 및 신경계의 나이가 듦에 따른 변화이다.

E 신경계의 기본구조

신경계는 중추신경계(뇌와 척수)와 말초신경계(뇌척수신경과 자율신경계)로 크게 나눌 수 있다.

척수(spinal cord)는 숨뇌(연수)의 아래쪽으로의 연장이며 보통 추체교차의 하단으로 그 경계로 하고 그것은 고리뼈(환추)의 위모서리에 해당한다. 그리고 척추관(spinal canal)을 아래로 내려가고 제1허리뼈의 높이에서 척수원뿔(conus medullaris)로서 끝난다.

뇌척수신경은 중추신경계 중의 뇌에서부터 나오는 뇌신경(Nervi craniales)과 척수에서부터 나오는 척수신경(Nervi spinales)으로 구별된다. 뇌신경은 후각신경에서부터 혀밑신경(설하신경)까지 12쌍이 존재한다. 척수신경은 목신경에서부터 꼬리신경(미골신경)까지 31쌍의 신경이 있다.

1 척수의 기본구조

척수의 중심에는 중심관이 있으며 주위의 세포성분이 풍부한 H형 회색질(gray matter)과 그 변연부의 신경섬유 성분으로 구성되는 백색질(white matter)로 나뉜다. 회색질에서는 앞쪽에 위치하는 부분을 앞뿔, 뒤쪽의 부분을 뒤뿔이라 한다. 백색질에서는 앞쪽의 부분을 앞섬유단(전삭), 가쪽에 있는 부분을 가쪽섬유단(측삭), 뒤쪽에 위치하는 부분을 뒤섬유단(후삭)이라 한다.

통각, 온도각의 감각신경은 뒤뿌리에서부터 척수로 들어가 신경세포를 통한 후에 반대쪽으로 옮겨가서 가쪽척수시상로를 상행한다. 촉각, 심부지각은 척수로 들어가서 같은 쪽의 뒤섬유단을 상행한다. 운동신경은 뇌의 운동영역으로부터 발생하고 척수의 가쪽섬유단의 가쪽겉질척수로를 하행하여 앞뿔세포에 도달한다. 앞뿔에서 하위(2차) 운동신경세포를 통한 신경섬유는 앞뿌리에 들어가고 팔다리의 근육에 도달하여 수의운동에 관여하고 있다(▶그림 6).

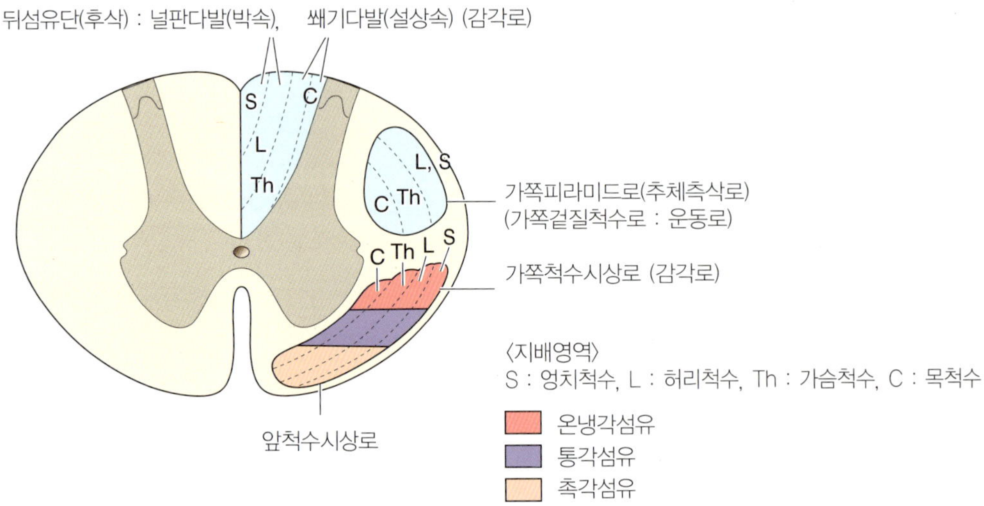

▶**그림 6 척수(목척수)의 상행로 (감각), 하행로 (운동)**
[平井俊策 외) : 눈으로 보는 신경내과학, 제2판, p.111, 医歯薬出版, 2004에서]

2 척수신경의 기본구조

척수신경은 목척수($C_{1\text{-}8}$), 가슴척수($T_{1\text{-}12}$), 허리척수($L_{1\text{-}5}$), 엉치척수($S_{1\text{-}5}$), 꼬리척수(Co)의 31쌍이 있다. 목에서는 C_8의 신경은 제7목척수의 하위에서부터 출현하기 때문에 목뼈는 7개이지만 척수신경은 1쌍이 많게 된다.

3 신경섬유의 구조 (▶그림 7)

신경섬유는 말이집(수초)의 유무로 유수신경섬유, 무수신경섬유로 나뉜다. 말이집은 신경집세포(Schwann's cell)의 세포막이 축삭(axon)을 나선모양으로 에워싸서 만드는 박막의 집적으로 구성되는 층상구조이다. 각각의 신경집세포 사이에는 불연속성의 잘록한 부분이 있고 이것을 신경섬유마디(Nodes of Ranvier)라 한다. 신경섬유의 흥분은 마디에서부터 마디로 순차 전도된다. 흥분의 전도속도는 작은 직경의 섬유보다 큰 직경의 섬유 쪽이 빠르다.

다수의 신경이 집합하여 신경다발(fascicle)을 형성한다. 신경다발은 신경다발막(신경주막)이라 불리는 견고한 결합조직으로 묶여진다. 신경다발이 단독 또는 다수 모여 신경줄기가 형성되어 있다. 이것을 묶는 결합조직을 신경바깥막(신경상막)이라 부른다.

4 신경종말의 구조

말초신경섬유는 골격근섬유나 말초수용기 등에 각각 축삭종말을 만들어 끝난다. 이 종말부분을 일반적으로 시냅스(synapse)라 부른다. 흥분전달의 방향에 의해서 전달하는 종말축삭의 부분을 시냅스 앞쪽, 전달을 받는 쪽을 시냅스 뒤쪽이라 부르며, 시냅스 앞쪽에 있는 소포로부터 화학물질(➡ 심화학

심화학습

❽ 축삭종말의 화학물질

신경근육 접합부분의 전달물질은 아세틸콜린이다. 중증 근무력증은 시냅스 뒤쪽의 아세틸콜린 수용체에 대한 자기항체에 의해서 전달이 장애되는 질환이다.

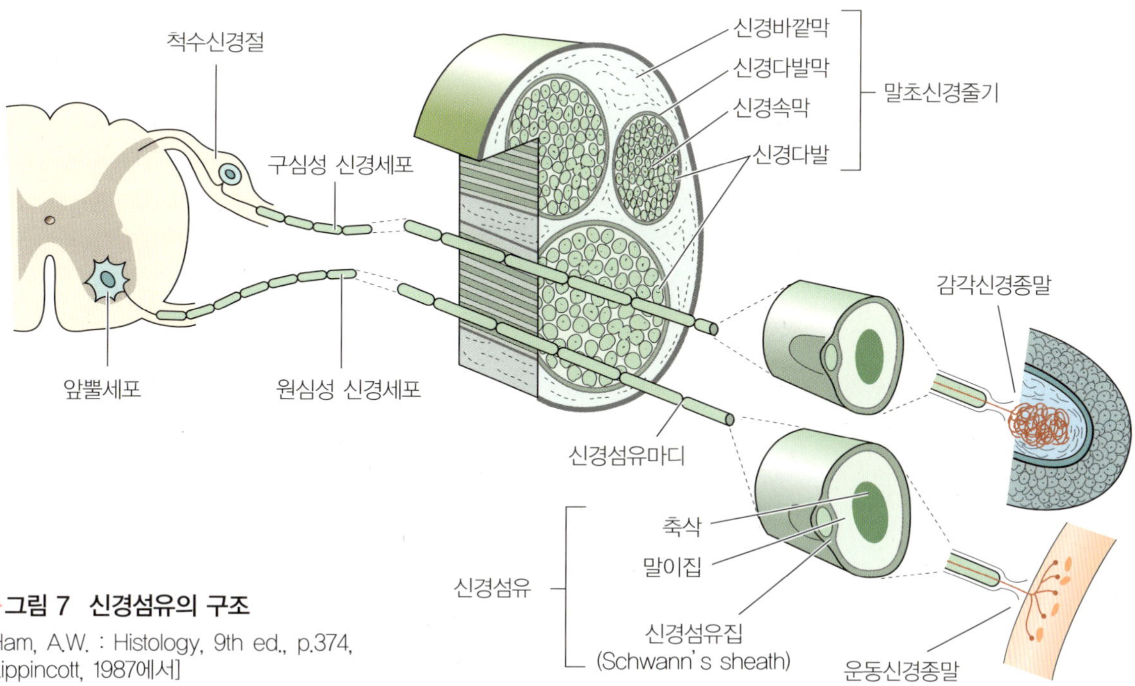

▶**그림 7 신경섬유의 구조**
[Ham, A.W. : Histology, 9th ed., p.374, Lippincott, 1987에서]

습-8)이 방출됨으로써 흥분전도가 시행된다.

F 뼈 · 관절, 근육 · 신경의 병태생리

1 뼈 · 관절의 변형

a 선천이상증후군

태생기에 원인이 있는 이상의 총칭을 선천성이상증후군이라 호칭하고 임상적으로 복수의이상이 복수의 장기 · 기관에 관찰되는 질환을 말한다. 골격계의 이상을 주로 하는 증후군이 선천성 뼈 계통 질환이다.

(1) 팔 · 다리의 선천이상

팔 · 다리의 선천이상에는 아래의 것이 있다.

① 형성장애 : 노쪽열 형성장애, 정강뼈열 형성장애
② 분화장애 : 유합증, 겹친 발가락
③ 중복 : 엄지다지증, 제5발가락다지증
④ 손가락 · 발가락열 유도이상 : 합지증, 열수증
⑤ 과성장 : 거지증, 한쪽 비대
⑥ 저성장 : 단지증, 발허리뼈단축증
⑦ 포착증후군 : 포착고리, 절단형

(2) 선천성결합조직병

① 마르팡증후군 (Marfan syndrome) (➡ 80페이지)

골격, 눈(수정체 불완전탈구, 탈구), 심장질환(대동맥판막폐쇄부전, 승모판막 일탈, 오름대동맥 확장 또는 내림대동맥 해리)의 이상을 3대 징후로 하는 선천성의 결합조직 대사이상이다. 상염색체 우성유전이며 정형외과 영역에서 관찰되는 것은 높은 키, 새가슴, 오목가슴(누두흉) 등의 흉곽변형, 긴 팔다리, 거미손가락(발가락), 손가락 끝 거리 및 아래팔이 키보다 길다, 척주측만증, 척추전방전위증, 평발에 수반하는 안쪽복사의 안쪽 편위, 관절이 과다하게 펴지는 것이 특징적이다. 사망원인의 90%는 심혈관질환계통 합병증이다.

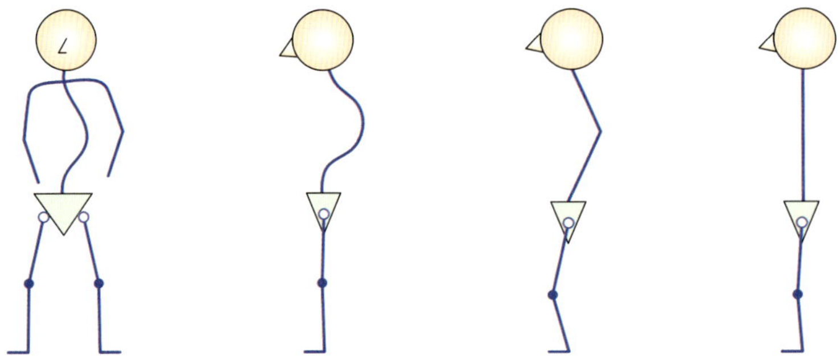

▶그림 8 척주의 변형

② **엘러스-단로스 증후군** (Ehlers-Danlos syndrome)
(➡83페이지)

피부의 과다 펴짐, 관절의 과다 가동성, 피부 및 혈관의 취약성을 수반하는 유전성 질환이다. 피부는 부드럽고 잡아당기면 비정상적으로 늘어나고 떼면 제자리로 돌아온다. 혈관은 취약하여 피하출혈, 피하혈종이 생기기 쉽다. 어깨관절, 엉덩관절, 무릎관절에서는 습관성 탈구나 관절수증을 일으키는 일이 있다. 평발, 척주후측만증(kyphoscoliosis) 등이 관찰된다.

③ **선천성다발성관절구축증** (arthrogyposis multi-plex congenital)

선천성의 다관절의 대칭성 구축을 특징으로 하는 질환이다. 팔에서는 어깨관절 모음(내전), 팔꿉관절 폄(신전), 아래팔 엎침(회내), 손목관절 굽힘, 손가락관절 굽힘 또는 폄, 엄지모음위치의 변형, 다리에서는 엉덩관절 탈구, 무릎관절 굽힘 또는 폄, 안쪽들린휜발증(내반족), 가쪽들린휜발증(외반족)이 관찰된다. 가급적 조기에 관절에 대해서 보장구 · 물리치료를 시행할 필요가 있다.

(3) 기타의 선천이상증후군

• **클리펠-파일증후군** (Klippel-Feil syndrome)
(➡114페이지)

선천성목뼈유합증이며 짧은 목, 목덜미 모발선의 저하, 목의 가동범위 제한이 특징적이다. 유합척추에 접하는 정상 척추원반(추간판)의 변성에 의한 통증, 신경뿌리 증상, 척수압박증상이 출현하는 일이 있다.

2 뼈 계통 장애에 의한 변형

a 척주의 변형 (▶그림 8)

척주는 원래, 이마면에서는 수직이지만, 시상면에서는 목뼈는 전만, 등뼈는 후만, 허리뼈는 전만을 나타내고 골반은 약 30° 앞으로 기울고 있다.

(1) 옆 굽음증 (측만증, scoliosis)

척주가 옆쪽으로 만곡하여 있는 변형을 말한다. 척추뼈 자체의 형상변화를 수반하지 않는, 단순한 척주의 측만을 기능적 척주측만증이라 하고 통증성 측만, 보상성 측만이 있다. 완전히 교정 불가능한 옆쪽 만곡, 척추뼈몸통의 쐐기모양 변형, 척추뼈몸통의 볼록한 쪽 방향으로의 비틀림이 관찰되는 척주의 측만을 구축성 척주측만증이라 하고 대표적 질환으로서는 특발성측만증(➡ 111페이지)이 존재한다. 또한 근육질환에 수반해서 발생하는 근육위축병(➡ 101페이지)가 있다. 이 밖에 신경질환(뇌성마비, 급성회백수염, 척수공동증)에 의해서도 발생한다.

(2) 둥근등 (round back), 각형 후만 (angular kyphosis), 꼽추 (gibbus)

정상인의 등뼈는 15~40°의 생리적 후만을 나타내고 있다. 등뼈부위의 생리적 후만이 강화된 상태를 둥근등(원형 후만, 앞 굽음증)이라 하고 각형 후

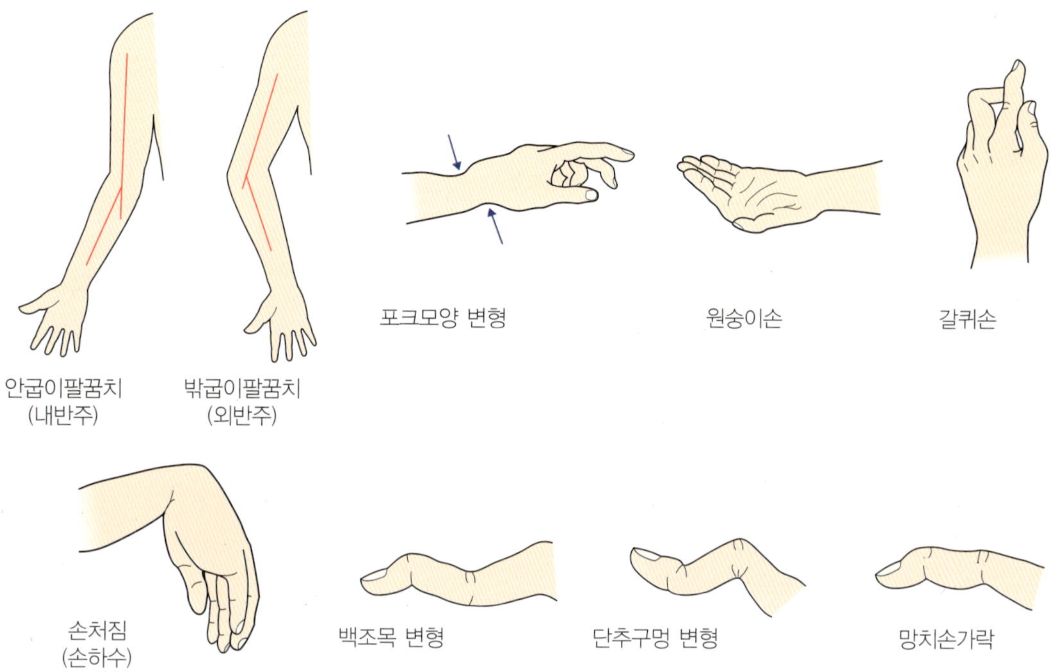

▶그림 9 손 · 손가락관절에서 변형

만은 척추의 후만이 각 모양을 이루고 있는 상태를 말한다. 원인질환은 2차 골화중심(골핵)장애에 의한 청소년척추후만증(Scheuermann disease), 척추 골다공증이나 척추원반 변성에 의해서 일어나는 노년척추후만증[제10장 A. 4항 "척추분리증 및 척추전방전위증"(➡107페이지) 참조], 척추손상 후의 외상후 척추후만[제11장 B. 3항 "척추뼈 골절"(➡126페이지) 참조]에 관찰된다. 그리고 척추뼈몸통 파괴에 수반해서 일어나는 꼽추(결핵성척추염)에 의한 것을 Pott kyphosis라 부른다.

(3) 편평등(flat back), 전만등(lordotic back)

등뼈의 후만 및 허리뼈의 전만의 생리적 만곡이 감소한 상태를 편평등, 허리뼈의 생리적 전만 뒤 굽음증이 강화된 상태를 전만등이라 한다. 외상에 의한 척주주위근이 긴장상태에 있는 척주에 때로는 편평등이 관찰되고 또한 척추의 변형성요추증(➡110페이지)에서는 허리뼈의 전만이 관찰된다.

b 팔의 변형 (▶그림 9)

(1) 팔꿉관절에서 밖굽이팔꿈치(cubitus valgus), 안굽이팔꿈치(cubitus varus)

정상인의 팔꿉관절에서의 위팔과 아래팔의 해부학적인 축은 남성 6~11°, 여성 12~15°의 각도로 외반하고 있다. 명확한 정의는 없으나 일반적으로는 20° 이상을 밖굽이팔꿈치, 0° 보다 감소하여 있으면 안굽이팔꿈치라 호칭하고 있다.

(2) 손목 · 손가락관절 (➡심화학습–9)

- 포크모양 변형 : 손바닥을 짚고 아래팔 먼쪽부분 골절을 일으키고 먼쪽 골편(bone fragment)은 등 쪽으로 전위를 일으키기 때문에 겉보기에 포크와 같은 형태로 보이는 것이며 콜리스골절(Colles' fracture)(➡131페이지)에 특징적인 변형이다.
- 원숭이손(ape hand) : 정중신경 마비에 의해서 발생하고 엄지두덩근의 마비에 의한 위축과 자신경(척골신경)이 지배하는 엄지모음근(무지내전근)의 수축에 의해서 원숭이와 같은 손의 변형을

나타낸다[제 14장 B.4항 "정중신경마비"(➡ 153페이지) 참조].

- 갈퀴손(claw hand) : 자신경 마비에 의해서 발생하고 뼈사이근 및 제 3, 4벌레근(충양근)의 마비와 온손가락폄근(총지신근), 얕은손가락굽힘근(천지굴근)의 수축에 의해서 독수리의 발과 같은 변형을 나타낸다[제 14장 B.3항 "자신경마비"(➡ 152페이지) 참조].
- 손처짐(drop hand) : 노신경 마비에 의해서 발생하고 손목폄근, 엄지폄근, 긴엄지벌림근, 집게손가락~새끼손가락 폄근의 마비에 의해서 손목관절이 바닥쪽굽힘 위치 및 모든 손가락의 MCP관절(metacarpophalangeal joint : 손허리손가락관절)의 굽힘위치의 변형을 나타낸다[제 14장 B.2항 "노신경마비"(➡ 152페이지) 참조].
- 자쪽편위(ulnar deviation) : MCP관절의 자쪽 굽힘과 자쪽 이동이 합병된 변형이며 MCP관절 내의 윤활막 증식에 의해서 야기된다. 관절류마티스에 의한 특징적인 변형이며 진행되면 이것에 손바닥 자쪽 탈구, 뼈사이근의 구축, 폄근힘줄이나 굽힘근힘줄의 자쪽 탈구를 수반한다[제 4장 B.1항 "관절류마티스"의 병태생리(➡ 64페이지) 참조].
- 백조목 변형(swan-neck deformity) : 외상에 의한 힘줄이 닿는 곳(tendinous insertion)의 손상, 손 고유근의 경축 또는 흉터성 구축 또는 관절류마티스의 MCP관절염 등에 의해서 굽힘근과 폄근의 불균형이 일어나 제 2~5손가락의 DIP관절(proximal interphalangeal joint : 몸쪽손가락사이관절)의 젖힘(과신전)의 변형을 나타낸다[제 4장 B.1항 "관절류마티스"의 병태생리(➡ 64페이지) 참조].
- 단추구멍 변형(button hole deformity)(➡ 160페이지) : 외상이나 관절류마티스에 의해서 발생하고 손가락등널힘줄(지배건막)의 중앙다발(central slip)의 파열 등에 의해서, 가쪽다발(lateral band)이 손바닥 쪽으로 전위함으로써 PIP관절 굽힘, DIP관절 펴짐의 변형을 한다[제 4장 B.1항 "관절류마티스"의 병태생리(➡ 64페이지)도 참조].
- 망치손가락(mallet finger)(➡ 160페이지) : 손가락을 세게 부딪쳐 삐는 것 등의 외상, 관절류마티스 등에 의해서 발생하고 손가락등넓힘줄이 먼쪽 끝에서 파열하여 DIP관절이 굽힘 위치를 취하는 변형이다.

이 밖에 DIP관절의 굽힘 변형이 관찰되는 질환에 헤베르덴결절(Heberden's node)(관절증)이 있다. 이것은 40세 이후의 여성에 관찰되고 같은 부위의 종창, 통증을 호소하는 변형성관절증이다.

심화학습

⑨ 손가락의 고유근과 변형

인간에서는 손의 기능은 특히 현저하게 발달하고 엄지손가락의 맞섬(대립)과 손가락의 분리운동은 다른 동물에는 볼 수 없는 것이다. 손 안에 이는곳 · 닿는곳을 가진 내재근(intrinsic muscle)과, 손목관절을 넘어서 손 안에 들어가는 외재근(extrinsic muscle)이 있다.

손의 고유근 : 벌레근은 온손가락폄근의 힘줄에 붙고 골격근은 첫마디의 밑동부분 및 널힘줄에 붙어있다. MP관절의 굽힘과 PIP, DIP관절의 폄을 동시에 시행시키면 이 양자의 힘을 알 수 있다.

intrinsic minus와 intrinsic plus : 고유근의 마비 · 위축이 일어나면, 손은 MP 젖힘, IP 굽힘 위치를 취하고 이것을 갈퀴손(intrinsic minus)이라 하고 자신경 마비, 하부 위팔신경마비, 진행성근위축증 등에서 일어난다. 반대로 관절류마티스 등에서 intrinsics의 구축이 일어나면 MP 굽힘, PIP 젖힘, DIP 굽힘의 백조목변형(intrinsic plus)가 일어난다.

엄지두덩근과 새끼두덩근 : 손바닥에서는 피부의 밖으로부터의 힘살(근복)의 존재를 확인할 수 있다. 노쪽에 있는 부푼 부분을 엄지두덩근이라 부르고 엄지맞섬근(무지대립근), 짧은엄지벌림근(단무지외전근), 짧은엄지굽힘근(단무지굴근)으로 구성된다. 자쪽에 있는 부푼 부분은 짧은손바닥근(단장근), 짧은새끼굽힘근(단소지굴근), 새끼벌림근(소지외전근), 새끼맞섬근(소지대립근)으로 구성된다. 정중신경마비에서는 엄지두덩근의 위축이 일어나고 원숭이손처럼 된다.

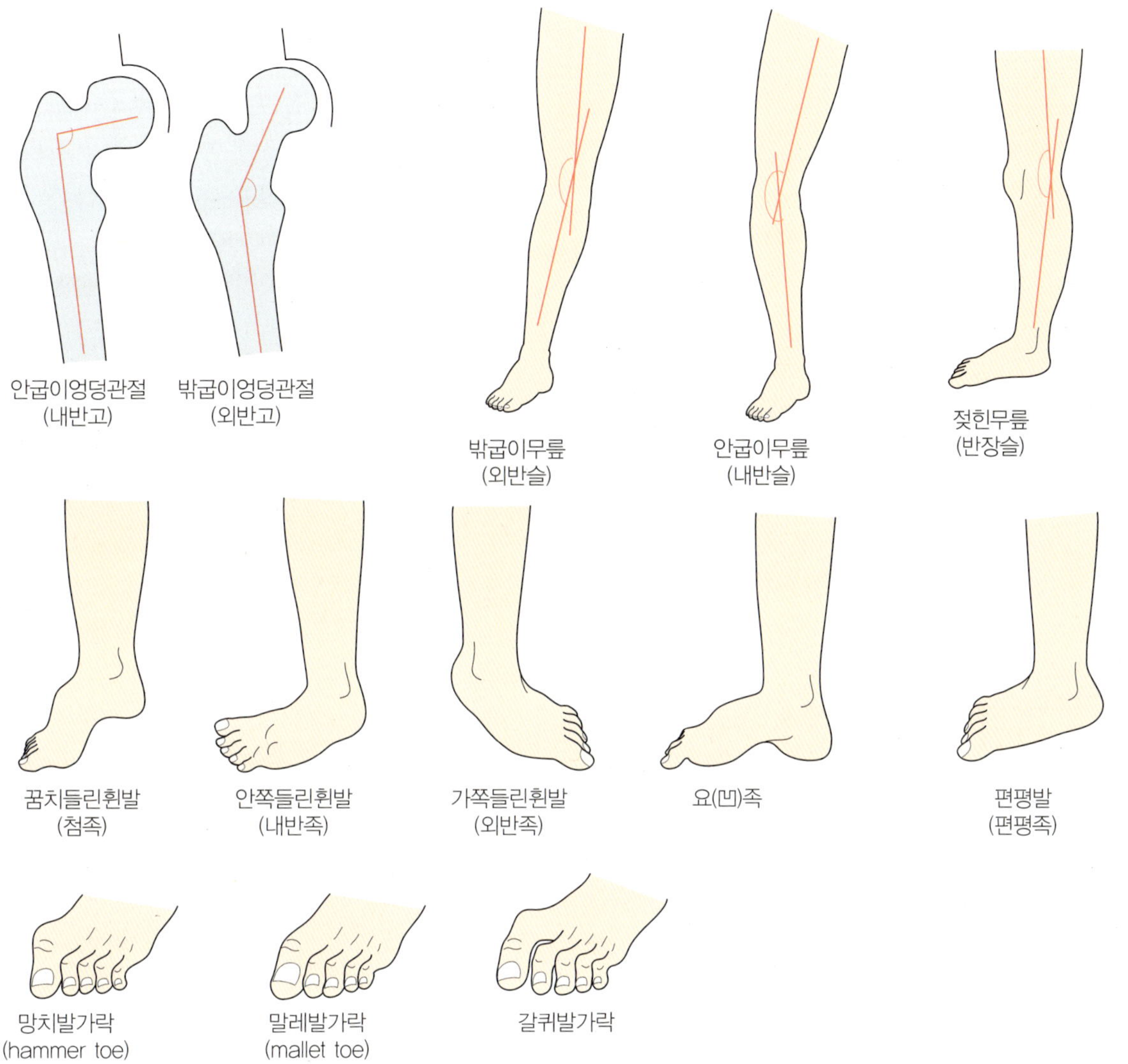

▶그림 10 엉덩관절 · 무릎관절 · 발 · 발가락의 변형

c 다리의 변형 (▶그림 10)

(1) 밖굽이엉덩관절 (coxa valga), 안굽이엉덩관절 (coxa vara)

넙다리뼈 몸통부분과 넙다리뼈 목부분 축이 이루는 각도를 경체각(neck-shaft angle)이라 하고, 신생아에서는 약 130°이지만 영유아기에는 평균 143°로 증가하고 성인이 되면 125~130°로 감소한다.

이 각도가 증대한 변형을 밖굽이엉덩관절이라 하고 골절 등의 외상에 의해서 발생한다.

밖굽이엉덩관절의 반대이고 넙다리뼈 목부분과 뼈몸통이 이루는 각도가 감소하여 직각 또는 예각으로 변형한 것을 안굽이엉덩관절이라 한다. 선천성 안굽이엉덩관절 이외에 외상, 페르테스병(Per-thes disease), 넙다리뼈머리전위증, 구루병 등 여러 가지

심화학습

⑩ 밖굽이무릎

무릎의 폄 위치에서는 넙다리뼈 축과 종아리뼈 축이 이루는 각도[넙다리정강뼈각(femorotibial angle ; FTA)]는 성인에서는 약 175°이고 약 5°의 생리적인 밖굽이무릎이 관찰된다. 소아는 생리적으로 안굽이무릎을 나타내고 3세 전후부터 밖굽이무릎으로 이행한다.

원인으로 경체각에 이상이 발생한다.

(2) 밖굽이무릎(genu valgum), 안굽이무릎(genu varum), 젖힌무릎(genu recuruvatum)

무릎에서 넓적다리와 종아리의 축(넙다리정강뼈각)이 안쪽으로 볼록함을 나타내고 있는 변형을 밖굽이무릎이라 하고 양쪽에 관찰되면 X형 다리를 나타낸다(➡ 심화학습-10).

밖굽이무릎의 반대이고 바깥쪽으로 볼록함을 나타내고 있는 변형을 안굽이무릎이라 하며 양쪽에 관찰되면 O형 다리의 변형을 나타낸다. 변형성무릎관절증에는 안굽이 변형이 많다.

무릎관절이 젖혀진 변형을 젖힌무릎이라 하고 소아에서는 생리적으로 약간의 젖힌무릎이 관찰되는 일이 있으나 넙다리네갈래근의 마비, 폴리오나 뇌성소아마비, 뇌졸중에 관찰되는 편마비 등의 원인에 의해서 근육의 균형이 무너져 발생하는 것이나 외상에 의한 것이 많다.

(3) 꿈치들린휜발, 안쪽들린휜발, 가쪽들린휜발, 요(凹)족, 편평발

- 꿈치들린휜발(pes equinus 또는 talipes equinus) : 발목관절이 바닥쪽굽힘(저굴) 위치로 고정되어 있는 변형을 말한다. 또한 수의적으로 등쪽굽힘(배굴)을 할 수 없는 상태를 발처짐(drop foot)이라 한다. 선천성 꿈치들린휜발은 드물고 후천성으로 생긴 것이 대부분이며 등쪽굽힘근과 바닥쪽굽힘근의 견인력의 균형이 무너짐으로써 발생한다. 원인은 외상성, 신경성, 근육성과 많은 종류의 질환에 이른다.
- 안쪽들린휜발(pes varus 또는 talipes equinovarus) : 종아리에 대해서 뒷발부분이 안쪽으로 굽은 변형을 말하지만, 꿈치들린휜발 · 내번 · 모음(내전)이 합병한 변형이며 또한 자주 요족변형이 인지된다. 안쪽들린휜발이라 하면 일반적으로 꿈치바깥들린휜발(pes equinovarus)을 의미하는 일이 많고 원인으로서 선천성, 외상, 근육성, 신경성에 의한다.
- 가쪽들린휜발(pes valgus) : 다음과 같이 두 가지 변형이 포함되지만 아직 이 변형에 대해서는 명백한 정의는 없다. 하나는 태어날 때에 관찰되는 변형이고 발의 전체가 심하게 등쪽굽힘을 하여 종아리의 앞면에 접촉하여 있는 변형이고, 선천성 꿈치안쪽들린휜발(talipes equinovarus)이라 한다. 다음은 소아에서 하중 때에 벌림외반 변형을 나타내는 외반편평발(pes planovalgus)이 있다.
- 요족(pes excavatus) : 뒷발부분에 대해서 앞발부분이 수직화한 상태이고 발의 세로아치가 정상보다도 증가하여 있는 변형이다. 원인의 대부분은 신경원성이지만 원인불명의 경우도 있다.
- 편평발(pes planus 또는 flat foot) : 요족과는 반대이고 발의 세로아치가 감소한 변형을 말하며 실제로는 가쪽들린휜발, 외반편평발, 편평발 등을 총칭하여 말한다. 또한 앞발부분의 가로아치가 저하한 것을 가로축 편평발이라 한다. 편평발의 대부분은 발육에 수반하는 체중부하에 의해서 발의 세로아치가 저하하여 통증 증을 일으키는 정역학적 편평발이다.

(4) 망치발가락(hammer toe), 말레발가락(mallet toe), 갈퀴발가락, 엄지발가락가쪽휨

발가락의 변형을 mallet toe와 hammer toe로 구별하고 있는 교과서와 말레발가락을 단순히 hammer toe라 언급하고 있는 것이 있으나 여기서는 구별하여 기재한다.

- 망치발가락(hammer toe) : PIP관절이 굽고 DIP관절은 펴져 있는 변형을 말한다.
- 말레발가락(mallet toe) : DIP관절이 굽힘 위치를

취하고 PIP관절은 폄 위치를 하고 있는 변형을 말한다.

- 갈퀴발가락(claw toe) : MP관절이 젖힘, PIP관절, DIP관절이 굽힘 위치를 취하는 변형을 말한다. 관절류마티스나 편마비 환자에게 흔히 관찰되고 또한 뇌성마비, 이분척추, 샤르코-마리-투스병(Charcot-Marie-Tooth disease) 등의 마비 발에도 이 변형이 발생한다.
- 엄지발가락가쪽휨(hallux valgus) : 엄지발가락이 MP관절에서 외반한 변형을 말하고 최근의 신발을 신는 생활양식으로부터 증가하고 있다고 하며 압도적으로 여성에 많이 관찰된다. 편평발, 발허리뼈 내반, 발허리뼈머리의 원형화, 긴 제1발허리뼈, 첫마디뼈 외반, 종자뼈의 엎침(회내) 전위 등이 서로 관계하여 발생한다고 일컬어지고 있다.

3 신경 · 근육의 장애

상위(1차) 운동신경세포(upper motor neuron)와 하위(2차) 운동신경세포(lower motor neuron)의 주행이 방해되면 그것과 연관하여 중추성 마비나 말초신경성 마비가 일어나고 신경 · 근육의 장애가 일어난다(▶표 2).

(1) 상위운동신경세포 장애

상위운동신경세포의 손상에서는 강직마비(spastic paralysis)가 되고 근육위축은 관찰되지 않지만 힘줄반사 항진, 병적반사의 출현, 근육긴장의 항진(spasticity)이 인지된다.

▶표 2 상위운동신경세포와 하위운동신경세포 장애의 특징

	중추성 마비 (상위운동신경세포)	말초신경성 마비 (하위운동신경세포)
근육긴장	항진	저하
근력저하	− ~ ±	+
섬유다발성 수축	−	+
심부반사	항진	저하
병적반사	+	−

(2) 하위운동신경세포 장애

이완성 마비(flaccid paralysis)가 되고 근육위축, 힘줄반사 약화 또는 소실, 근육긴장의 저하가 관찰된다.

(3) 피라미드바깥길계통의 장애

불수의운동의 출현, 근육긴장의 항진, 경직(rigidity)이 관찰된다.

(4) 불수의운동(involuntary movement)

불수의운동은 자기 자신이 움직이려고 하지 않는데도 제멋대로 몸의 일부가 움직이는 현상을 말한다. 그 대부분은 피라미드바깥길계통(추체외로계)에 장애가 있을 때에 나타난다. 이 현상의 관찰은 안정 시의 앉은 자세, 보행 중, 정신적 부하를 가한 상태에서 특징을 파악할 수 있다.

- 무도운동(choreic movement) : 먼쪽부분 우위로 출현하는 비교적 빠른 원활한 운동은 무도운동이라 불리고 춤추는 것 같은 손놀림에 관찰된다. 책임병소는 뇌의 꼬리핵(미상핵) 또는 시상밑핵(시상하핵)에 있는 경우가 많다.
- 느린비틀림운동(아테토시스, athetosis) :먼쪽부분 우위로 일어나는 느린 운동이며 손가락 등에 기묘한 자세를 나타내고 아래팔에 비틀림과 같은 움직임이 관찰된다. 책임병소는 조가비핵(피각)이 많고 뇌성소아마비, 신생아무산소뇌증, 뇌혈관장애 등의 질환에 인지되는 경우가 있다.
- 근육긴장이상(dystonia) : 몸쪽부분 우위로 아테토시스와 유사한 느린 운동이며 얼굴, 눈꺼풀 연축, 경직사경(spastic torticollis), 서경(graphospasm)이 관찰되지만, 목이나 몸통의 비틀림을 수반하는 일이 있다. 책임병소는 조가비핵이 많고 질환으로서는 염전 근육긴장이상이 전형적이지만 뇌혈관장애에 의해서도 일어난다.
- 떨림(tremor) : 비교적 규칙적이고 같은 운동을 반복하는 떨림을 나타내는 운동이다. 현저하게 관찰되는 상황은 안정 때, 또는 자세 때, 기도(intension) 때, 동작 때 등 변화가 풍부하다. 안정 때 떨림은 파킨슨병에 관찰되는 일이 많고 4~6Hz

의 주기를 갖는다.

- 연축(spasm) : 얼굴근육에 관찰되는 일이 많고 얼굴이 빨리 경련이 일어나는 것 같은 운동을 반복한다. 척추동맥이나 뇌바닥동맥이 얼굴신경을 자극하고 있다고 일컬어지고 있다.
- 간대성근육경련증(myoclonus) : 매우 빠르고 당돌한 운동이며 수의운동을 시행하려고 하면, 팔 또는 다리가 불규칙적으로 떨린다. 책임병소는 간대성근육경련성 간질을 초래하는 질환이나 무산소뇌증의 후유증에 의하지만 여러 갈래에 걸친다.
- 티크(tic) : 항상 같은 움직임을 반복하여 시행하는 것으로 불수의운동은 심리적인 스트레스에 의해서 일어난다고 한다.

(5) 운동실조 (ataxia)

근육의 투박하고 큰 힘은 유지되어 있으나 수의운동이 장애되어 있는 상태를 말한다. 운동의 협동장애이며 척수후삭, 소뇌, 미로의 장애에 의해서 일어난다. 주로 소뇌장애에 의한 일이 많지만, 심부감각장애에 의해서도 일어난다. 심부감각장애의 경우, 시각에 의해서 실조증상은 경감하고 반대로 눈을 감으면 두드러진다.

G 물리치료 · 작업치료와 관련사항

1. 골화중심(골핵)의 출현 시기를 앎으로써 운동치료에서의 부하의 양 및 방법을 결정한다.
2. 뼈의 나이가 듦에 수반하는 변화를 이해하고 넘어짐 등의 예방에 대한 지도 및 근육강화의 훈련을 시행한다.
3. 관절의 기본구조를 앎으로써 어느 부위에 장애가 있는지를 이해하고 운동치료, 물리적 보조기에 의한 물리치료(physical agent modalities), ADL(일상생활활동)의 훈련에 활용해야 한다.
4. 폐용성근육위축이나 근육강화훈련법에는 근육 및 신경의 기초지식이 필요하다.
5. 변형의 표현법을 바르게 이해하고 그 변형이 어떠한 질환에 의해서 어떻게 하여 일어났는지를 이해하면 임상에 응용할 수 있다.
6. 신경 · 근육의 장애 평가에는 중추신경(상위운동신경세포)과 말초신경(하위운동신경세포)의 차이를 충분히 이해하는 것이 중요하다.

복습의 요점

- 근육 · 신경의 병태생리, 뼈의 발생 · 성장, 뼈의 변화에 대해서 설명하시오.
- 관절의 형태에 대해서 예를 드시오.
- 근육의 수축 형태에 대해서 설명하시오.
- 상위 · 하위운동신경세포의 주행 및 그 장애에 의한 특징을 언급하시오.
- 변형의 명칭과 왜 그러한 변형을 취하는지의 이유를 설명하시오.

제 2 장

근골격계의 평가 및 검사법

학습 목표

- 선 자세에서의 중력중심, 자세에서의 명칭을 이해한다.
- 자연보행의 각 단계의 지식을 얻는다.
- 절뚝거림(파행)에 대한 기초지식과 질병에 대해서 학습한다.
- 관절가동범위 및 근력평가에 대해서 습득한다.
- 신경학적 평가에 대한 지식을 얻는다.

A 기본적 평가방법

1 문진

a 연령, 성별, 직업

정형외과는 팔다리 · 몸통의 근골격계 장애를 다룬다. 대상이 되는 연령층은 신생아에서부터 고령자에 걸쳐서 폭넓고 각각의 연령에 따라서 특징이 있는 질환이 존재한다. 또한 성별에 대해서도 남녀비가 분명히 다른 질환이 많이 존재한다.

정형외과질환에는 직업에 의해서 일어나는 이른바, 직업병도 많으며 환자의 직업경력을 알 필요가 있다. 또한 치료법의 선택에 관해서도 원래의 직업에 복귀할 수 있는지 어떤지를 고려할 필요가 있다.

b 통증 · 마비

정형외과질환에서는 통증을 주된 호소로 하는 것이 가장 많다. 통증의 성질, 정도, 부위, 운동통증 등을 상세히 파악하여 그 장애 및 질환을 상정해야 한다(▶표 1).

2 시진 및 촉진

a 자세

선 자세에서의 균형은 머리 · 팔다리 · 몸통의 각 분절이 일직선상으로 배열하여 있는지 아닌지로 결정된다. 옆쪽 면에서의 중력중심선은 **그림 1**과 같이 뒤통수융기(후두융기), 척추뼈 가시돌기(추골극

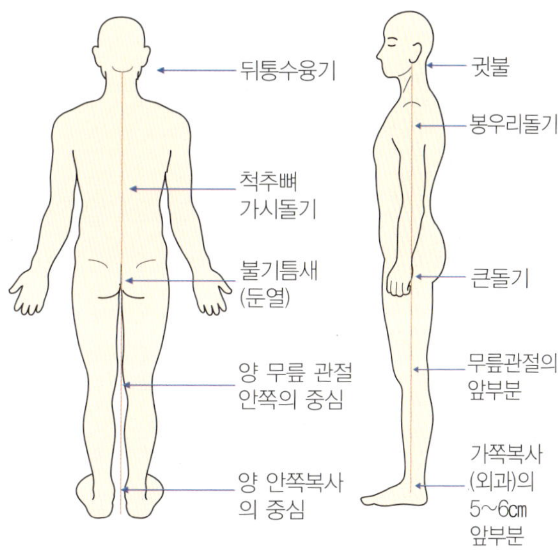

▶그림 1 선 자세에서의 중력중심선

▶표 1 통증 · 마비로부터 상정해야 할 병인 · 장애 및 진단

	질환명	주된 병인 · 장애 및 진단의 요약
(1) 목 · 어깨 · 팔의 통증	변형성척추증 (➡109페이지)	척추원반의 퇴행성 변화. 목뼈, 신경뿌리, 척수증상, 손가락의 정교성 운동장애, 보행장애, X선 영상에서 척추원반의 협소화, 뼈곁돌기(골극).
	목뼈 척추원반 탈출 (➡104페이지)	척추원반의 퇴행성 변성에 기초하는 척추원반 조직의 탈출, 급격한 한쪽의 목 · 어깨 · 팔의 통증으로 발병, 방산통, 손가락 정교성운동장애, 보행장애, 다리의 강직마비.
	목뼈 뒤세로인대골화증 (➡113페이지)	척수압박증상, 정교성운동장애, 강직하반신마비, CT, MRI로 진단.
	류마티스성척추염 (➡67페이지)	관절류마티스의 Stage Ⅲ 또는 Ⅳ, 고리중쇠관절의 불완전 탈구, 목의 가동범위 제한.
	〈기타 질환 : 목-어깨-팔 증후군, 목척수종양, 상위목뼈 기형, 화농성척추염, 목뼈결핵, 대상포진, 척수공동증, 가슴문 증후군〉	
(2) 등통증 (dorsodynia), 가슴벽통증	등뼈 압박골절 (➡127페이지)	골다공증, 골연화증, 골수종, 전이종양 등에 의한 병적골절, 스테로이드제 투약의 유무.
	갈비뼈 골절 (➡126페이지)	고령자에서 외상의 기억이 없는 경우, 골연화증에서는 X선 영상에서 Looser 층이 특징. 항간질 약제의 사용, 위 절제 기왕증의 확인.
	전이성종양 (➡92페이지)	지속적이고 강화되는 등통증, 원발병소가 불명인 일이 많다.
	강직성척추염 (➡ 67페이지)	앞세로인대를 중심으로 척주인대의 골화. 초기에는 등통증과 아침의 뻣뻣함, 장기간이 되면 척주의 가동성 저하, 등뼈 후만 강화, 허리뼈 전만 감소.
	〈기타 질환 : 원발성 뼈 종양, 등뼈 · 갈비뼈 결핵, 쇼이에르만병(Scheuermann's disease), 대상포진, 등뼈의 척추원반탈출, 황색인대의 골화, 심장 등의 내장질환, 복장 · 갈비 · 빗장뼈비후증, 티체(Tietze)증후군〉	
(3) 어깨통증	오십견 (어깨관절주위염) (➡69페이지)	어떠한 유발요인도 없고 통증과 운동제한, 야간통증, 회전근개염, 석회성 힘줄염, 회전근개 파열 등의 질환이 포함된다.
	위팔뼈 몸쪽 끝부분 골절 (➡128페이지)	고령자가 넘어지고, 어깨통증과 운동제한, 압통이 있는 경우 골절을 의심한다.
	어깨 회전근개 손상 (➡159페이지)	회전근개 힘줄부분의 파열. 원인은 나이가 듦에 따르는 힘줄의 변성, 회전근개에 대한 스트레스. 동작 때의 통증, 안정 때의 통증, 야간통증, 손을 뒤로 들어 올리는 동작을 할 수 없다.
	봉우리밑 증후군 (➡146페이지)	잦은 반복동작에 의해서 회전근개나 봉우리밑윤활액주머니의 염증, 또는 회전근개 파열. 팔을 올릴 때, 내릴 때의 통증, 봉우리와 회전근개와의 충돌현상을 수동적으로 일으킴으로써 통증을 유발한다(충돌 징후).
	봉우리빗장관절 탈구 (➡146페이지)	일반적으로 외상에 의한 부리빗장인대의 파열에 기인한다. 운동제한, 운동 시 통증, 빗장뼈 끝의 위쪽으로의 변형.
	외상성어깨관절 탈구 (➡145페이지)	외상에 의한 탈구 중에서 가장 일어나기 쉬운 관절. 봉우리의 비정상적인 돌출이 두드러지고 봉우리의 밑에 팬 곳이 생긴다.
	관절류마티스 (➡64페이지)	호발부위, 아침의 뻣뻣해짐이나 다른 큰 관절의 통증, 손가락의 변형, 운동통증, 구축.
	석회성힘줄염 (➡70페이지)	급성으로 발병하고 격렬한 통증, 어깨부위의 종창, 자발운동 제한, X선 영상에서는 큰결절 부분에 석회화 영상.
	이른바 야구어깨 (➡168페이지)	반복 투구동작에 의해서 어깨 회전근개, 오목테두리(관절순), 관절주머니, 근육 등이 손상되고 통증과 운동장애를 일으킨다.
	뼈 · 연부종양 (➡90페이지)	뼈낭종(골낭종), 뼈육종(골육종)은 어린 나이, 뼈의 거대세포종양은 성인, 연골육종은 고령자. 종창과 통증. 뼈육종은 위팔뼈 몸쪽 뼈몸통 끝에 많고 혈청 알칼리포스포타아제와 젖산탈수소효소의 높은 수치.
	어깨-손증후군 (➡156페이지)	원인불명이지만 팔의 혈관운동신경장애를 생각할 수 있다. 완고한 통증과 손의 종창, 청색증, 냉감, 발한항진을 수반한 손의 통증, 관절구축을 나타내는 증후. 편마비, 어깨의 외상에 부수하여 일어난다.
	〈기타 질환 : 변형성어깨관절증, 위팔뼈 뼈머리 괴사, 봉우리빗장관절증, 어깨관절결핵, 반복성 어깨관절 탈구〉	
(4) 팔꿈치통증	위팔뼈 가쪽위관절융기염 (➡70페이지)	테니스팔꿈치라고도 일컬어지지만, 테니스에 한정되지 않고 팔을 과사용하여 일어난다. 손의 사용에 의해서 아래팔의 노쪽에 통증이 일어난다. 타월을 쥐어짤 때, 도어 손잡이의 개폐나 빗자루로 쓰는 청소를 할 때에 통증이 있다.

▶표 1 통증 · 마비로부터 상정해야 할 병인 · 장애 및 진단 (계속)

	질환명	주된 병인 · 장애 및 진단의 요약
(4) 팔꿈치통증 (계속)	변형성팔꿉관절증 (➡169페이지)	팔꿉관절에 과도한 부하가 걸린 경우(목수, 스포츠선수 등), 외상, 관절염, 박리뼈연골염 등에 발생한다. 야구팔꿈치의 말기상에서도 관찰된다. X선 영상에서 변형성관절증(관절틈새의 협소화, 뼈곁돌기의 형성 등)의 소견. 운동통증과 관절가동범위 제한. 관절주머니 안에 유리체가 있으면 관절운동의 갑작스런 제한.
	팔꿈치의 내 이상 (➡146페이지)	소아가 팔이 잡아당겨져 팔을 움직이지 않게 된다.
	관절류마티스 (➡64페이지)	팔꿉관절은 호발부위이다.
	팔꿉굴증후군 (➡155페이지)	변형성관절증이나 외반변형에 의한 자신경 부전마비. 갈퀴손의 변형을 취한다.
	박리뼈연골염 (➡169페이지)	위팔뼈 작은머리의 무부성 괴사, 스포츠 소년에 많다.
	위발뼈 관절융기위 골절 (➡129페이지)	5~10세의 소아의 외상, 안굽이팔꿈치가 되기 쉽다. 볼크만 구축 (Volkmann's contracture)에 주의.
	위팔뼈 가쪽관절융기 골절 (➡130페이지)	2~4세의 소아의 외상. 정복되지 않으면 밖굽이팔꿈치가 된다. 지발성 자신경마비가 되기 쉽다.
	〈기타 질환 : 팔꿉관절결핵, 화농성관절염, 신경병성관절증, 위팔뼈 작은머리뼈끝증, 골화성근염, 노뼈머리 탈구〉	
(5) 손목관절 통증	협착건초염 (➡70페이지)	엄지손가락 밑동부분에서부터 손목관절 노쪽에 걸친 통증. 중년여성에 많다.
	관절류마티스 (➡64페이지)	손목관절은 호발부위이다. 반지손가락 · 새끼손가락의 폄근힘줄 피하파열에 주의. 자쪽으로 편위하기 쉽다.
	콜리스골절 (➡131페이지)	고령여성이 손을 짚고 넘어져서 일어나는 포크모양으로 변형하는 골절. 반사성교감신경성디스트로피를 일으키고 종창과 통증, 구축이 있다.
	손목굴증후군 (➡155페이지)	손목뼈와 손의 굽힘근지지띠로 에워싸인 손목굴 내에서 일어나는 정중신경의 포착성 신경장애. 엄지손가락의 맞섬운동부전이 되고 엄지두덩근의 위축. 투석환자에도 관찰된다.
	반달뼈연화증 (➡89페이지)	망치를 사용하는 직업에 잘 발생한다. 반달뼈의 무부성 괴사.
	〈기타 질환 : 먼쪽노자관절증, 뼈거대세포종, 손배뼈골절, 갈고리뼈골절, 손등결절종, 변형성손목관절증〉	
(6) 손가락 통증	용수철손가락(성인) (➡70페이지)	굽힘근힘줄의 종류모양 비대를 수반하는 협착건초염이고 MP관절 바닥쪽 부분에 압통과 결절이 만져지고 중년여성의 엄지손가락, 가운데손가락, 반지손가락에 많다.
	헤베르덴결절 (➡16페이지)	40세 이후의 여성에 많다. DIP관절의 팽대와 변형.
	관절류마티스 (➡64페이지)	손가락은 호발부위이다. 백조목변형이나 단추구멍변형을 초래한다.
	수덱 뼈위축 (➡125페이지)	콜리스골절 등의 외상 후에 일어나는 반사성교감신경성디스트로피. 손과 손가락의 종창과 강한 통증이 일어난다.
	뒤퓌트랑구축 (➡70페이지)	손바닥 널힘줄의 흉터성 비후에 의해서 2차적으로 손가락의 굽힘구축을 초래한다. 반지손가락, 가운데손가락, 새끼손가락에 많다.
	연골종, 내연골종 (➡91페이지)	첫마디뼈에 많고 병적 골절을 일으켜 인지되는 일이 많다.
	〈기타 질환 : 글씨연축(graphospasm), 볼크만 구축, 손목굴증후군	
(7) 허리통증, 다리의 마비 · 통증	이른바 요통증	원인불명이며 만성의 근육피로, 자세이상, 급성의 돌기사이관절 염좌(이른바 돌발성 요통). 심인성, 내장질환, 엉덩관절 질환에 주의.
	허리뼈 척추원반탈출증 (➡111페이지)	탈출한 척추원반 조직이 신경뿌리를 압박한다. 허리 · 한쪽의 다리통증, 보행 장애, 악화와 완화의 반복.
	허리 척주관협착증 (➡109페이지)	고령자의 요통 · 궁둥신경통. 자세를 바꿈으로써 다리의 탈력과 통증 · 마비가 신속하게 개선되어 다시 보행을 할 수 있다(신경성 간헐파행)
	골다공증 (➡127페이지)	고령여성에 많다. 약간의 외력으로 용이하게 척추뼈몸통의 압박골절을 초래하고 급성요통증이 일어난다.
	척추전방전위증 (➡107페이지)	상위 척추뼈몸통이 하위 척추뼈몸통에 대해서 앞뒤, 좌우의 어느 쪽인가에 전위한 상태. 요통 이외에 전위의 정도에 따라서 말총(마미)증상, 신경뿌리증상을 나타낸다.

▶ **표 1 통증 · 마비로부터 상정해야 할 병인 · 장애 및 진단 (계속)**

	질환명	주된 병인 · 장애 및 진단의 요약
(7) 허리통증, 다리의 마비 · 통증 (계속)	전이성 종양 (➡ 92페이지)	격렬한 요통이 발생하고 신경뿌리나 말총이 침해되면 다리통증, 다리 마비, 배뇨장애가 출현한다.
	강직성척추염 (➡ 107페이지)	처음 발생하는 이상소견은 엉치엉덩관절에 인지되고 요통, 볼기부분의 통증, 운동제한이 관찰된다. 최종적으로는 모든 척추관절, 팔다리의 큰 관절의 강직을 나타낸다.
	화농성척추염 (➡ 68페이지)	발열을 수반하는 허리와 등의 통증이다. 원인은 혈행성으로 화농균이 척추뼈몸통에 도달하여 야기하는 것과 의원성의 것도 있다. 당뇨병이나 중증 간장애에 합병하여 발생하는 일이 많다.
	결핵성척추염 (➡ 69페이지)	뼈의 결핵의 대표적인 질환이고 포트병(Pott's disease) (3징후 : 거북등, 냉농양, 척수마비)이라고도 한다. 척추뼈몸통은 쐐기모양을 나타내고 거북등(예각형 후만)이 된다. 병변이 척수를 압박하면 하반신마비를 일으킨다.
	이분척추 (잠재성) (➡ 114페이지)	척추의 척추뼈고리(추궁)부분의 유합부전이다. 호발부위는 제5허리뼈, 엉치뼈부분이다. 소아에서 활발성이 없다. 야뇨가 지속된다.
	〈기타 질환 : 원발성 골종양, 다발성골수종, 골연화증〉	
(8) 무릎관절 통증	변형성무릎관절증 (➡ 76페이지)	무릎통증, 변형(내반변형 : O형 다리가 많다). 가동범위 제한, 2차성 유활막염을 나타낸다. 통증은 기거동작이나 움직이기 시작할 때에 두드러지고 보행 시에 무릎 안쪽부분에 통증이 있다.
	반달손상 (➡ 147페이지)	어린 나이에서는 원반모양 반달, 청년기에서는 외상, 장년 이후는 변성에 의한 것이 많다. 계단의 오르내리기나 스쿼트(squat) 동작 때에 잠김(locking), 클릭음(click), 무릎 무너짐의 3징후가 관찰된다.
	관절류마티스 (➡ 64페이지)	호발부위이고 종창과 관절수종을 초래한다. 아침의 뻣뻣해짐이 있고 변형성무릎관절증과 감별하는 것이 중요하다.
	오스굿-슐라터병 (➡ 87페이지)	12~13세 전후의 남자에 잘 발생한다. 무릎뼈힘줄의 정강뼈 부착부분의 만성 기계적 자극을 받아 정강뼈 거친면의 운동통증과 부풀어 오름이 발생한다.
	거짓통풍 (➡ 73페이지)	피로인산칼슘의 결정에 의해서 일어나는 결정성관절염이다. 돌발적인 관절통증이 있고 발적과 종창을 수반한다.
	신경병성관절증 (샤르코관절) (➡ 77페이지)	여러 가지 원인으로 일어나는 중추 및 말초신경장애에 수반하고 고도의 관절파괴와 변형이 일어난다. 관절파괴나 증식은 고도이지만 통증은 경미하다.
	골육종 (➡ 93페이지)	15세 전후에 잘 발생한다. 넙다리뼈와 정강뼈 몸쪽의 뼈몸통으로부터의 발생이 압도적으로 많다. 종창과 통증이 있고 종양이 증대하면 발적, 국소열감, 정맥의 부풀어 오름이 관찰된다. 통증을 자각하지 않고 감싸고 있으므로 넙다리네갈래근 위축이 선행하고 있다.
	박리뼈연골염 (➡ 169페이지)	20세대에 잘 발생한다. 초기에는 운동 후의 불쾌감이나 가벼운 통증이 있다. 병소부위가 탈락하여 유리체를 형성하면 locking이나 관절수종이 발생하고 가동범위 제한과 격렬한 통증이 있다.
	〈기타 질환 : 무릎연골연화증, 무릎밑지방체 장애, 윤활막주름장애, 습관성무릎뼈 탈구, 무릎관절결핵, 통풍, 뼈거대세포종, 혈우병성관절증〉.	
(9) 종아리 통증	허리뼈 척추원반탈출 (➡ 111페이지) 허리부위 척주관협착증 (➡ 109페이지)	허리부위 신경뿌리의 자극증상에 기인하는 통증이나 마비를 종아리 가쪽에 호소한다.
	편평발 장애 (➡ 18페이지)	발의 세로아치가 저하한 것이며 앞정강근이나 뒤정강근에 부하가 걸려 발의 피로나 종아리가 당기는 느낌을 호소한다.
	피로골절 (➡ 119페이지)	정상적인 뼈에 경미한 외력이 반복해서 가해져 일어나는 골절이다. 반복하는 격렬한 스포츠 후에도 발생한다. 뼈막의 비후에 의한 통증과 종창이 있으며 늦게 X선상의 골절선이 인지된다.
	구획증후군 (➡ 84페이지)	종아리뼈 골절이나 압좌상 후에 진행하는 격렬한 통증이다. 내압항진에 의해서 발의 혈행장애가 있다. 팔의 Volkmann 구축에 해당한다.
	정강뼈 뼈몸통 부위의 종양 [제 8장의 표 1 (➡ 92페이지) 참조]	유잉육종(Ewing's sarcoma), 풋뼈뼈종(유골골종)이 있고 몸통부분에 통증을 호소한다.
	〈기타 질환 : 과로성 요통, 종아리세갈래근힘줄 이행부분의 파열, 정맥혈전증〉	

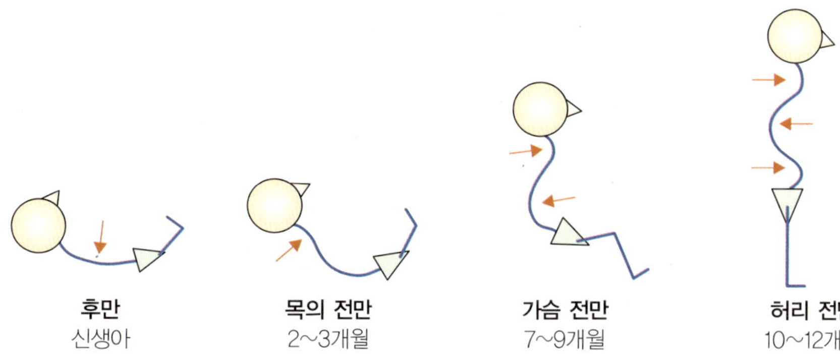

▶그림 2 척주의 만곡의 추이

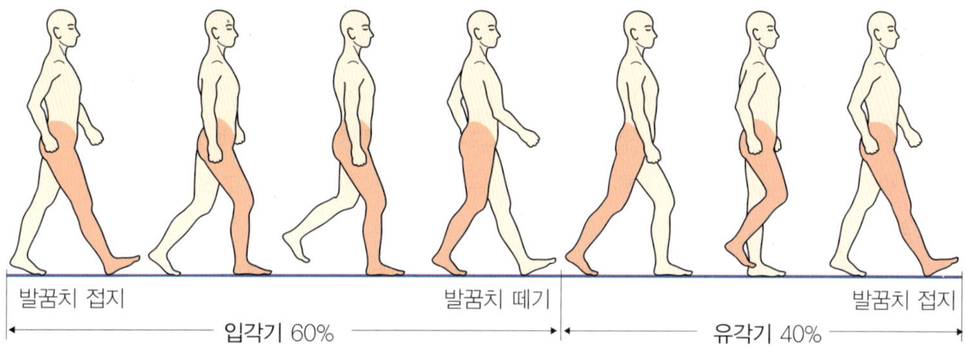

▶그림 3 자연보행 패턴

돌기), 불기틈새(둔열) 양 무릎관절 안쪽의 중심, 양 안쪽복사(내과)의 중심의 수직선이다. 앞뒤방향의 중력중심선은 귓불(이수), 봉우리돌기(견봉돌기), 큰돌기(대전자), 무릎관절의 앞부분, 가쪽복사(외과)의 5~6㎝ 앞부분이다.

척주의 만곡은 태아 및 앉은 자세를 취하는 것 같은 영아에서는 전체적으로 후만을 나타내고 있다. 기립, 보행을 하는 것 같은 시기가 되면 등뼈(흉추)는 후만, 골반은 앞쪽으로 경사지게 된다. 성장에 따라서 허리뼈, 목뼈는 전만을 형성하게 된다(▶그림 2).

비정상 자세에는 편평등(flat back), 둥근등(round back), 전만둥근등(lordotic round back)이 있고 또한 이마면에서의 척주의 만곡을 측만(scoliosis)이라 한다[제 1장의 그림 8(➡14페이지) 참조].

b 보행

자연보행은 발꿈치가 접지하여 엄지발가락이 바닥을 떠날 때까지를 입각기, 엄지발가락이 바닥에서 떠나서 발꿈치가 접지할 때까지를 유각기라 부르고, 입각기는 보행주기의 약 60%, 유각기는 약 40%를 차지한다. 시간적으로 유각기보다 입각기쪽이 길며 보행속도가 빨라지면 입각기와 동시 정착시기가 차지하는 비율이 감소하고 유각기의 비율이 증가한다(▶그림 3).

다리 및 몸통의 기능부전에 의해서 다리의 지지성 저하가 일어나고 보행의 이상을 나타낸 상태를 파행(limping)이라 한다. 파행은 여러 가지 원인으로 발생하고 다음과 같이 분류할 수 있다.

(1) 통증성 파행(painful limping)

통증 때문에 입각기가 짧아져 파행을 나타내는 것으로 다리의 외상, 염증, 종양 등에 의해서 발생한다.

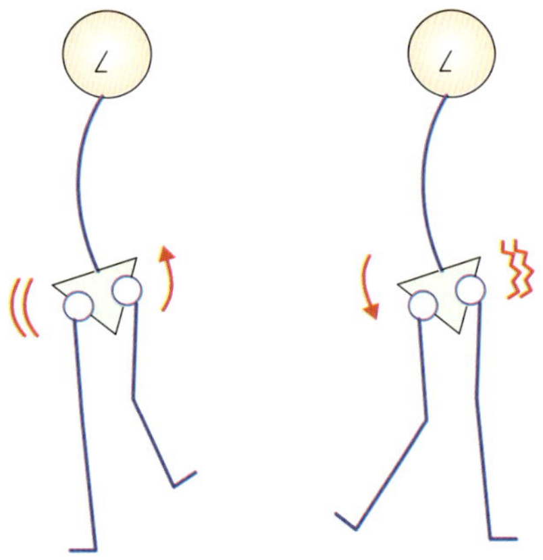

▶그림 4 트렌델렌버그 징후

(2) 간헐성 파행(intermittent claudication)

보행을 하고 있으면 다리의 통증 때문에 보행곤란이 되며 잠시 휴식을 취하면, 통증은 경감하여 다시 보행이 가능해진다. 이러한 보행의 원인은 폐색성혈전성혈관염이나 척추관협착증에 의한 것이 많다.

(3) 경성 추락파행(hard fall-limping)

다리길이 차이에 의해서 발생하는 파행이며 성인에서는 1.5~2.0㎝의 단축에서는 파행을 나타내지 않지만, 그것 이상의 차이에서는 두드러진다.

(4) 트렌델렌버그(Trendelenburg) 파행

엉덩관절 벌림근인 중간볼기근과 작은볼기근의 기능부전에 의해서 상체를 동요시켜서 보행을 한다. 또한, 한쪽다리로 서게 하면 유각 쪽의 골반이 하강하는 것을 트렌델렌버그 징후 양성이라 한다(▶그림 4). 선천성 엉덩관절 탈구나 선천성 안굽이 엉덩관절(내반고) 등에 의해서 발생한다.

(5) 마비성 파행(paralytic limping)

이완성마비, 강직마비, 실조성 마비, 말초신경마비, 파킨슨병 등의 증상사례에 관찰되는 파행이다.

c 종창

팔다리 · 몸통의 연부조직, 관절의 종창이 여러 가지의 원인에 의해서 관찰된다.

(1) 연부조직의 종창

외상에 의한 것이나 급성화농성염증에 의한 경우는 명백하다. 윤활낭염(bursitis) 또는 베이커낭종(Baker cyst)은 파동을 나타내고 통풍(gout)에서는 통풍결절(tophus)을 형성한다. 다리의 혈전성정맥염이나 림프관의 순환장애에 의해서 다리의 종창을 나타낸다. 이 밖에 많은 종창을 나타내는 질환군이 존재한다.

(2) 관절의 종창

윤활막의 비후나 증식, 관절공간 내에 관절액, 고름 또는 혈액이 괴는 경우 종창이 관찰된다. 무릎관절 내에 관절액이 괴어있는지 아닌지를 보는 경우, 무릎의 약동(ballottement of patella 또는 floating patella)을 보는 검사법이 있다. 무릎관절을 편 위치로 하여 검사자의 한쪽 손바닥으로 무릎위주머니(슬개상낭)를 아래쪽으로 압박하고, 엄지손가락과 집게손가락, 가운데손가락으로 무릎뼈의 양쪽을 누르고 다른 쪽 손의 엄지손가락으로 무릎뼈의 부동(floating)을 느낀다.

d 관절의 운동제한

관절의 운동제한에는 구축(contracture)과 강직(ankylosis)이 있다.

구축이란 관절을 구성하는 뼈 · 연골의 변화가 아니라 연부조직의 변화에 의해서 운동제한을 초래한 것이다(➡ 심화학습-1). 강직은 뼈 · 연골 등의 관절주머니 내 구성조직의 변화에 의해서 운동제한을 초래한 것을 말한다.

심화학습

❶ 구축

창상부위의 고정이나 부종을 방치하면 연부조직의 세포 침윤, 이어서 피브린의 석출, 결합조직의 증식이 일어나고 치밀 결합조직(dense connective tissue)이 형성되어 구축이 된다.

B 기본적 검사(검체검사, 영상검사, 생체검사)

1 검체검사

a 혈액 · 요 생화학검사

일반상태의 검사로서 근골격계 질환에서도 적혈구침강속도(ESR)와 일반혈액검사(적혈구, 헤모글로빈, 헤마토크리트, 백혈구 등)는 반드시 필요한 검사이다(▶표 2). 뼈 · 관절의 감염증, 관절류마티스 등의 염증성 질환에서는 적혈구침각속도, C반응성 단백질(C-reactive protein; CRP), 류마티스 인자(rheumatoid factor; RF) 등은 중요한 검사이다. 그러나 CRP는 ESR과 비교하여 염증의 상태에 대한 반응이 민감하다. 또한 RF는 감도는 높지만 특이도는 낮으며 양성일지라도 즉각 관절류마티스라 진달할 수는 없다. 혈청 요산의 높은 수치를 나타내는 질환에는 통풍이 있고, 그 진단과 추이는 치료의 기준이 된다. 전신홍반루푸스(SLE) 등의 교원병에서는 항핵 항체, 항DNA 항체 등이 양성이 되는 특징이 있다. 수술 후 병상에 누워있는 것에 의한 심부정맥혈전증에서는 응고계 검사도 필요하다.

종양성 질환에서는 원발성 악성 뼈종양이나 암에서의 전이는 혈청 알칼리포스파타아제(alkaline phosphatase; ALP), 젖산탈수소효소(lactate dehydrogenase; LDH)가 높은 수치를 나타낸다. 그러나 이들의 검사는 감도는 높지만 특이도가 낮아 즉각 결정하지 않는 것이 중요하다. 전립샘암의 뼈 전이에서는 산 포스파타아제(acid phosphatase; ACP) 수치의 상승을 특이적으로 본다. 다발성골수종에서는 총단백질, 글로불린의 증가를 나타내고요 중의 벤스 존스(Bence Jones) 단백질(BJP)의 특이적인 출현이 관찰된다.

대사성질환에서는 혈청 칼슘, 인, ALP의 검사는 필수적이다. 혈청칼슘 수치의 상승은 원발성부갑상샘기능항진증, 악성종양의 뼈 전이, 갑상샘기능항진증에서 관찰된다. 반대로 혈청칼슘의 낮은 수치는 부갑상샘기능저하증이나 콩팥기능상실(신부전), 구루병, 뼈연화증에 관찰된다. 혈청 인(P) 수치의 상승은 콩팥기능상실에 관찰되고 낮은 수치는 부갑상샘기능항진증, 구루병, 뼈연화증에서 볼 수 있다. 혈청 크레아틴은 근육의 좌멸이나 괴사 등으로 증가하고 혈청 크레아틴키나아제(creatine kinase; CK) 수치는 근육디스트로피(muscular dystrophy), 다발성근염, 피부근염 등의 근원성 질환에서 상승한다.

뼈의 발육 · 성장 및 대사이상에서는 갑상샘호르

▶표 2 혈액 · 요 생화학적 검사수치와 특징적 질환

	생화학검사	질환과 검사수치와의 관계
혈청	글로불린(Glb)	다발성골수종↑
	단백분획 β-Glb, γ-Glb	다발성골수종↑
	요산	통풍↑
	크레아틴 키나아제(CK)	진행성근디스트로피↑
	젖산탈수소효소(LDH)	각종의 악성종양↑
	산 포스파타아제(ACP)	전립샘암의 뼈 전이↑
	혈청알칼리포스파타아제(ALP)	근원성 질환, 골육종, 구루병, 골절, 상피소체기능항진증↑
	전해질 K^+	주기성사지마비↑
	전해질 Ca^{2+}	부갑상샘기능항진증↑ 콩팥성구루병↓
	전해질 무기인(IP)	구루병↓ 뼈전이암 말기↑
요	Bence Jones 단백질(BJP)	다발성 골수종에서 양성

▶**표 3 관절액의 차이**

	정상	비염증성	염증성	감염성
외관	투명, 명료함	투명, 황색	불투명, 황색	불투명, 황색이나 녹색
점조도	높다	높다	낮다	낮다
백혈구	< 200	< 200	5,000 ~ 75,000	> 50,000
배양	음성	음성	음성	양성
주된 질환		변형성관절증 PVS	관절류마티스 결합조직병	세균감염

몬, 성장호르몬, 인슐린모양 성장인자 I형(IGF-I), 에스트로겐, 안드로겐, 부신피질호르몬 등의 측정이 필요하다.

b 관절액 검사

관절 내의 액체를 검사하기 위해서는 관절 천자를 시행할 필요가 있고 무균적으로 이 조작을 시행할 필요가 있다(▶표 3).

정상 관절액[제 1장 C.4항 "윤활액"(➡ 8페이지) 참조)은 투명, 점액성이고 300/μl 이하의 백혈구를 함유하지만 염증에서는 백혈구 수는 증가하여 혼탁하고 점액소(mucin)가 감소하여 점액성이 저하한다. 또한 관절액은 적혈구를 함유하고 있지 않기 때문에 관절 천자에서 한결같이 혈성이 인지되면 출혈을 의심하며 갈색조가 관찰되면 색소성융모결절성 윤활막염(pigmental villonodular synovitis; PVS)을 의심해야 한다. 또한 혈성 관절액에 기름방울이 관찰되면 관절 내 골절을 짐작한다.

관절액을 편광현미경으로 관찰하면 통풍에서는 요상염, 거짓통풍에서는 피로인산칼슘의 결정이 관찰된다. 관절류마티스에서는 담황녹색이고 약간 혼탁하며 점액성은 저하한다.

c 뇌척수액 검사

뇌척수액의 채취는 허리뼈 천자로 시행하는 것이 일반적이지만 목뼈 C1-2 사이 옆쪽 천자 또는 뒤통수오목(후두와) 천자에 의한 것도 있다. 척수강의

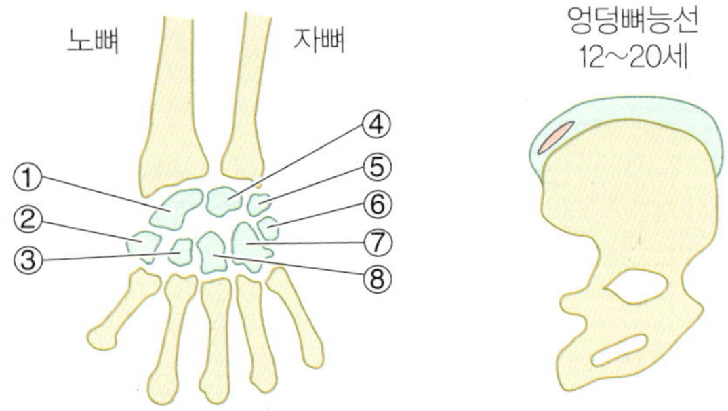

▶**그림 5 뼈 연령**

① 손배뼈 5세, ② 큰마름뼈 5세, ③ 작은마름뼈 5세, ④ 반달뼈 4세, ⑤ 세모뼈 3세, ⑥ 콩알뼈 10세, ⑦ 갈고리뼈 6개월 ⑧ 알머리뼈 6개월

통과 장애의 유무를 우선 관찰하고 그 후, 척수액의 채취를 시행하여 색조, 세포 수, 단백질, 당을 조사한다. 척수액은 정상에서는 물모양의 투명을 나타내어 보인다. 염증에서는 세포 수 및 단백질이 증가하지만, 육안 상으로는 혼탁은 인지되지 않는다. 척수강의 만성폐색이 있으면 척수액은 황갈색조의 황색변색증(xanthochromia)을 나타내고 단백질이 증가하지만, 세포 수는 별로 증가하지 않는다. 이것을 단백세포 해리라 한다.

2 영상검사

X선, MRI, 초음파 등의 영상소견은 정형외과 진료에서 반드시 필요한 것이다.

a 단순 X선 촬영

생후 및 영유아의 뼈의 성장을 X선 영상으로부터 얻을 수 있으며[제 1장 NOTE "골핵의 출현 시기"(➡ 3페이지), 제 16장 심화학습 "뼈끝핵의 출현과 폐쇄연령"(➡ 166페이지) 참조], 이를 뼈 연령(bone age)이라 부르고(▶그림 5) 성장을 나타내는 지표의 하나가 된다. 성장기에서는 뼈몸통의 겉질 내 영양관공이 영상으로 비추어지는 일이 있다.

뼈 음영의 가장자리가 선명한지, 연속하여 있는지 아닌지, 음영의 농담은 어떤지를 판독하는 것이 중요하며 종양이나 염증에 의해서 뼈의 구조가 파괴되어 있는 것을 나타내는 중요한 소견이다. 뼈막은 연부조직이기 때문에 정상에서는 영상으로 비추어지는 일은 없으나, 뼈막조직 내부에 일어나는 뼈의 신생증가는 뼈막반응(periosteal reaction)이라 불리고 종양, 염증성 세포의 침윤, 출혈 등이 의심되는 중요한 소견이다. 골수강 내는 갯솜뼈를 구성하고 있는 뼈잔기둥(bony trabecula)이 그물코 내지는 솜 모양의 구조로서 영상으로 비추어진다. 뼈잔기둥의 음영농도의 저하 및 겉질의 폭의 감소, 희박화(rarefaction)는 골다공증, 골연화증, 뼈형성부전증 등에 관찰된다. 반대로 겉질뼈나 뼈잔기둥 등의 뼈 조직이 증가하면 뼈 경화 영상을 나타내고 악성 종양, 특히 전립샘암의 뼈 전이, 골수염, 피로골절 등이 의심된다.

관절의 영상은 다양성을 나타내어 보이며 관절틈새의 협소 · 확대, 및 관절 내의 석회화, 관절주위의 뼈의 질적 변화를 파악할 수 있다. 예컨대 변형성관절증에서는 관절틈새가 협소화하고 관절 주변부위에 뼈곁돌기(osteophyte)가 형성되어 관절이 변형하는 영상이 관찰된다. 연부조직의 석회화 음영을 파악하는 것이 가능해지고 척수손상 환자의 무릎관절이나 엉덩관절 주위에 이소골화(heterotopic ossification)로서 알 수 있거나, 척주에서는 앞세로인대나 뒤세로인대의 석회화를 관찰할 수 있다.

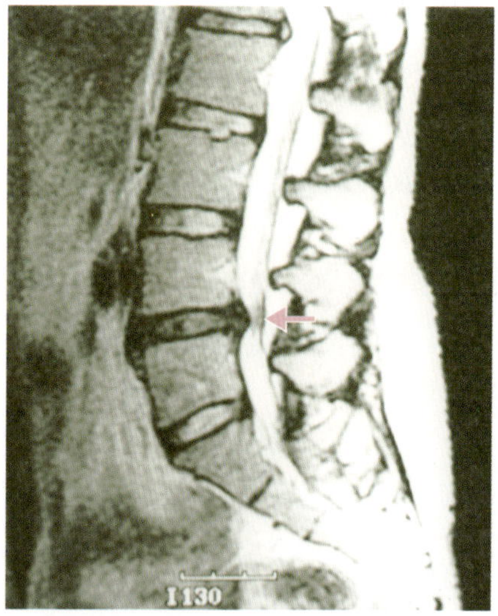

▶**그림 6 척추원반탈출의 MRI**

T_2 강조영상이다. 탈출의 부위, $L_{4/5}$ 척추원반(화살표)은 수분의 양이 적고 변성이 심하다는 것을 증명하고 있다.

b X선 CT와 단층촬영

X선 CT(computerized tomography)는 가느다란 X선 빛살을 몸의 축에 직각방향으로 조작하여 관상횡단면의 단층영상을 얻는 것이며 척추, 골반의 질환이나 복잡한 골편의 진단에 사용된다. 특히 척추에서는 척주관의 크기, 형태, 뒤세로인대의 골화를 아는데 효과적인 수단이다. 또한 콘트라스트를 선명화하기 위해 조영제를 사용하는 경우가 있다.

c 자기공명촬영법 (MRI)

MRI(magnetic resonance imaging)는 자장을 사용하여 생체조직을 구성하는 물질의 수소원자핵이 공명하는 상태를 영상화한 것이다. 단층영상은 임의의 방향으로 얻을 수 있고, 일반적으로는 T_1 강조, T_2 강조의 두종의 영상이 사용된다. 종전의 X선 영상 등과는 달리 조직에 함유되는 물 모양 성분의 함유량 등으로 특이한 영상을 나타내고 척수의 병변이나 종양의 진단에 유용하다(▶그림 6)

d 각종의 촬영법, 골밀도 측정법, 방사성동위체 섬광조영술(scintigraphy)

단순 X선 영상으로 충분한 영상을 얻기 어려운 경우, 각 부위의 형태를 X선 영상으로 명료하게 묘출하기 위해 조영제를 주입하여 X선 촬영을 시행하는 방법이다. 관절공간, 척수공간, 척추원반, 혈관, 죽은공간(사강) 등에 사용되고 그 상태를 상세하게 아는 것이 가능하다.

골밀도 측정법에는 2중 에너지 X선 흡수 측정법(dual-energy X-ray absorptiometry; DXA), 단일 에너지 X선 흡수 측정법(single-energy X-ray absorptiometry; SXA), 정량적 초음파법(quantitative ultrasound; QUS) 등이 있다. DXA법은 노뼈, 발꿈치뼈용이 많이 사용되고 있고 고령자의 낮은 골밀도 검출에 유용하다.

방사성동위체 섬광조영술은 뼈 병변의 진단에 사용되고 단순 X선 촬영으로는 검출할 수 없는 시기에도 뼈 섬광조영술(bone scintigraphy)로 검진할 수 있다.

e 관절내시경검사

관절내시경검사(arthroscopy)는 수술에도 이용된다. 관절내시경에 TV 카메라를 접속하여 관절 내의 상태를 상세하게 눈으로 관찰할 수 있다. 또한 생검 표본의 채취도 시행할 수 있다.

C 근골격계의 평가와 검사

1 팔다리 길이와 둘레길이

팔의 길이는 봉우리와 노뼈 붓돌기(경상돌기)의 거리로 측정한다. 다리의 길이는 위앞엉덩뼈가시(상전장골극)의 아래 끝에서부터 정강뼈 안쪽복사(내과)의 아래 끝의 거리(spina malleolar distance; SMD)까지를 갖고 측정한다. 큰돌기와 가쪽복사(외과)와의 거리(trochanter malleolar distance; TMD)로 계측하는 경우는 넓적다리 길이라 한다. 양 계측에는 다리 단축의 의미와 측정값의 해석을 이해할 필요가 있다. 측정값은 어느 것도 0.5cm 간격으로 나타낸다.

위팔 둘레길이 및 아래팔 둘레길이는 위팔 및 아래팔의 각 최대 둘레길이를 갖고 계측된다. 넓적다리 둘레길이는 무릎뼈의 위 가장자리에서부터 중추 10cm, 종아리 둘레길이는 종아리의 최대 둘레길이를 측정한다. 좌우 및 치료 전후의 비교는 근육위축이나 부종 등의 평가로서 중요하다.

2 관절가동범위(ROM)의 측정

관절이 취할 수 있는 최대의 관절운동범위를 관절가동범위(range of motion; ROM)라 하고 일본정형외과학회와 일본재활학회에 의한 측정법이 사용되고 있다(▶표 4). ROM의 측정에는 관절각도

▶표 4 관절가동범위(ROM)

부위명	운동방향	참고가동 범위각도	기본축	이동축	측정자세 및 주의할 점	참고도
Ⅰ. 팔의 측정						
팔이음뼈 shoulder girdle	굽힘 flexion	20	양쪽의 어깨봉우리를 연결하는 선	마루(두정)와 어깨봉우리를 연결하는 선		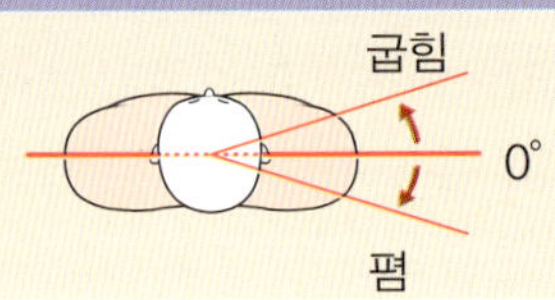
	폄 extension	20				

(계속)

▶표 4 관절가동범위(ROM) (계속)

부위명	운동방향	참고가동범위각도	기본축	이동축	측정자세 및 주의할 점	참고도
Ⅰ. 팔의 측정(계속)						
	올림 elevation	20	양쪽의 어깨봉우리를 연결하는 선	어깨봉우리와 복장뼈 위모서리를 연결하는 선	등면에서부터 측정한다.	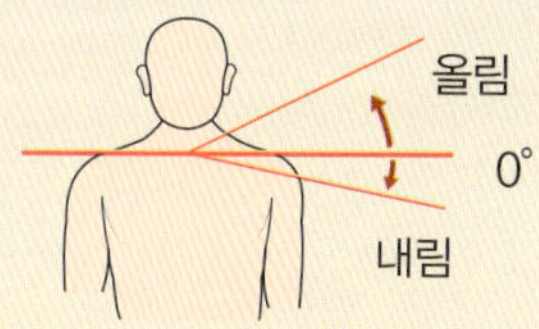
	내림 depression	10				
어깨 shoulder (팔이음뼈의 움직임을 포함)	굽힘(앞쪽 올림) forward flexion	180	어깨봉우리를 지나는 바닥에의 수직선 (기립 또는 앉은 자세)	위팔뼈	아래팔은 중간위치로 한다. 몸통이 움직이지 않도록 주의한다. 척주가 앞뒤로 움직이지 않도록 주의한다.	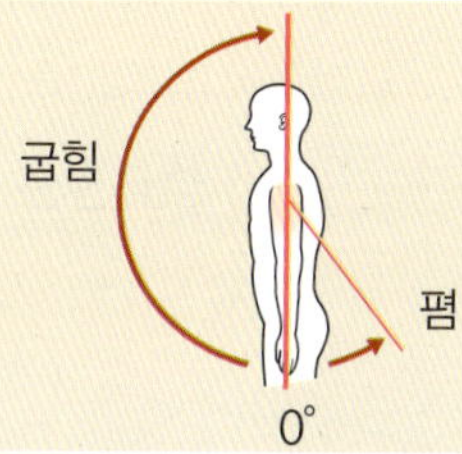
	폄(뒤쪽 올림) backward extension	50				
	벌림(옆쪽 올림) abduction	180	어깨봉우리를 지나는 바닥에의 수직선 (기립 또는 앉은 자세)	위팔뼈	몸통의 옆굽힘이 일어나지 않도록 90° 이상이 되면 아래팔의 뒤침을 하는 것을 원칙으로 한다. "V. 기타의 검사법" 참조(➡ 36페이지)	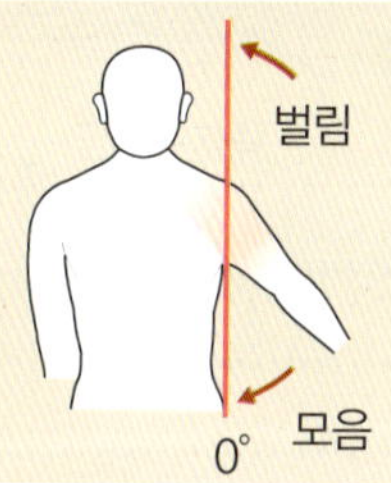
	모음 adduction	0				
	가쪽회전 external rotation	60	팔꿈치를 지나는 이마면에의 수직선	자뼈	위팔을 몸통에 접하여 팔꿉관절을 앞쪽 90°로 굽힌 자세에서 시행한다. 아래팔은 중간위치로 한다. "V. 기타의 검사법" 참조(➡ 36페이지)	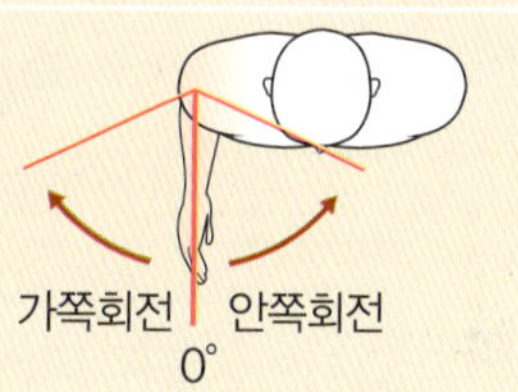
	안쪽회전 internal rotation	80				
	수평굽힘 horizontal flexion (horizontal adduction)	135	어깨봉우리를 지나는 시상면에의 수직선	위팔뼈	어깨관절을 90° 벌림 위치로 한다.	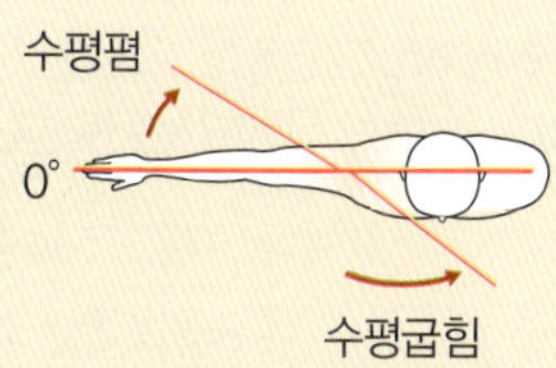
	수평 폄 horizontal extension (horizontal abduction)	30				
팔꿈치 elbow	굽힘 flexion	145	위팔뼈	노뼈	아래팔은 뒤침 위치로 한다.	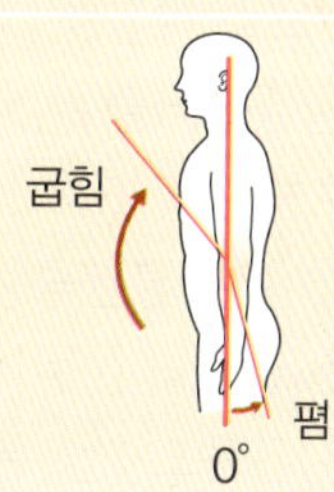
	폄 extension	5				

(계속)

▶**표 4 관절가동범위(ROM) (계속)**

부위명	운동방향	참고가동범위각도	기본축	이동축	측정자세 및 주의할 점	참고도
Ⅰ. 팔의 측정(계속)						
아래팔 forearm	엎침 pronation	90	위팔뼈	손가락을 편 손바닥면	어깨의 회전이 들어가지 않도록 팔꿈치를 90°로 굽힌다.	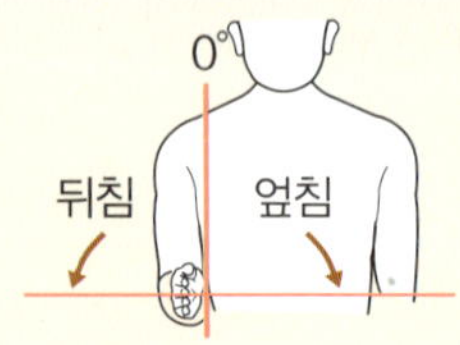
	뒤침 supination	90				
손목 wrist	굽힘(바닥쪽굽힘) flexion (palmar-flexion)	90	노뼈	제2손허리뼈	아래팔은 중간위치로 한다.	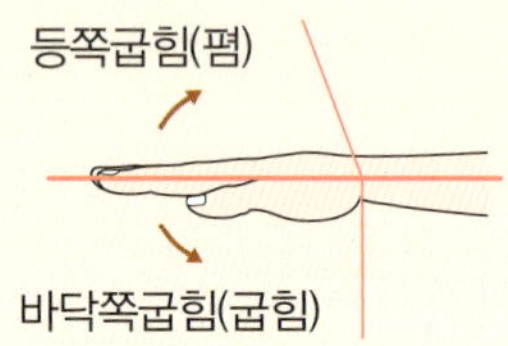
	폄(등쪽굽힘) extension (dorsiflexion)	70				
	노쪽편위 radial deviation	25	아래팔의 중앙선	제3손허리뼈	아래팔을 뒤침 위치에서 시행한다.	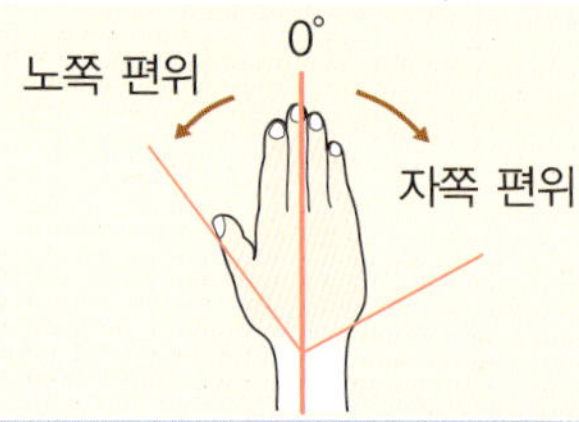
	자쪽편위 ulnar deviation	55				
Ⅱ. 손가락의 측정						
엄지손가락 thumb	노쪽벌림 radial abduction	60	집게손가락 (노뼈의 연장선상)	엄지손가락	운동은 손바닥면으로 한다. 이하의 손가락의 운동은 원칙적으로 손가락의 등쪽에 각도계를 댄다.	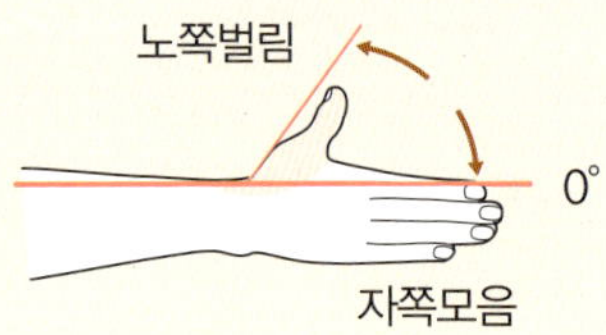
	자쪽모음 ulnar adduction	0				
	바닥쪽벌림 palmar abduction	90			운동은 손바닥면에 직각인 면으로 한다.	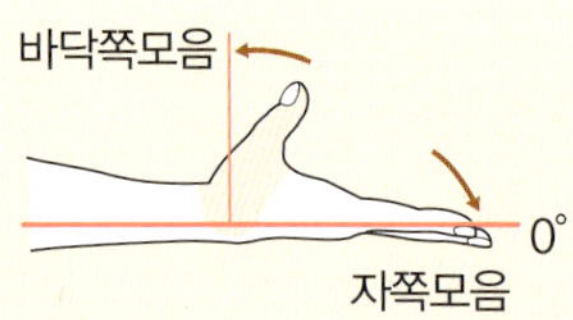
	바닥쪽모음 palmar adduction	0				
	굽힘(MCP) flexion	60	제1손허리뼈	제1첫마디뼈		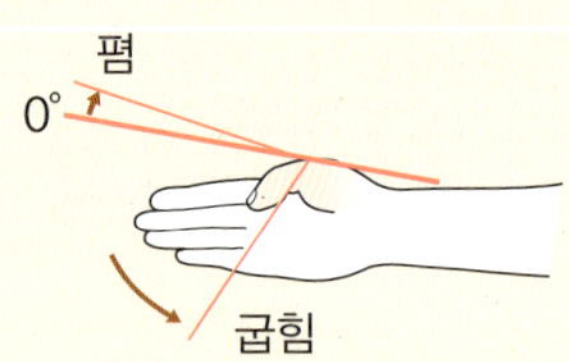
	폄(MCP) extension	10				
	굽힘(IP) flexion	80	제1첫마디뼈	제1끝마디뼈		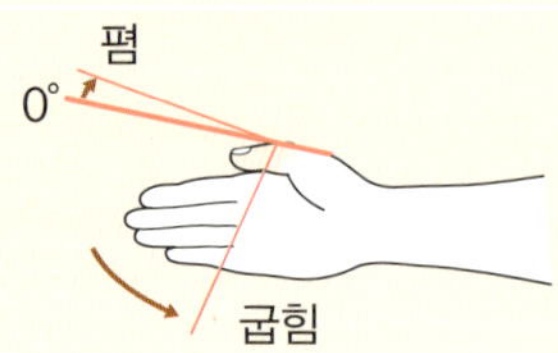
	폄(IP) extension	10				

주 : MCP, IP, PIP에 대해서는 34페이지의 각주를 참조.

(계속)

▶표 4 관절가동범위 (ROM) (계속)

부위명	운동방향	참고가동 범위각도	기본축	이동축	측정자세 및 주의할 점	참고도
II. 손가락의 측정 (계속)						
손가락 fingers	굽힘 (MCP) flexion	90	제 2~5 손허리뼈	제 2~5 첫마디뼈	"V. 기타의 검사법" 참조 (➡ 36페이지)	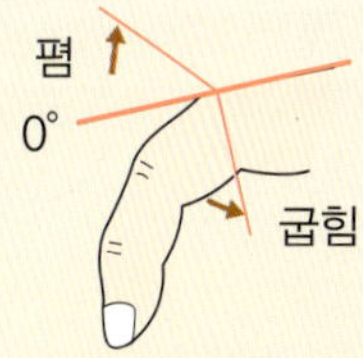
	폄 (MCP) extension	45				
	굽힘 (PIP) flexion	100	제 2~5 첫마디뼈	제 2~5 중간마디뼈		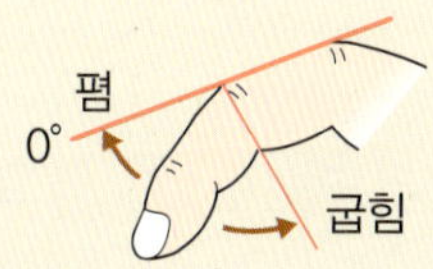
	폄 (PIP) extension	0				
	굽힘 (DIP) flexion	80	제 2~5중간마디뼈	제 2~5끝마디뼈	DIP는 10°의 젖힘 (과신전)을 취할 수 있다.	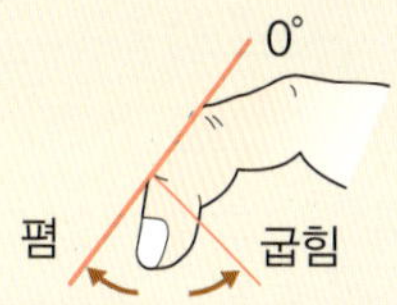
	폄 (DIP) extension	0				
	벌림 abduction		제 3손허리뼈 연장선	제 2, 4, 5 손가락 축	가운데손가락의 운동은 노쪽 벌림, 자쪽 벌림으로 한다. "V. 기타의 검사법" 참조(➡ 36페이지)	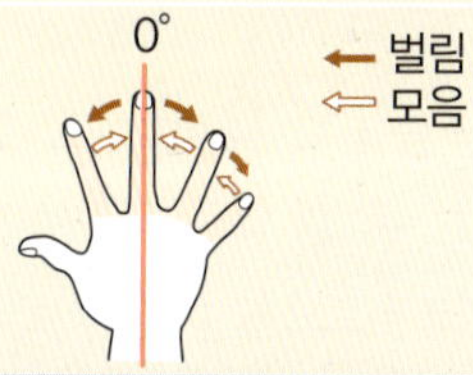
	모음 adduction					
III. 다리의 측정						
엉덩관절 hip	굽힘 flexion	125	몸통과 평행인 선	넙다리뼈 (큰돌기와 넙다리뼈 가쪽관절융기의 중심을 연결하는 선)	골반과 척주를 충분히 고정한다. 굽힘은 바로 누운 자세, 무릎 굽힘 자세에서 시행한다. 폄은 엎드려 누운 자세, 무릎 폄 자세에서 시행한다.	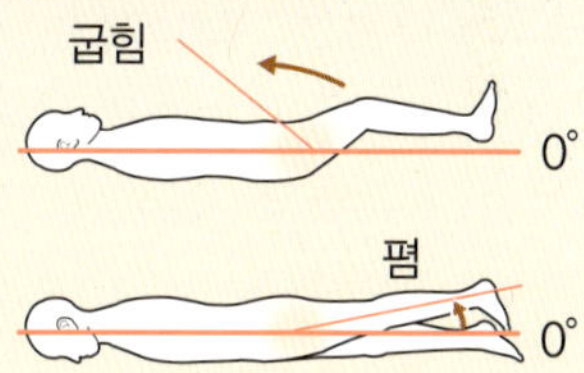
	폄 extension	15				
	벌림 abduction	45	양쪽의 위앞엉덩뼈가시를 연결하는 선에 대해 수직선	넓적다리 중앙선 (위앞엉덩뼈가시에서부터 무릎뼈 중심을 연결하는 선)	바로 누운 자세에서 골반을 고정한다. 다리는 가쪽회전을 하지 않도록 한다. 모음의 경우는 반대쪽의 다리를 굽혀서 올려 그 아래를 통해서 모음을 시킨다.	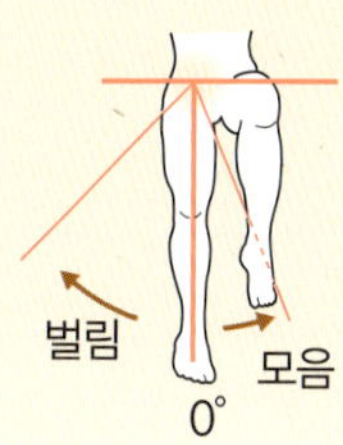
	모음 adduction	20				
	가쪽회전 external rotation	45	무릎뼈에서부터 내린 수직선		바로 누운 자세에서 엉덩관절과 무릎관절을 90° 굽힘 위치로 하여 시행한다. 골반의 보상을 적게 한다.	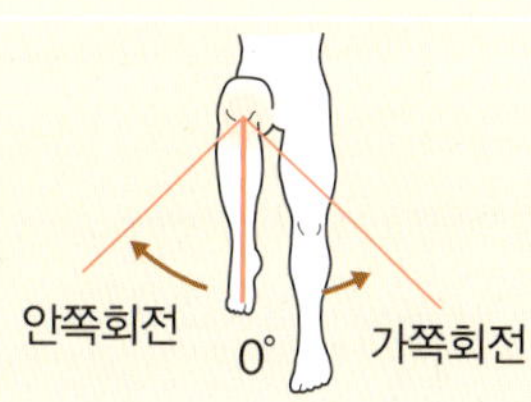
	안쪽회전 internal rotation	45				

(계속)

▶**표 4 관절가동범위(ROM) (계속)**

부위명	운동방향	참고가동범위각도	기본축	이동축	측정자세 및 주의할 점	참고도
III. 다리의 측정(계속)						
무릎 knee	굽힘 flexion	130	넙다리뼈	종아리뼈(종아리뼈머리와 가쪽복사를 연결하는 선)	굽힘은 엉덩관절을 굽힘 위치에서 시행한다.	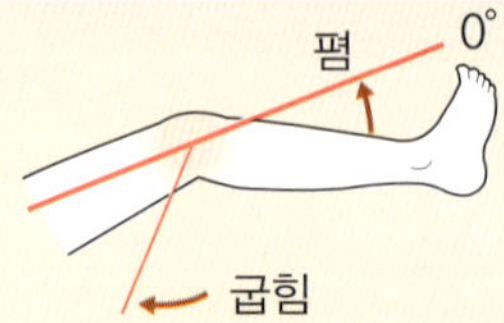
	폄 extension	0				
발목 ankle	굽힘(바닥쪽굽힘) flexion (plantar	45	종아리뼈에의 수직선	제5발허리뼈	무릎관절을 굽힘 위치에서 시행한다.	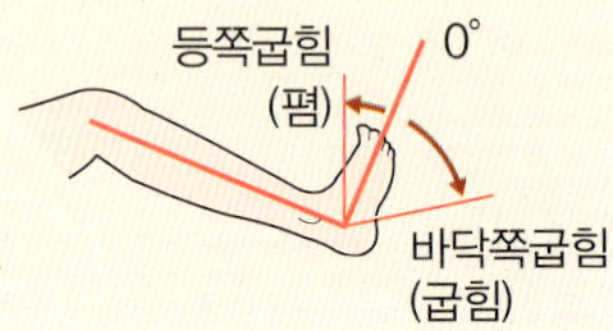
	폄(등쪽굽힘) extension (dorsiflexion)	20				
발 foot	외반 eversion	20	종아리축에의 수직선	발바닥면	무릎관절을 굽힘 위치에서 시행한다.	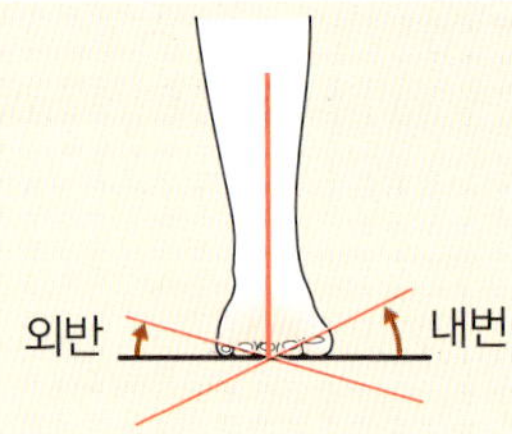
	내번 inversion	30				
	벌림 abduction	10	제1, 제2 발허리뼈 사이의 중앙선	제1, 제2 발허리뼈 사이의 중앙선	발바닥에서 발의 가쪽모서리 또는 안쪽모서리에서 시행하는 일도 있다.	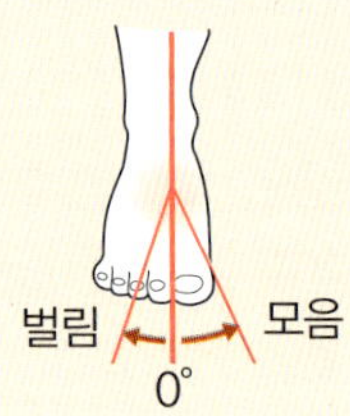
	모음 adduction	20				
엄지발가락 great toe	굽힘(MTP) flexion	35	제1발허리뼈	제1첫마디뼈		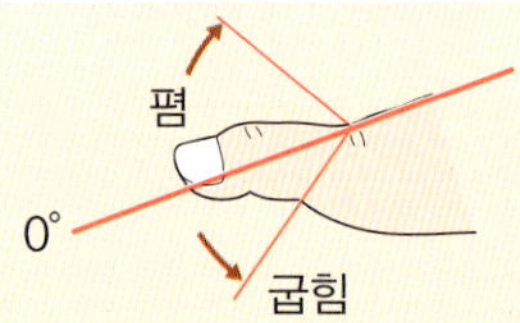
	폄(MTP) extension	60				
	굽힘(IP) flexion	60	제1첫마디뼈	제1끝마디뼈		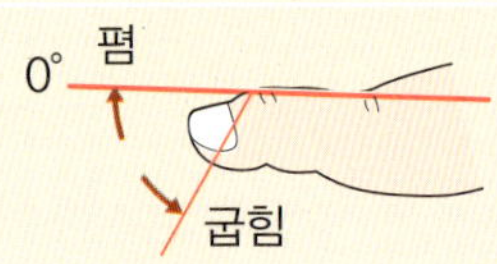
	폄(IP) extension	0				
발가락 toes	굽힘(MTP) flexion	35	제2~5 발허리뼈	제2~5 첫마디뼈		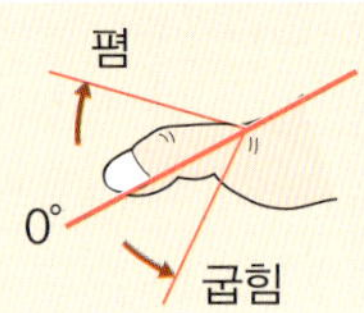
	폄(MTP) extension	40				

MCP : 손허리발가락관절 (metacarpophalangeal joint), MTP : 발허리발가락관절 (metatarsophalangeal joint)
IP : 손가락사이관절 (interphalangeal joint), PIP : 몸쪽손가락사이관절 (proximal interphalangeal joint)
DIP : 먼쪽손가락사이관절 (distal interphalangeal joint)

(계속)

▶ **표 4 관절가동범위(ROM) (계속)**

부위명	운동방향		참고가동 범위각도	기본축	이동축	측정자세 및 주의할 점	참고도
III. 다리의 측정(계속)							
발가락 toes	굽힘(PIP) flexion		35	제2～5 첫마디뼈	제2～5 중간마디뼈		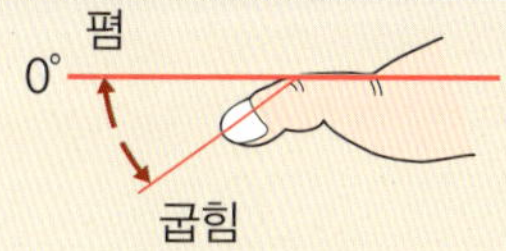
	폄(PIP) extension		0				
	굽힘(DIP) flexion		50	제2～5 중간마디뼈	제2～5 끝마디뼈		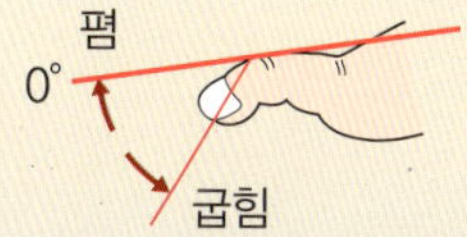
	폄(DIP) extension		0				
IV. 몸통의 측정							
목부위 cervical spine	굽힘(앞쪽굽힘) flexion		60	어깨봉우리를 지나는 바닥에의 수직선	바깥귓구멍(외이공)과 마루(두정)를 연결하는 선	머리 몸통의 측면에서 시행한다. 원칙적으로 의자에 걸터앉은 자세로 한다.	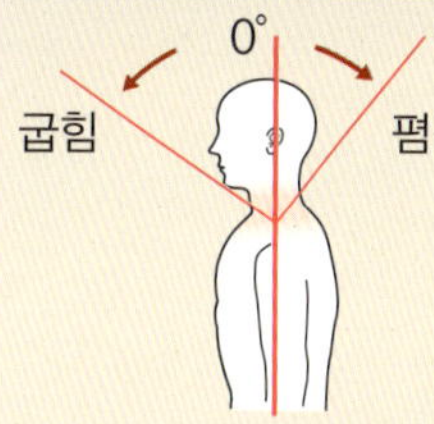
	폄(뒤쪽굽힘) extension		50				
	회전 rotation	좌회전	60	양쪽의 어깨봉우리를 연결하는 선에의 수직선	콧마루와 후두결절을 연결하는 선	의자에 걸터앉은 자세에서 시행한다.	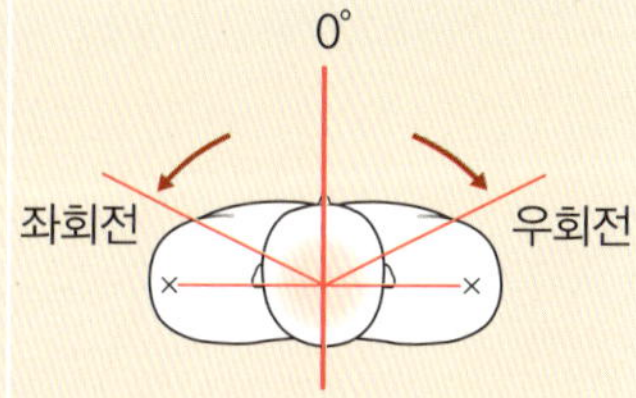
		우회전	60				
	옆쪽굽힘 lateral bending	왼쪽굽힘	50	제7목뼈 가시돌기와 제1엉치뼈의 가시돌기를 연결하는 선	마루와 제7목뼈 가시돌기를 연결하는 선	몸통의 등면에서 시행한다. 의자에 걸터앉은 자세에서 시행한다.	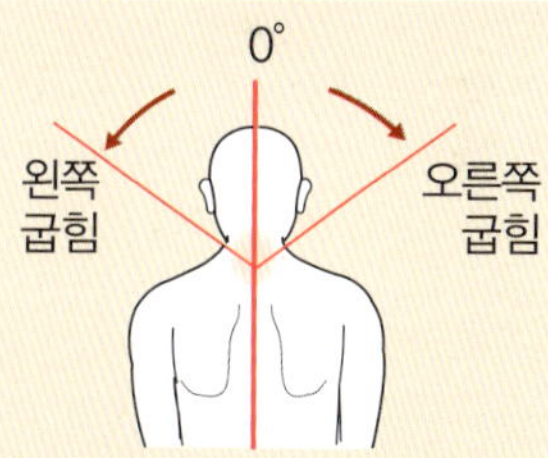
		오른쪽굽힘	50				
등허리부위 thoracic and lumbar spines	굽힘(앞쪽굽힘) flexion		45	엉치뼈 뒷면	제1등뼈 가시돌기와 제5허리뼈 가시돌기를 연결하는 선	몸통 측면에서부터 시행한다. 선 자세, 의자에 걸터앉은 자세 또는 옆으로 누운 자세에서 시행한다. 엉덩관절의 운동이 들어가지 않도록 시행한다. "V. 기타의 검사법" 참조(➡ 36페이지)	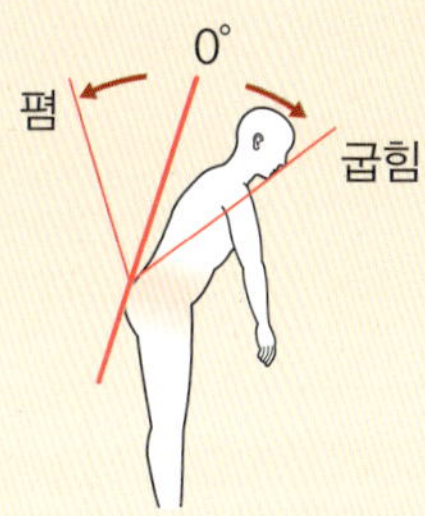
	폄(뒤쪽굽힘) extension		30				
	회전 rotation	좌회전	40	양쪽의 뒤위엉덩뼈 가시를 연결하는 선	양쪽의 어깨봉우리를 연결하는 선	앉은 자세에서 골반을 고정하여 시행한다.	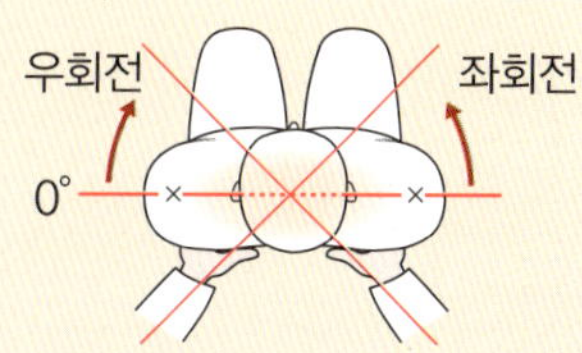
		우회전	40				

(계속)

▶**표 4 관절가동범위(ROM) (계속)**

부위명	운동방향		참고가동 범위각도	기본축	이동축	측정자세 및 주의할 점	참고도
IV. 몸통의 측정(계속)							
	가쪽굽힘 lateral bending	왼쪽굽힘	50	야코비(Jacoby) 선의 중간점에 세운 수직선	제1등뼈 가시돌기와 제5허리뼈 가시돌기를 연결하는 선	몸통의 등면에서 시행한다. 의자에 걸터앉은 자세 또는 선 자세에서 시행한다.	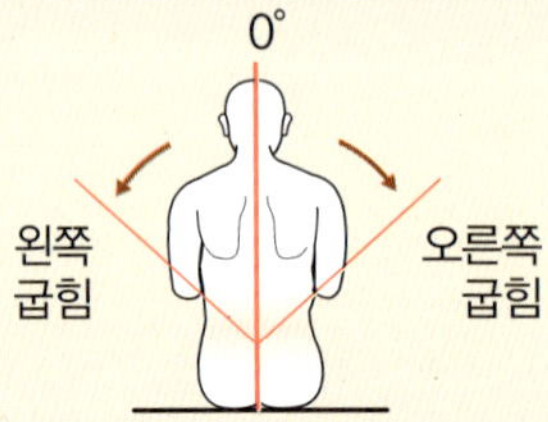
		오른쪽굽힘	50				
V. 기타의 검사방법							
어깨 shoulder (어깨뼈의 움직임을 포함)	가쪽회전 external rotation		90	팔꿈치를 지나는 이마면에 대해 수직선	자뼈	아래팔은 중간위치로 한다. 어깨관절은 90° 벌림을 하고, 동시에 팔꿉관절은 90° 굽힌 자세에서 시행한다.	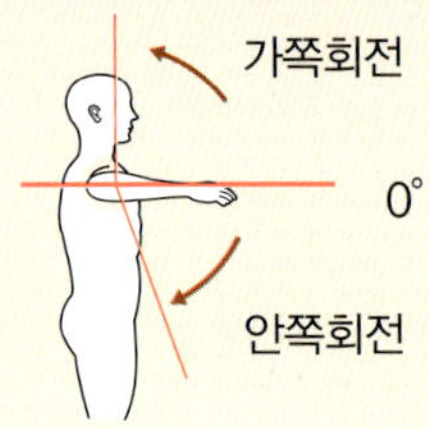
	안쪽회전 internal rotation		70				
	모음 adduction		75	어깨뼈봉우리를 지나는 바닥에의 수직선	위팔뼈	20° 또는 45° 어깨관절 굽힘자세에서 시행한다. 선 자세에서 시행한다.	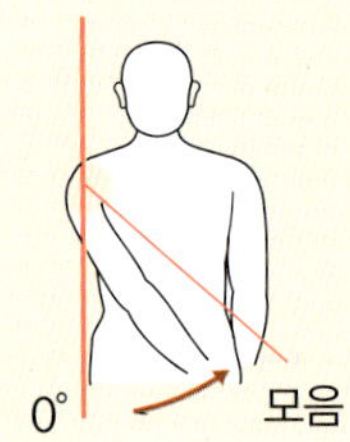
엄지 손가락 thumb	맞섬 opposition					엄지손가락 끝과 새끼손가락 밑동부문(또는 끝)과의 거리(㎝)로 표시한다.	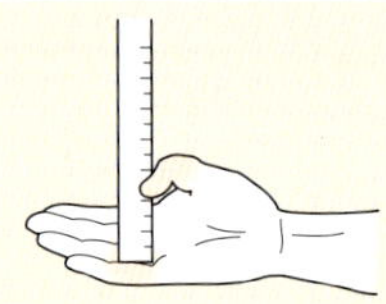
손가락 fingers	벌림 abduction			제3손허리뼈 연장선	2, 4, 5 손가락	축 가운데손가락 끝과 2, 4, 5 손가락 끝과의 거리(㎝)로 표시한다.	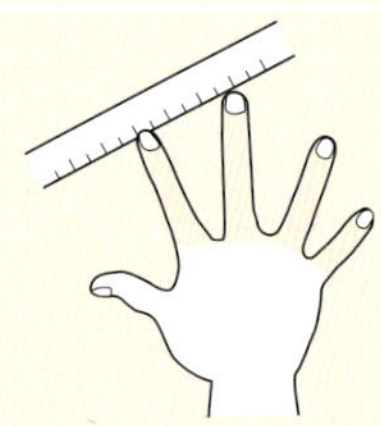
	모음 adduction						
	굽힘 flexion					손가락 끝과 몸쪽손바닥 주름(proximal palmar crease)과의 거리(㎝)로 표시한다.	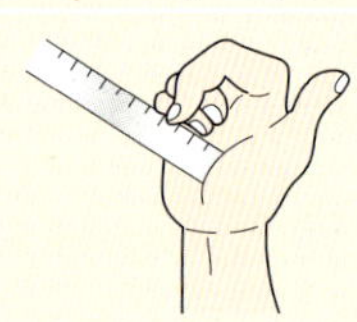
등허리 부위 thoracic and lumbar spines	굽힘 flexion					최대 굽힘은 손가락 끝과 바닥과의 사이의 거리(㎝)로 표시한다.	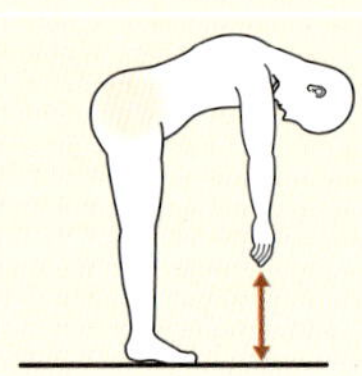

(계속)

▶표 4 관절가동범위(ROM) (계속)

VI. 턱관절 계측	
턱관절 temporomandibular joint	입을 벌린 위치에서 위턱의 정중선에서 윗니와 아랫니의 끝과의 거리(㎝)로 표시한다. 좌우 편위(lateral deviation)는 위턱의 정중선을 축으로 하여 아랫니열의 움직임의 거리를 좌우 모두 ㎝로 표시한다. 참고 수치는 상하 제1앞니(절치)열 마주보는 가장자리 선 사이의 거리 5.0㎝, 좌우편위는 1.0㎝이다.

▶표 5 관절가동범위 참고수치 일람표

부위명과 운동방향		주1	주2	주3	주4	주5
어깨	굽힘	130	150	170	180	173
	폄	80	40	30	60	72
	벌림	180	150	170	180	184
	모음	45	30		75	0
	안쪽회전	90	40	60	80	
	어깨벌림 90°				70	81
	가쪽회전	40	90	80	60	
	어깨벌림 90°				90	103
팔꿈치	굽힘	150	150	135	150	146
	폄	0	0	0	0	4
아래팔	엎침	50	80	75	80	87
	뒤침	90	80	85	80	93
손	폄	90	60	65	70	80
	굽힘		70	70	80	86
	자쪽편위	30	30	40	30	
	노쪽편위	15	20	20	20	
엄지손가락	벌림(노쪽)	50		55	70	
	굽힘 CM				15	
	굽힘 MCP	50	60	50	50	
	굽힘 IP	90	80	75	80	
	폄 CM				20	
	MCP	10		5	0	
	IP	10		20	20	
손가락	굽힘 MCP		90	90	90	
	PIP		100	100	100	
	DIP	90	70	70	90	
	폄 MCP	45			45	
	PIP				0	
	DIP				0	

부위명과 운동방향		주1	주2	주3	주4	주5
엉덩관절	굽힘	120	100	110	120	132
	폄	20	30	30	30	15
	벌림	55	40	50	45	46
	모음	45	20	30	30	23
	안쪽회전				45	38
	가쪽회전				45	46
무릎	굽힘	145	120	135	135	154
	폄	10			10	0
발	폄(등쪽굽힘)	15	20	15	20	26
	굽힘(바닥쪽굽힘)	50	40	50	50	57
엄지발가락	굽힘 MTP		30	35	45	
	IP		30		90	
	폄 MTP		50	70	70	
	IP		0		0	
엄지발	굽힘 MTP		30		40	
	PIP		40		35	
	DIP		50		60	
	폄 MTP					
	PIP					
	DIP					
목부위	굽힘		30		45	
	폄		30		45	
	옆굽힘		40		45	
	회전		30		60	
등허리부위	굽힘		90		80	
	폄		30		20~30	
	옆굽힘		20		35	
	회전		30		45	

주 1 : A System of Joint Measurements, William A. Clark, Mayo Clinic, 1920.
2 : The Committee on Medical Rating of Physical Impairment, Journal of American Medical Association, 1958.
3 : The Committee of the California Medical Association and Industrial Accident Commission of the State of California, 1960.
4 : The Committee on Joint Motion, American Academy of Orthopaedic Surgeons, 1965.
5 : 渡辺英夫 외 : 건강 일본인에서의 팔다리 관절가동범위에 대해서. 연령에 따른 변화. 일본정형학회 회지 53: 275-291, 1979. 또한 5의 渡辺 등에 의한 일본인의 가동범위는 10세 이상 80세 미만이 평균값을 취한 것이다.

CM : 손목손허리관절(carpometacarpal joint). 기타의 약어에 대해서는 표 4의 각주(➡ 34페이지)를 참조할 것.

▶표 6 Daniel에 의한 근력의 평가(MMT)

단계	표시	점수	평가
정상	Normal (N)	5	강한 저항을 가해도 여전히 중력에 이겨내어 전체 가동범위를 완전히 움직인다.
우	Good (G)	4	얼마간의 저항을 가해도 여전히 중력에 이겨내어 전체 가동범위를 완전히 움직인다.
양	Fair (F)	3	저항을 가하지 않으면 중력에 이겨내어 전체 가동범위를 완전히 움직인다.
가	Poor (P)	2	중력을 제거하면 중력에 이겨내어 전체 가동범위를 완전히 움직인다.
불가	Trace (T)	1	관절은 움직이지 않지만 근육의 수축은 약간 인지된다.
제로	Zero (Z)	0	근육의 수축은 전혀 인지되지 않는다.
MMT의 단계에 +나 −를 부가하는 것은 권장할 수 없다. 다만 예외로서 "Fair +" "Poor −"는 인정해도 된다.			

계(goniometer)를 사용하고 보통, 수동운동에서의 ROM이 측정된다. 또한 ROM은 인종, 성별, 연령 등에 의한 개인차가 크며 검사자세 등에 따라 변화도 발생하므로 표 5에 가동범위 각도의 참고치의 일람을 정리하였다.

3 근력평가

a 기기에 의한 평가

팔의 근력저하를 간편하게 아는 방법으로서 악력(grip strength)을 평가하는 일이 많다. 파지기능을 계측하는 데에 악력계(hand dynamometer)를 사용한다. 또한 악력을 계측할 수 없을 만큼 저하를 나타내고 있는 경우는 핀치계(pinch meter)를 사용한다.

b MMT

특별한 기기를 필요로 하지 않고 도수적으로 간단히 시행할 수 있는 것에 도수근력검사(manual muscle test; MMT)(▶표 6)가 있다. MMT는 6단계로 평가하는 것이지만, 근육의 국소해부와 기능의 상세를 알고 숙련할 필요가 있다. MMT는 항상 중력을 기준으로 고려해야 하는 것에 특징이 있다. 도수에 의한 저항은 팔다리나 기타의 신체부분이 운동을 할 수 있는 범위 내 시행하여 그 운동범위의 마지막에, 또는 검사자가 운동 최종범위까지 가져간 다음에 가한다. 저항이란 수축하는 근육에 대해서 억제하여 대항하도록 작용시키는 것이다. 검사자가 저항을 가하는 팔다리의 부분은 근육이 부착하는 팔다리관절의 말단부분에 가까운 곳에 두고 시행한다. 또한 근육의 이는곳(기시부)은 닿는곳(정지부)에서 최대의 수축이 일어나도록 고정을 확실하게 시행하여야 한다.

그런데 상위신경세포의 장애인 경우, 이상감각, 근육긴장의 이상, 운동조절의 장애에 의해서 영향을 받기 쉽기 때문에 그러한 것을 충분히 고려해야 한다.

MMT의 기록은 근육이름으로 시행하는 것이 일반적이며 운동명칭으로 기재하지 않는다. MMT에 "−"나 "+"를 부기하는 것은 극력 피해야 한다. +와 −는 3+(Fair +)와 2−(Poor)만으로 하고 3+는 손 등쪽굽힘 장구의 사용이 가능하다는 것을 나타내고 2−는 중력의 영향을 최소로 하여 운동범위의 일부를 움직이게 할 수 있다는 것으로부터 약간이지만 기능회복의 가능성이 있다는 것을 나타내고 있다.

시행할 때의 주의할 점은 저항, 고정, 위치관계 그리고 보상운동에 주의해서 시행하여야 한다.

c 기타의 평가방법

인위적으로 근육수축의 속도를 일정하게 제어(각속도)하여 저항이 가해지는 것으로 근육 장력을 정량적으로 구하는 것이 가능한 기기(Cybex® 나 Kim-com® 등 여럿 개발되어 있다)가 있다. 이들의 기기는 구심성 운동만이 아니라 원심성 운동도 가능하고 정량적 근력평가와 근력강화훈련을 할 수 있다.

또한 근육지구력검사에는 자전거 에르고미터를 사용하여 일의 양을 구하는 방법이 있다.

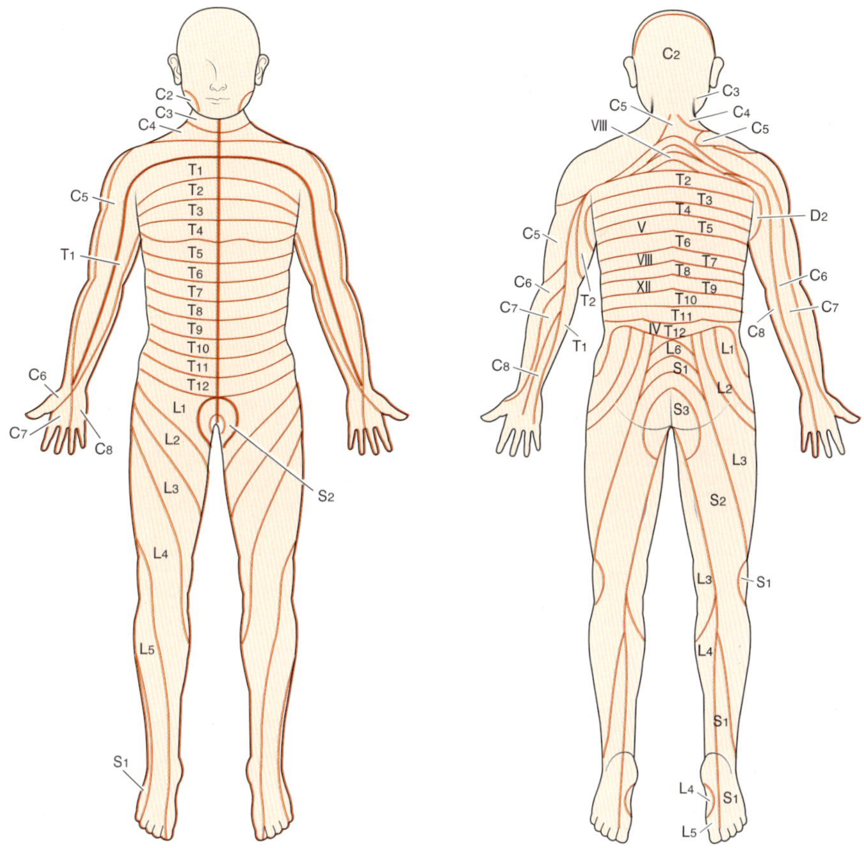

▶그림 7 피부분절 (dermatome) 지배

4 신경학적 평가

a 운동발달의 검사

소아의 운동발달은 각종의 자세반사나 반응의 출현과 소실, 능동운동의 출현 등의 변화를 파악하는 것에 의해서 평가를 시행한다. 이것에는 밀라니(Milani)의 발달 차트나 운동연령검사(motor age test) 등이 일반적으로 사용된다.

b 운동기능검사

(1) 마비의 분포

단일마비(monoplegia)는 홑 팔다리만의 마비, 편마비(hemiplegia)는 한쪽 팔다리의 마비, 하반신마비(paraplegia)는 양 다리의 마비, 사지마비(tetraplegia)는 양쪽의 팔다리의 마비의 네 가지로 구분한다.

(2) 상위운동신경세포와 하위운동신경세포의 장애의 구분

상위(1차) 운동신경세포의 장애에 의한 특징은 강직(spasticity), 투박하고 큰 근력의 저하, 경미한 근육위축, 힘줄반사의 항진, 병적반사의 출현이다. 하위(2차) 운동신경세포의 장애에서는 근력저하, 근육긴장(tonus)의 저하 또는 소실, 두드러진 근육위축, 힘줄반사 소실, 불수의적 수축(fascicultion)의 출현이 관찰된다[제1장의 표 2 (➡19페이지) 참조].

수의운동은 상위운동신경세포에서부터의 피라미

NOTE

1 지각검사

- 표재지각 : 촉각, 통각, 온도각
- 심부지각 : 심부압각, 심부통각, 위치각, 진동각
- 통합지각 : 입체각, 2점 식별각

드로(겉질운동영역, 내낭, 척수전도로) 및 하위운동신경세포(앞뿔세포, 앞뿌리, 말초신경, 신경종말)에 의해서 전달되어 팔다리 운동이 일어난다.

c 지각검사

지각의 검사에는 표재지각과 심부지각, 통합지각의 검사가 있다(➡NOTE-1). 표재지각에는 촉각, 통각 및 온도각이 있으며 심부지각에는 위치각이나 압각이 존재한다. 통합지각에는 입체각과 2점 식별각이 있다.

표재지각의 분절은 키간(Keegan)의 피부분절지배(dermatome)(▶그림 7)와 대조하여 그 장애부위를 판정한다. 지각지배영역의 표식으로서 T_4는 젖꼭지선(유두선), T_7은 칼돌기(검상돌기), T_{10}은 배꼽, T_{12}는 샅굴(서혜)이라 기억하면 된다.

d 반사

반사(reflex)에는 심부반사(폄반사)(▶그림 8)와 표재반사가 존재한다(➡NOTE-2). 반사의 유무는

NOTE

2 반사

- 심부반사 (힘줄반사) : 위팔두갈래근반사, 위팔세갈래근반사, 무릎힘줄반사, 아킬레스힘줄반사
- 표재반사 : 각막반사, 배벽반사, 항문반사, 거고반사
- 내장반사 : 동공반사
- 병적반사 : 바빈스키반사 (Babinski reflex)

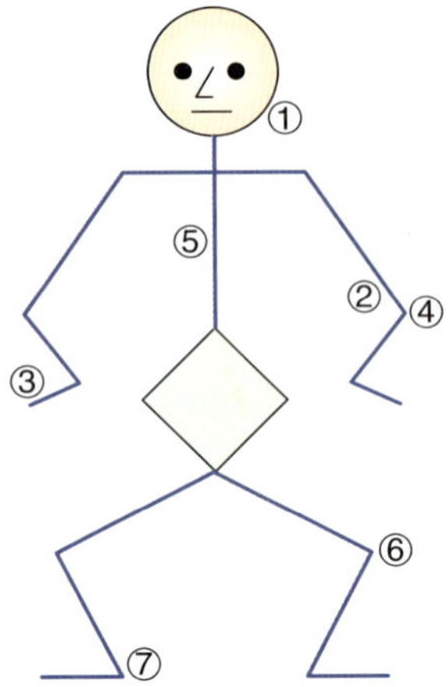

▶**그림 8 심부반사**

① 턱반사(다리뇌에서부터 상위), ② 위팔두갈래근반사(C_5, C_6, 근육피부신경), ③ 노반사(C_6, 노신경), ④ 위팔세갈래근반사(C_6, C_7, C_8, 노신경), ⑤ 가슴근반사(C_5, T_1, 전흉신경), ⑥ 무릎힘줄반사(L_3, L_4, 넙다리신경), ⑦ 아킬레스힘줄반사(S_1, S_2, 정강신경). 기록하는 방법 : 소실(−), 저하(±), 정상(+), 약간 항진(++), 항진(+++), 두드러지게 항진(++++)

척수수준에서의 상위운동신경세포(피라미드로)의 장애인지, 또는 하위운동신경세포(척수 앞뿔을 포함하는 말초운동섬유)의 장애에 의한 것인지를 판단할 수 있고[제1장의 표 2(➡19페이지) 참조], 게다가 척수수준에서의 고위 진단에 활용할 수 있다.

e 자율신경검사

팔의 교감신경 지배는 T_{3-7}이고 몸통과 다리의 그것은 $T_8 \sim L_{2/3}$이다. 발한장애의 검사에는 요오드 · 전분반응에 의한 방법이 있다.

f 척수장애에 의한 횡위 (transverse position) 진단검사

그림 9는 목척수의 횡단면의 지각상행로와 상위운동신경세포인 하행성의 피라미드로에서의 신경섬유의 배열을 나타내어 보이고 있으며 어느 부분에 장애를 받고 있는지를 판단할 수 있다.

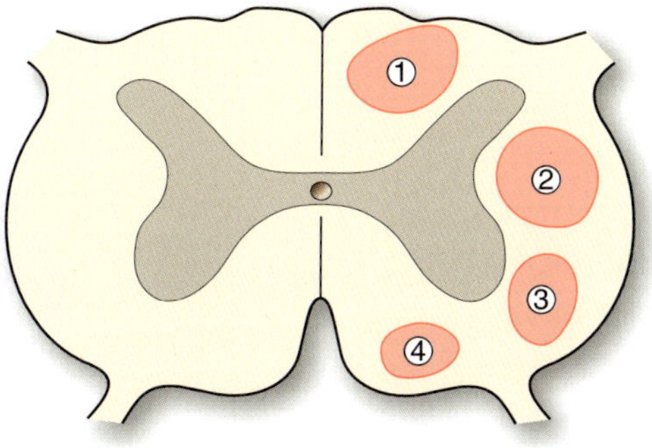

▶**그림 9 목척수에서의 상행로 (지각로)와 하행로 (피라미드로)의 주행**

① 뒤쪽섬유단(지각로), ② 가쪽겉질척수로(상위운동신경세포의 하행로), ③ 가쪽척수시상로(지각로, 특히 온도각의 상행로), ④ 배쪽척수시상로(지각로, 특히 촉각의 상행로)

g 전기생리학적 검사

(1) 근전도 (electromyogram ; EMG)

근전도 검사는 근육의 활동전위를 기록하는 것으로 근육 내에 바늘전극을 찔러 넣어 기록하는 방법(침근전도)과 피부표면에 전극을 부착하여 기록하는 방법(표면근전도)의 두 가지가 있다.

침근전도에서는 신경 · 근육의 장애의 책임병변이 운동신경세포(신경원성 위축)인지, 근육(근원성 위축)에 의한 것인지를 판단하고 또한 장애부위(위축근육)를 확인하여 장애의 정도와 그 회복을 파악하기 위한 보조적 진단방법의 하나이다.

동심형 침근전도를 사용하여 안정 시에 바늘전극을 찔러 넣었을 때의 자발방전의 유무를 보는데, 정상 EMG는 찔러 넣었을 때에만 짧은 전위변화가 관찰되는 이외에 활동전위가 관찰되는 일은 없다. 안정 시에 관찰되는 비정상 파형에는 **그림 10**과 같은 섬유자발전위(fibrillation potential)나 섬유다발자발전위(fasciculation potential)가 존재하고 파형으로부터 여러 가지 질환이 추정된다. 또한 수의수축을 시행한 경우, 운동단위의 활동참여의 감소에 의한 불완전한 간섭파형, 신경 재지배 때에 발생하는 활동전위의 진폭과 지속시간의 증대 등의 활동전위의 관찰을 시행하고 신경원성 및 근원성 질환의 장애 정도, 회복과정의 특징을 파악할 수 있다.

표면근전도는 침근전도와는 달리 광범위한 운동단위의 간섭파형을 기록하는 것이다. 2개의 표면전극을 힘살 중앙부분의 피부에 부착하고 여러 가지 동작 중의 근육활동을 기록한다. 운동 · 동작의 분석(근육활동과 근육 장력과의 관계 등)이나 자세조절의 상태의 분석, 강직이나 고축 등의 근육긴장 상태, 불수의운동의 관찰에 이용된다.

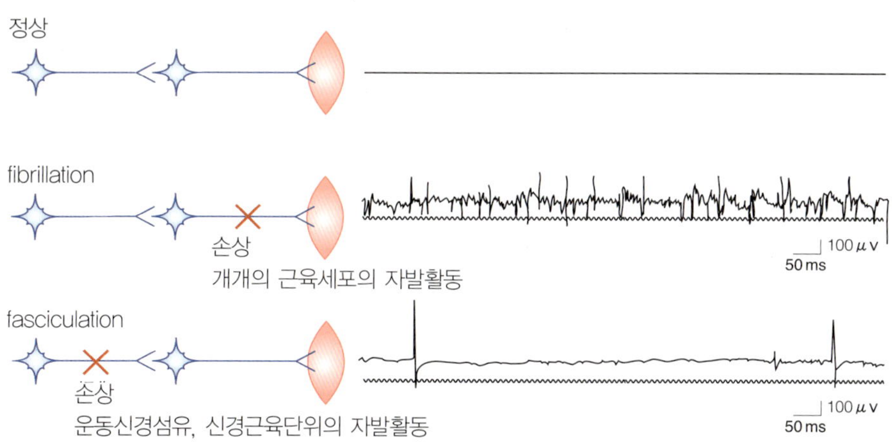

▶**그림 10 안정 시의 비정상 근전도 (EMG)**

(2) 신경전도속도(nerve conduction velocity ; NCV)

NCV에는 감각신경전도속도(sensory nerve conduction velocity; SCV)와 운동신경전도속도(motor nerve conduction velocity; MCV)의 측정이 있다. NCV는 실온, 연령, 신경섬유의 굵기에 따라서 다르지만, 정상에서는 팔의 SCV, MCV 모두 대략 45~60m/sec, 다리에서는 40~60m/sec이다.

(3) 세기-시간곡선(intensity-duration curve; I-D curve)

근육에는 구형파에 의한 문턱값 전기 자극을 가하여 수축을 일으키는 전류의 세기와 자극시간과의 관계를 그래프에 플롯을 하고 그 곡선에 의해서 신경의 재생상태를 알 수 있다. 크로낙시(chronaxie)라고도 일컬어진다.

D 물리치료 · 작업치료와 관련사항

근골격계의 평가 및 그 검사는 장애를 아는데 매우 중요한 것으로 이것이 없이 물리치료 · 작업치료의 치료방침, 장애경과, 또는 치료효과를 볼 수는 없다. 팔다리의 길이 · 둘레길이의 계측, ROM 측정, MMT, 운동기능검사 등의 기본적 방법과 기법을 숙지함으로써 비로소 장애에 대해서 이해할 수 있다.

복습의 요점

- 파행의 분류에 해당되는 질환을 열거하고 그 기전에 대해서 이해할 것.
- ROM의 측정, MMT를 해부학에 따라서 이해하고 그 기법을 기억한다.
- 피부분절 지배(dermatome)에 대해서 알고, 그 부위와 지배분절과의 관계를 기억한다.
- 상위 · 하위운동신경섬유 장애에서의 병태상의 차이를 충분히 안다.

제 3 장

정형외과적 치료법

학습목표

- 보존적 치료에는 어떠한 치료방법이 있는지를 그 목적 및 방법에 따라서 이해한다.
- 장구의 목적을 학습한다.
- 피부, 관절, 힘줄, 뼈, 절단의 수술에 관한 목적 및 기본적인 방법의 지식을 습득한다.

A 보존치료

1 안정

생체의 자연치유력을 최대한으로 끌어내기 위해서는 일정기간의 안정이 필요한 경우가 있다. 자연치유를 방해하지 않는 것이 매우 중요하다. 그러나 안정의 기간이나 종류, 안정에 의해서 어떠한 변화가 일어나는가를 이해한 다음이라는 것은 말할 것도 없다. "환자 자신이 자기를 고치는 것, 이것이야말로 물리치료의 깊은 비결이다"(Colton, F. J.,)라는 말이 있는데 일상생활 모두가 재활의 치료수단으로 연결된다.

2 약물치료

a 통증에 대한 경구약물, 주사 · 주입약물

정형외과는 통증을 주된 호소로 하는 질환이 많기 때문에 경구약물, 주사 · 주입약물이 흔히 사용된다.

경구 비스테로이드성 항염증약제(non-steroidal antiinflammatory drugs; NSAIDs)가 흔히 사용된다. 그러나 부작용으로서 위장장애가 발생하는 일이 많다는 것 때문에 신중하게 진료하여야 한다. 다른 약물로서 통증완화를 위해서 중추성의 근육이완제가 복용되는 일도 있다.

또한 통증은 심리적 · 정신적 상태에 크게 좌우되어 우울상태가 되기 쉽다는 것으로부터 항볼안약제가 사용되는 일도 있다. 관절류마티스에서는 NSAIDs나 스테로이드제제 이외에 메토트렉세이트(methotrexate, MTX) 등의 다수의 질환 수식성 항류마티스약제(disease-modifying antirheumatic drugs; DMARDs)가 조기부터 복용된다.

진통의 목적으로 국소마취제를 관절 내, 힘줄집, 관절주머니, 경질막바깥공간(경막외강) 등에 주입하는 경우가 있다. 또한 신경성으로부터 오는 통증에 대해서는 말초신경을 차단하는 방법이나 혈관 · 신경증상에 원인이 있다고 생각되는 통증에는 별신경절(성상신경절)이나 복부 교감신경절 차단이 시행된다.

허리의 신경뿌리성 통증에 대해서 경질막 밖 차단으로서 국소마취제와 스테로이드제의 혼합약물을 사용하는 경우가 있다.

비감염성의 염증에 대해서는 스테로이드제를 관절 내에 주입한다. 특히 관절류마티스, 변형성관절증에 사용되는 경우가 많다. 그러나 잦은 주입은 연골파괴나 뼈의 괴사를 일으키는 부작용이 발생한다. 그리고 주입 시에는 감염을 수반하지 않도록 세심한 주의를 기울일 필요가 있다.

b 세균감염증에 대한 약물

감염증을 일으키는 기인균에 대해서 항균제가 사용된다. 항균제의 사용에 있어서는 약물감수성을 검색할 필요가 있다. 또한 쓸데없이 항균제를 장기간 사용하는 것은 내성균을 만들기 때문에 바람직하다고는 할 수 없다.

c 골다공증에 대한 약물

활성형 비타민D 이외에 뼈 흡수를 억제한다고 생각되는 칼시토닌, 에스트로겐, 비스포스포네이트(bisphosphonate) 등을 복용하는 경우가 있다.

d 관절연골의 보호 · 재생촉진 약물

변형성관절증, 관절류마티스에서는 관절연골의 보호 · 재생촉진제로서 고분자 히알루론산을 관절내에 주입한다.

e 외용약

정형외과 질환에서는 소염진통효과를 추구하여 피부를 경유하여 약물을 흡수시키는 것으로서 흔히 처방되는 것에 연고나 크림, 로션, 퍼프나 테이프 등의 첨부약제가 있다. 함유되어 있는 약물은 소염진통효과가 있는 인도메다신, 티클로페낙나트륨 등이다. 첨부약제는 두께가 있는 파프(pap)제나 신축성이 풍부한 점착성이 있는 것이 사용되고 관절근방의 움직임이 큰 부위에 사용된다. 또한 관절의 고정효과도 기대할 수 있다고 생각된다. 그러나 부작용으로서 접촉피부염이 있다. 적응은 많은 통증성 질환에 있고, 요통성 질환, 근육 · 근막염, 관절류마티스, 변형성관절증, 관절주위염, 외상 후의 종창 등 다채롭다. 부작용도 적고 안이하게 처방되기 쉽기 때문에 환자를 의존성으로 만들지도 모르는 남용은 피하여야 한다.

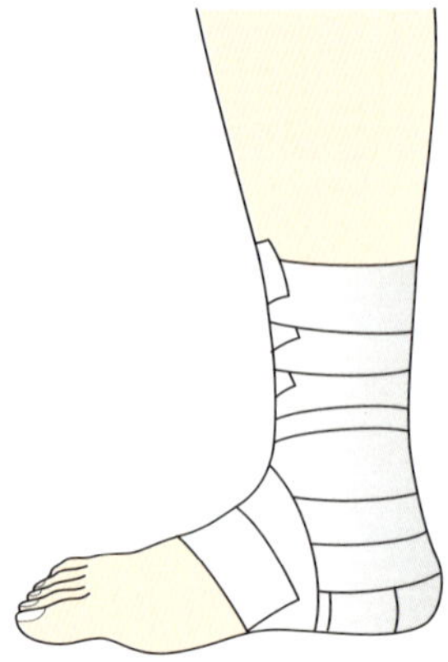

▶그림 1 발목관절의 테이핑 사례

3 고정법

a 테이핑

스포츠에서의 관절의 장애에서의 응급처치, 외상의 예방이나 재발방지를 위해 관절을 테이핑(taping)함으로써 운동을 제한하고 환부를 안정시키는 고정법이다. 각각의 관절에서 특수한 테이프와 고정방법이 있다(▶그림 1).

b 석고붕대

석고붕대(cast 또는 plaster of Paris)는 정형외과에서는 종전부터 중요한 치료법의 하나이다. 석고고정은 국소의 안정을 얻기 위해 간편하고 효과적인 방법이다.

석고는 황산칼슘($C_aSO_4 \cdot \frac{1}{2}H_2O$)이고 뜨거운 물을 가하면 딱딱하게 굳어진다. 석고로 고정하는 경우, 원칙적으로 골절이나 병변부위의 상 · 하의 관절을 넘어서 감아야 한다. 이것은 근육이 2개의 관절에 걸쳐서 이는곳과 닿는곳을 갖는다는(2관절근) 이유 때문이다. 석고붕대는 환지의 형태에 맞추기 쉽다는 이점이 있다.

그러나 현재 일반적으로 사용되고 있는 것은 플라스틱 붕대이며 유리섬유나 폴리에스테르섬유를 수지가공을 한 것으로 상온의 물에 담그면 몇 분에

심화학습

❶ PTB 단하지장구

PTB의 원리는 무릎힘줄부분으로 체중을 지지하고 소켓보다 하위에 있는 종아리나 발의 하중면제를 시키려고 하는 것이다.

서 굳는다. 석고와 달리 강하고 젖어도 파괴되지 않고 X선을 잘 투과하고 가볍다.

(1) 비하중 석고붕대(non-weight bearing cast)

환부에 직접 하중이 걸리지 않도록 보호하면서 환지를 짚고 보행을 시키려고 하는 석고붕대를 말하며 궁둥뼈결절(좌골결절)로 지지시켜 엉덩관절 · 무릎관절의 하중면제를 시행시키는 것이나 무릎인대나 정강뼈 관절융기부분으로 지지시켜 종아리뼈나 발목관절부분의 하중면제를 시킨다. 실제로는 종아리뼈골절에 대한 무릎힘줄지지 석고붕대(patellar tendon bearing(PTB) cast)이고 흔히 사용된다(➡ 심화학습-1).

(2) 보행석고붕대(walking cast)

고무로 만든 발꿈치나 갑옷을 붙여 석고붕대 그대로 보행시키는 것으로 종아리 복사뼈 골절, 발꿈치뼈 골절에서 사용된다. ADL(일상생활활동)에 편리함과 동시에 골절부분에 장축방향의 적당한 압력이 가해진다는 것 때문에 골절의 치유를 촉진할 수 있다.

(3) 교정석고붕대(corrective cast)

선천성 안쪽들린휜발증(내반족)이나 척주측만증 등의 변형을 점증적으로 교정하는 석고붕대법이다.

(4) 의족의 소켓 및 장구 등의 본뜨기

절단 팔다리에서 절단술 직후부터 절단 끝에 혈종의 예방, 정맥혈의 환류촉진을 목적으로 석고에 의한 소켓을 제작하는 경우가 있다. 또한 장구 등의 본뜨기에도 사용된다.

4 장구

장구(brace 또는 apparatus)는 사용부위에 따라

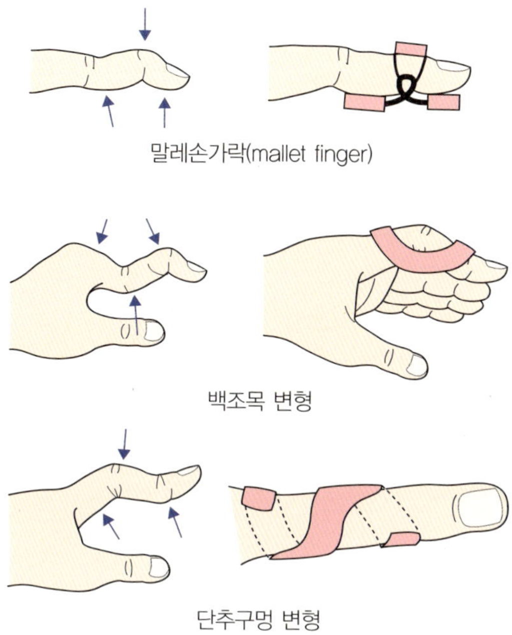

▶**그림 2 손가락 장구(손가락의 변형에 대응하는 부목)**

팔의 장구, 다리의 장구 및 몸통의 장구로 나뉜다. 사용목적은 고정, 지지, 교정, 하중면제, 보행, 선자세 유지, 견인장구 등이며 치료목적에 따라 의료용 장구, 의료용 가장구, 후생용 장구로 분류된다.

a 팔의 장구

팔의 장구는 장구가 작용하는 힘에 따라 정적 장구(static splint)와 동적 장구(dynamic splint)로 분류된다.

(1) 손가락 장구(부목)

손가락 변형의 교정과 고정에 사용되는 것에 말레 손가락용 부목, 백조목 변형용 부목, 단추구멍 변형용 부목 등이 있다(▶그림 2).

(2) 손목 – 손가락 장구

손목관절-손가락 고정장구가 있으며 전체 손가락을 일정 자세로 고정한다. 또한 동적 장구로서 고무밴드의 탄성을 이용하여 MCP관절(metacarpophalangeal joint : 손허리손가락관절)의 폄 구축을 교정하는 MCP 굽힘 보조장구(knuckle bender)가

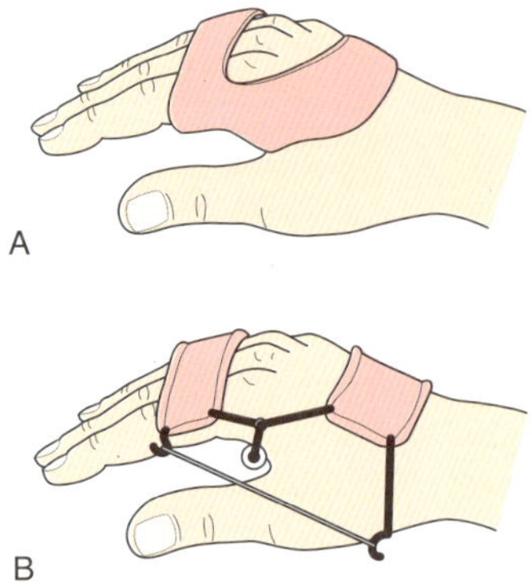

▶그림 3 손목관절 – 손가락 장구

A : 손가락 고정 장구.손가락 MCP관절의 젖힘(과신전) 경향에 대해서 MCP관절을 차단하고 PIP관절, DIP관절의 폄을 촉진한다.

B : knuckle bender. MCP관절부분은 가동성이 되어 기능적 파지가 가능해진다.

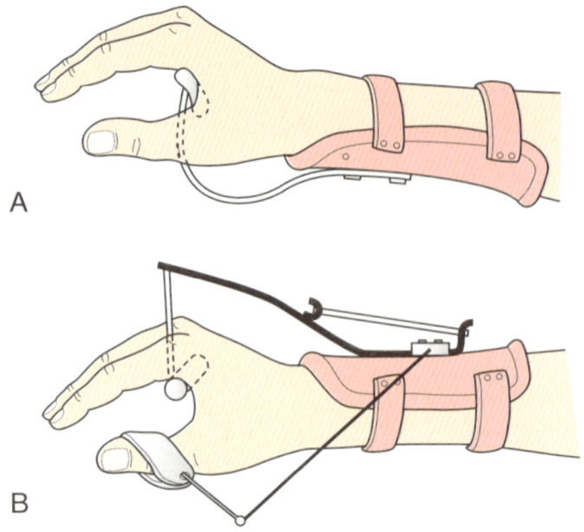

▶그림 4 손목관절 장구

A : cock-up splint(Bunnel형) : basic cock-up splint를 보다 역동적으로 한 것.

B : Thomas형 현수장구. 손목관절을 등쪽굽힘 위치로 지지하고 동시에 MCP관절의 폄도 지지하고 있다.

있다(▶그림 3).

(3) 손목관절 장구

정적 장구로서 흔히 사용되는 것에 노신경마비 등 손목관절 폄근군에 마비를 초래한 질환에 대해서 손목관절을 폄 위치로 고정시키는 것으로 cock-up splint[번넬(Bunnel)형]가 있다. 동적 장구로서는 토마스형 현수장구 등이 있고 피아노선이나 고무의 탄성을 이용하여 손목관절 · 손가락의 폄을 시행함과 동시에 손목관절과 손가락의 굽힘도 가능하다(▶그림 4).

b 다리의 장구

다리의 장구의 목적은 변형의 예방, 변형의 교정, 병적 조직의 보호, 상실된 기능의 보상 또는 보조이다. 소재는 금속제와 최근 흔히 사용되는 플라스틱제가 있다.

(1) 단하지장구(ankle foot orthosis : AFO)

종아리부분에서부터 발바닥에 이르는 구조를 가지며 발목관절의 움직임을 조절한다. 발목관절의 움직임의 조절에는 3점 고정의 원리를 이용하는 것이 많다(▶그림 5).

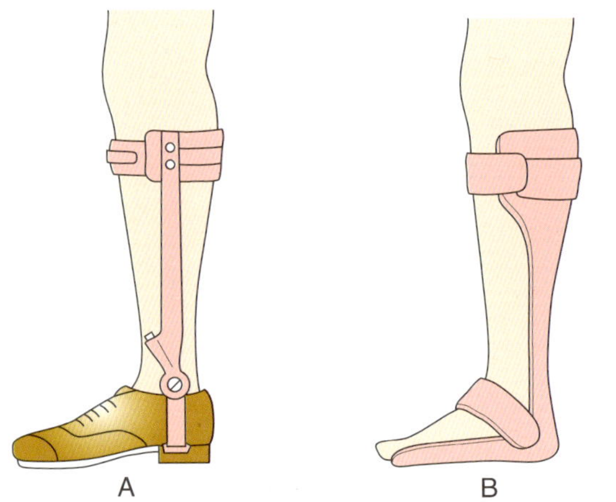

▶그림 5 단하지장구

A : Short Leg Brace : 발 이음매에 클렌작 이음매를 사용하여 마비된 발목관절 등쪽굽힘근에 대해서 동적으로 지지하는 유형이다.

B : Shoe Horn Brace : 처진발(하수족)에 사용되는 간이 플라스틱 장구이며 외관이 좋고 가볍다는 등의 이점이 있다.

(2) 장하지장구(knee ankle foot orthosis; KAFO)

넙다리네갈래근부분에서부터 발바닥에 이르는 구조를 가지며 무릎과 발목관절과의 움직임을 조절한다(▶그림 6).

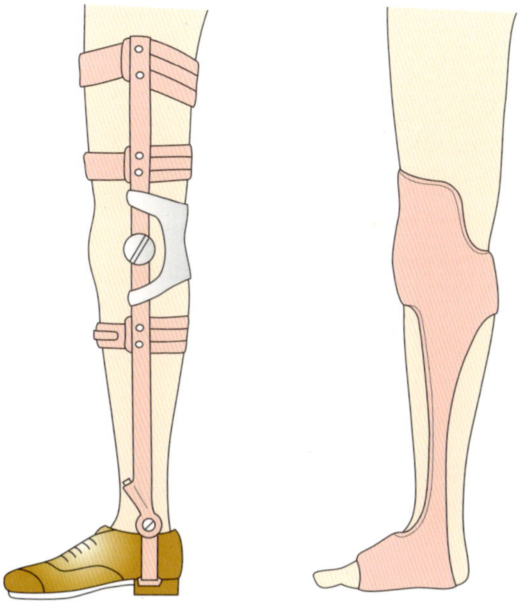

▶그림 6 장하지장구

A : Long Leg Brace. 장애는 무릎관절 굽힘과 발목관절의 전체 운동이기 때문에 무릎관절 부분에 대해서는 폄의 조절 및 무릎관절 젖힘 방지의 오금 패드를 사용하고 발목관절에 대해서는 등쪽굽힘 보조인 클렌작 이음매를 사용하고 있다.

B : Supra-condylar Knee Ankle Orthosis. 원래는 넙다리네갈래근의 마비에서의 입각 때의 무릎꺾임에 대처하는 보조장구이지만, 뒤넙다리근(hamstrings) 약화 때의 젖힌무릎(반장슬)을 예방하고 또한 발목관절 등쪽굽힘 유지의 목적으로써 궁둥신경 손상에도 사용된다.

c 신발형 장구

신발형 장구(orthopedic shoes)는 발목관절, 발의 중간부분, 발의 앞부분에서의 관절염, 외반편평발, 오목발(요족), 꿈치들린휜발(첨족) 등에 대해서 교정의 목적으로 사용된다.

d 몸통장구

(1) 목뼈장구 (cervical orthosis)

목을 에워싸서 목뼈부분의 운동을 제한함과 동시에 머리의 중량이 목뼈에 가해지는 부하를 경감할 목적으로 사용하는 것에 목뼈 칼라(cervical collar)가 있다. 목뼈 칼라는 구조상 목뼈의 완전한 고정은 불가능하다.

이 밖에 사용목적에 따라 여러 가지 목뼈 장구가 있다. 목뼈의 굽힘 및 폄 운동을 제한하지만, 회전이나 옆굽힘을 제한하는 힘은 약하다고 일컬어지고 있는 필라델피아 칼라(Philadelphia collar)가 많이 사용되고 있다. 완전한 고정이나 하중면제를 필요로 하는 경우에는 금속지주를 머리의 앞뒤에 세운 목뼈 장구가 있으며 소미 브레이스(SOMI brace)나 할로 브레이스(halo type cervico-thoracic orthosis) 등이 있다(▶그림 7).

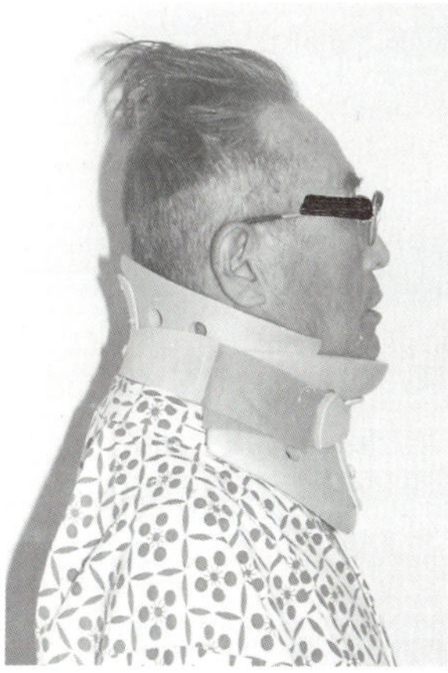
필라델피아 칼라

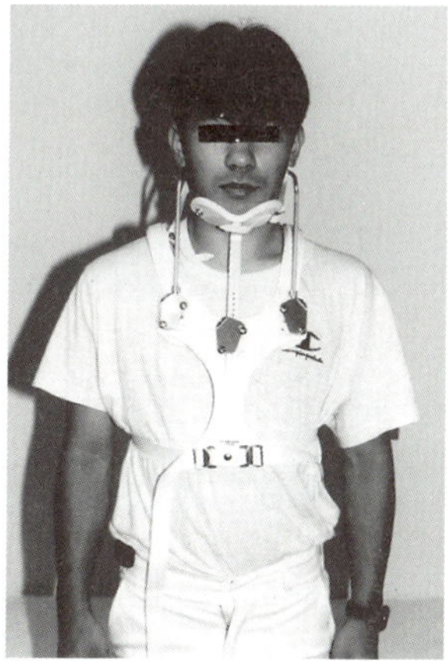
소미 브레이스

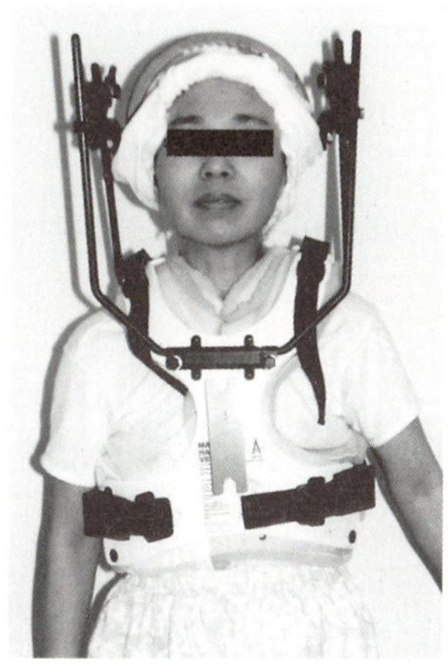
할로 브레이스

▶그림 7 몸통장구 (목뼈 장구)

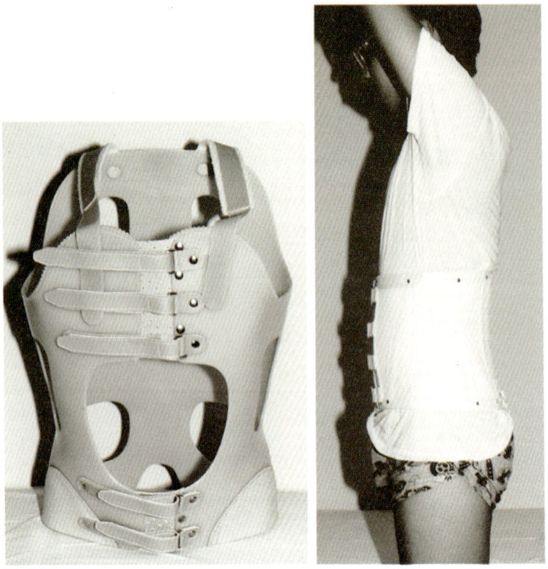

경성 몸통장구 코르셋

▶그림 8 몸통장구(허리엉치뼈 장구)

(2) 허리엉치뼈 장구(lumbo-sacral orthosis)

일반적으로 코르셋(corset)이라 불리고 있는 것으로 주재료에 따라 부드러운 것, 딱딱한 것이 있다. 또한 지지성을 높일 목적으로 강철로 만든 나사선형 스프링이 사용되고 있는 것이있다(▶그림 8).

5 견인치료

견인치료(traction)는 골절이나 탈구의 정복이나 고정으로서의 치료법, 또한 관절질환이나 척추질환에서의 압력제거, 하중감소를 목적으로 시행한다(➡ NOTE-1). 견인에는 자기의 체중을 이용하여 견인하는 방법이나 추를 사용해서 하는 견인, 특수한 기기를 사용하는 견인법이 있다(➡ 심화학습-2).

NOTE

1 견인치료의 목적

- 골절의 정복과 고정
- 탈구의 정복
- 관절질환에 대한 관절의 안정, 통증의 완화
- 변형, 구축의 예방과 교정
- 척추질환에 대한 국소의 하중감소

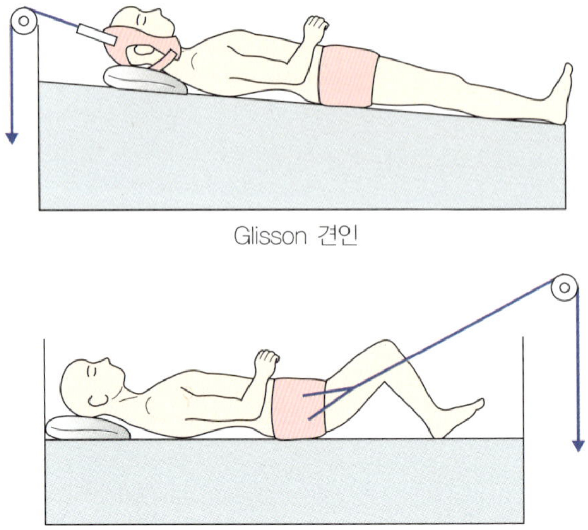

Glisson 견인

골반 견인

▶그림 9 간접 견인

a 간접 견인

간접 견인(indirect traction)은 붕대, 반창고붕대, 탄력붕대 등을 사용해서 하는 견인법이다. 견인력은 약하며, 또한 붕대와의 접촉부분에 피부염이나 신경압박을 일으키는 일이 있다. 소아의 위팔뼈 관절융기위골절(과상골절), 넙다리뼈골절, 엉덩관절염 등에 사용된다. 기타, 골반대를 사용한 골반견인이나 글리슨(Glisson)의 걸이(sling)에 의한 목뼈견인 등이 있다(▶그림 9).

심화학습

❷ 각 견인법에 의한 질환

- 반창고, 탄력붕대 : 소아의 위팔뼈 관절융기위 골절, 넙다리뼈 골절 등
- Glisson 견인 : 목뼈 척주원판 탈출, 목척추증 등
- 골반견인 : 허리뼈 척추원반 탈출 등
- Kirschner 강선견인 : 각 긴뼈 골절, 외상성 탈구의 정복 등
- Crutchfield 머리뼈 견인 : 목뼈의 탈구나 골절
- halo-pelvic traction : 목뼈 변형의 교정, 고정

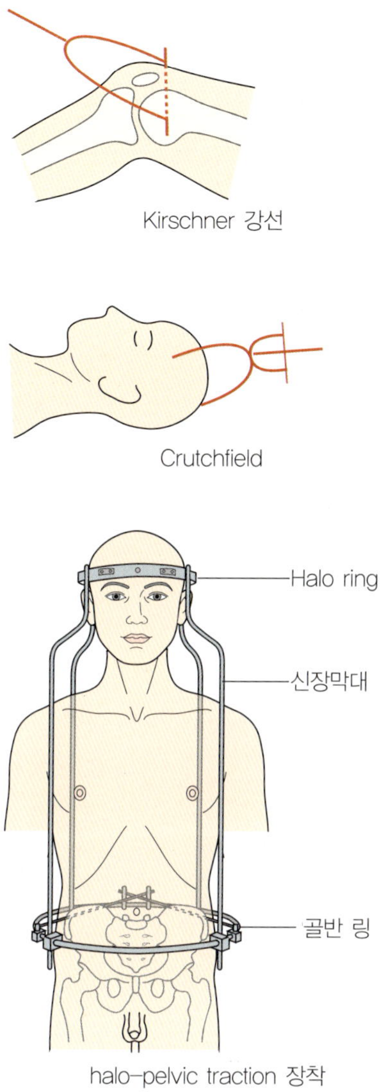

▶그림 10　직접견인

b 직접 견인

직접 견인(direct traction)이란 뼈에 직접 견인력을 가하는 방법이며 강선 견인이나 다른 특수한 기기에 의해서 견인한다. 긴뼈 골절이나 외상성 탈구에는 Kirschner 강선을 사용하고, 목뼈의 탈구나 골절에는 머리뼈에 특수한 겸자(forceps)를 사용해서 하는 크러치필드(Crutchfield) 견인법을 시행한다. 척주의 측만이나 후만의 교정에는 halo-pelvic traction이라는 특수한 견인법이 있다(▶그림 10).

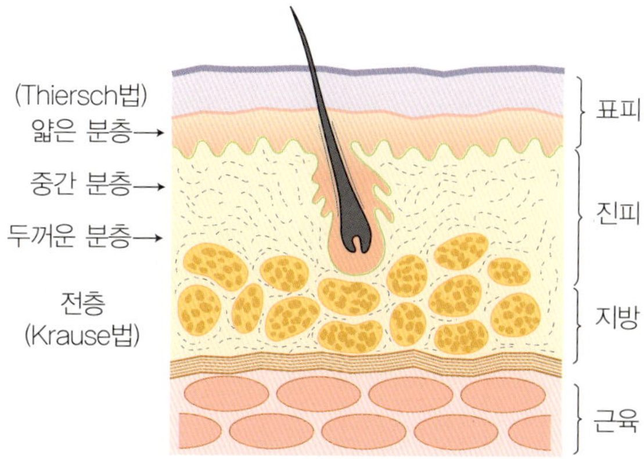

▶그림 11　유리피부이식의 두께

B 수술치료

정형외과의 치료로서 큰 비중이 있는 것이 수술치료이며 특히 최근에 수술기구의 발전에는 괄목할 만한 것이 있다.

1 피부이식

피부이식(skin graft)은 자가의 피부를 이식하는 것이 일반적이다. 이종이식이나 동종이식을 시행하는 경우는 특이한 예이며 활착하지 않는 것이 통례이다.

a 유리피부이식

유리피부이식(free skin graft)에는 분층 피부이식과 전층 피부이식이 있다.

분층 피부이식은 Thiersch법이라고도 하며 얇은 분층(진피유두층을 포함), 중간분층(진피의 1/2을 포함), 두꺼운 분층(진피의 3/4 이상을 포함)의 피부이식으로 나뉜다. 전층(진피까지 포함) 피부이식은 Krause법이라고도 하고 활착률은 나쁘지만, 구축을 일으키지 않는다(▶그림 11).

각각 이점과 결점이 있으며 그 적응을 잘 고려할 필요가 있다.

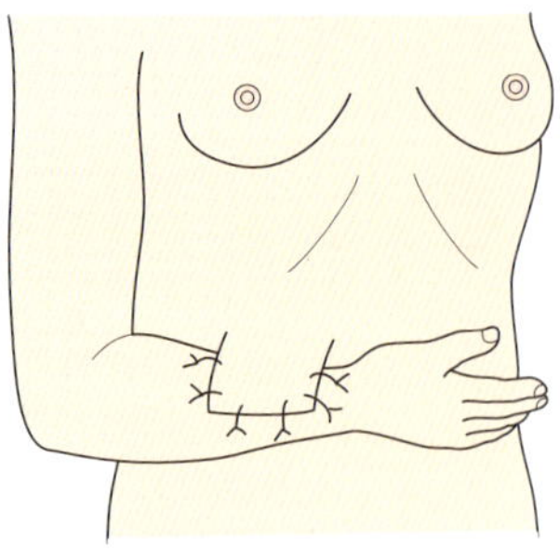

▶그림 12 줄기피부이식

배벽에서부터 피부판을 만들고, 아래팔의 피부 결손부분에 줄기로 하여 피부이식을 하는 예.

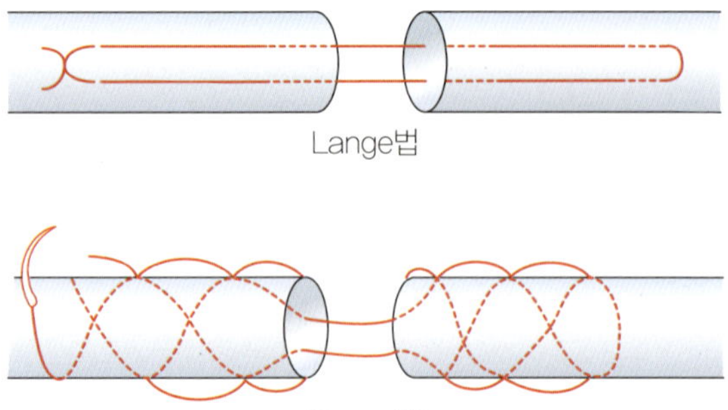

▶그림 13 힘줄 봉합술

b 피부판

피부판(skin flap)은 부분적으로 피하지방을 포함한 주위조직과 연속성을 갖고 있기 때문에 줄기(유경) 피부이식이라 하고 활착률 및 이동성에도 우수하지만, 줄기 때문에 피부이식 부분에 제한이 있다(▶그림 12). 또한 채취하는 피부판을 혈관과 함께 적출하여 목적으로 하는 피부결손부분에 이식하는 방법(유리피부판)이 있다. 하층의 근육과 함께 이식하는 것도 시행되고 이것을 근육피부판이라 한다.

2 힘줄의 수술

a 힘줄절단술

근육의 구축이 있는 관절의 운동제한이나 변형이 있는 경우, 그 근육의 힘줄을 부착부분에서 절단 분리하는 수술을 힘줄절단술(tenotomy)이라 한다. 근성사경에서의 목빗근(흉쇄유돌근)힘줄, 선천성 내반족의 아킬레스힘줄 등에서 시행된다.

b 힘줄봉합술

힘줄봉합술(tendon suture)에서는 파열된 힘줄의 절단 끝을 견사, 나일론사, 강선 등을 사용해서 봉합한다. 봉합법의 대표적인 것에는 번넬(Bunnel)법이나 랑게(Lange)법 등이 있다(▶그림 13). 조작은 가급적 살살 시행할 것과 봉합의 힘이 어느 정도인지를 아는 것이 후치료(aftercare)에 있어서 중요하다.

c 힘줄이행술

힘줄이행술(tendon transfer)은 마비근육의 기능을 보상하기 위해 건강한 근육의 힘줄을 이행하여 그 근육의 기능을 재건하는 방법이다. 예컨대, 노신경 마비에 대한 자쪽손목굽힘근의 등쪽 이행술 등이 그것이다.

d 힘줄이식술

힘줄이식술(tendon graft)에서는 오래된 힘줄 파열이나 힘줄의 손상이 커서 절단 끝 봉합이 불가능한 경우, 긴손바닥근(장장근)이나 발바닥근(족저근)의 힘줄을 사용한 유리힘줄 이식술을 시행한다.

3 말초신경의 수술

a 신경박리술

신경박리술(neurolysis)은 말초신경에의 압박이나 유착에 대해서 압박하고 있는 부분의 흉터의 제거나 유착의 박리 등을 시행하는 방법이다. 일반적으로 마비 발생 후 3~6개월의 경과를 보고 회복의 가망성이 없는 경우에 시행된다.

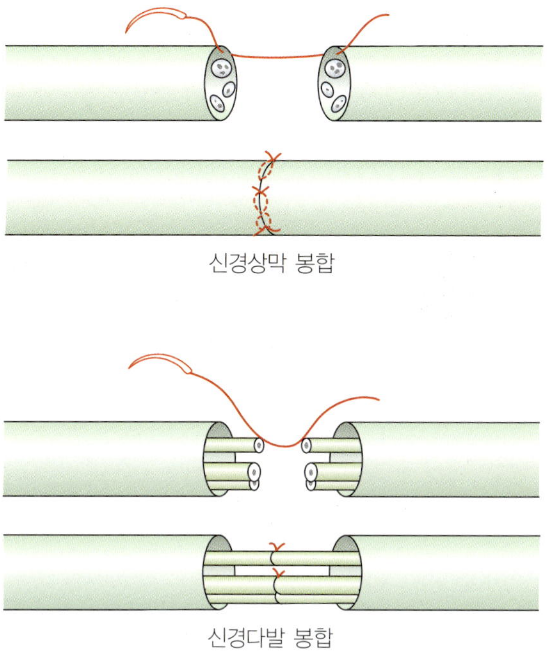

▶그림 14 신경봉합술

b 신경봉합술

신경손상에서 손상부위의 연락이 없는 경우에 신경봉합술(neurorrhaphy)이 시행된다. 신경상막 또는 신경다발을 봉합하는 방법이 있다(▶그림 14). 신경봉합술을 시행하는 경우는 손상 후 3~6개월의 경과를 보고 회복의 가망성이 없는 경우에 시행된다.

c 신경이식술

신경이식술(nerve grafting)은 신경의 끝과 끝 봉합을 할 수 없을 만큼의 큰 신경의 결손이 있는 경우, 다른 부위의 신경으로 그 결손부분을 보완하기 위한 수술이다. 채취하는 신경으로서는 장딴지신경(비복신경)이나 두렁신경(복재신경) 등이 많이 사용된다.

d 신경이동술

신경이동술(nerve transposition)이란 신경이 강하게 잡아당겨져 마비가 일어난 경우, 그 신경의 주행을 변경하여 긴장을 제거하는 수술이다. 예로, 밖굽이팔꿈치(외반주)에서 지발성자신경마비인 경우에, 자신경고랑에서부터 유리하여 팔꿉관절 앞면으로 이동하는 방법이 있다.

e 신경이행술

신경의 끝과 끝 봉합이나 이식술을 할 수 없는 경우, 다른 신경과 마비된 신경을 봉합하는 수술을 신경이행술(nerve translocation)이라 한다. 위팔신경얼기 마비에서 근유피부신경에 갈비사이신경을 이행하여 위팔두갈래근을 작동시키려고 하는 경우에 시행된다.

4 척추의 수술

a 척추후궁절제술

척추후궁절제술(laminectomy)은 후방으로부터 척추에 진입한 가시돌기, 척추뼈고리(추궁), 황색인대를 절제하여 척추관 내를 노출하는 수술이다. 적응은 척수의 압박을 초래하는 질환이며 척수종양, 척주관 협착, 뒤세로인대골화증, 척추원반탈출증, 척추탈구골절이다(▶그림 15 A).

b 헤르니아절개술

헤르니아절개술(herniotomy)은 보존치료이며 치유가 불가능한 경우, 탈출한 속질핵(수핵)이나 일부의 척추원반 조직을 적출하는 수술이다. 목의 척추원반탈출의 수술에는 일반적으로 전방에서부터 진입하여 척추원반을 절제하여 고정하는 수술이 시행된다(▶그림 15 B). 허리의 척추원반 탈출의 경우는 후방에서부터 진입하여 부분적으로 척추뼈고리를 절제하여 탈출을 적출하는 후방척추원반절제술을 시행한다. 또한 수술침습이 적은 피부경유 속질핵적출술 등도 시행된다.

c 척추고정술

척추고정술(spinal fusion)은 불안정성이 있는 척추에 대해서 지지성을 획득시키기 위한 고정수술이다. 적응질환은 척추의 탈구골절, 척추카리에스, 척

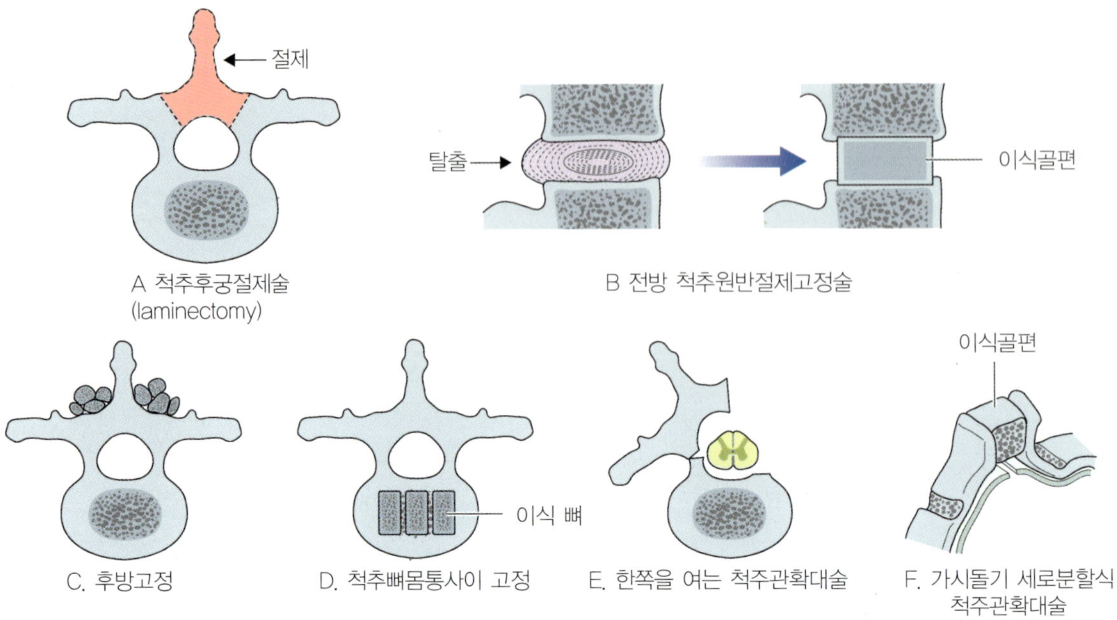

▶그림 15 척추의 수술방법

추종양, 척추원반증, 척추원반탈출증, 척추전방전위증, 측만이나 후만의 척추변형이다. 척추의 후방과 전방의 척추뼈몸통 사이를 고정하는 두 가지의 방법이 있다(▶그림 15 C, D). 자가뼈를 사용해서 고정하는 것이 일반적이다. 최근에는 내고정 재료를 사용한 척추수술기구(spinal instrumentation)도 많아졌다.

d 척주관확대술

척주관확대술(laminoplasty)은 척추뼈고리를 절제함이 없이 척주관을 확대하는 수술이다. 확대술에는 한쪽을 여는 척주관확대술이나 가시돌기 세로분할식 척주관확대술이 있다(▶그림 15 E, F). 적응질환은 목뼈증성척수증이나 뒤세로인대골화증이다.

5 뼈의 수술

a 뼈이음술

뼈이음술(osteosynthesis)은 골절에서의 정복고정술이며 많은 방법과 고정재료가 아직도 개발되고 있다. 대표적인 것에 강선(wire), 나사(screw), 부목(splint 또는 plate), 골수내못(intramedullary rod) 등이 있다(▶그림 16).

그러나, 골절의 치료에 관해서는 고정이 중요하기 때문에 합병증으로서의 관절구축을 초래하는 경우를 생각할 수 있다. 이 때 뼈의 유합과 고정이라는 상반된 것을 하여야 한다는 것 때문에, 최근에는 관절을 움직여도 고정하는 힘이 강력한 방법 등이 개발되고 있다.

또한 개방골절의 경우, 감염의 예방 때문에 창외고정법이 시행되고 있다(▶그림 16).

b 뼈이식술

뼈이식술(bone grafting)은 뼈의 결손부분의 보충이나 뼈 유합 촉진을 위해 다른 부위에서부터 채취한 뼈를 이식하는 수술이다. 이식 뼈에는 다음과 같은 종류가 있다.

(1) 이종 뼈 이식 (heterogenous bone graft)

동물의 뼈를 탈단백 또는 탈석회하여 사용하는

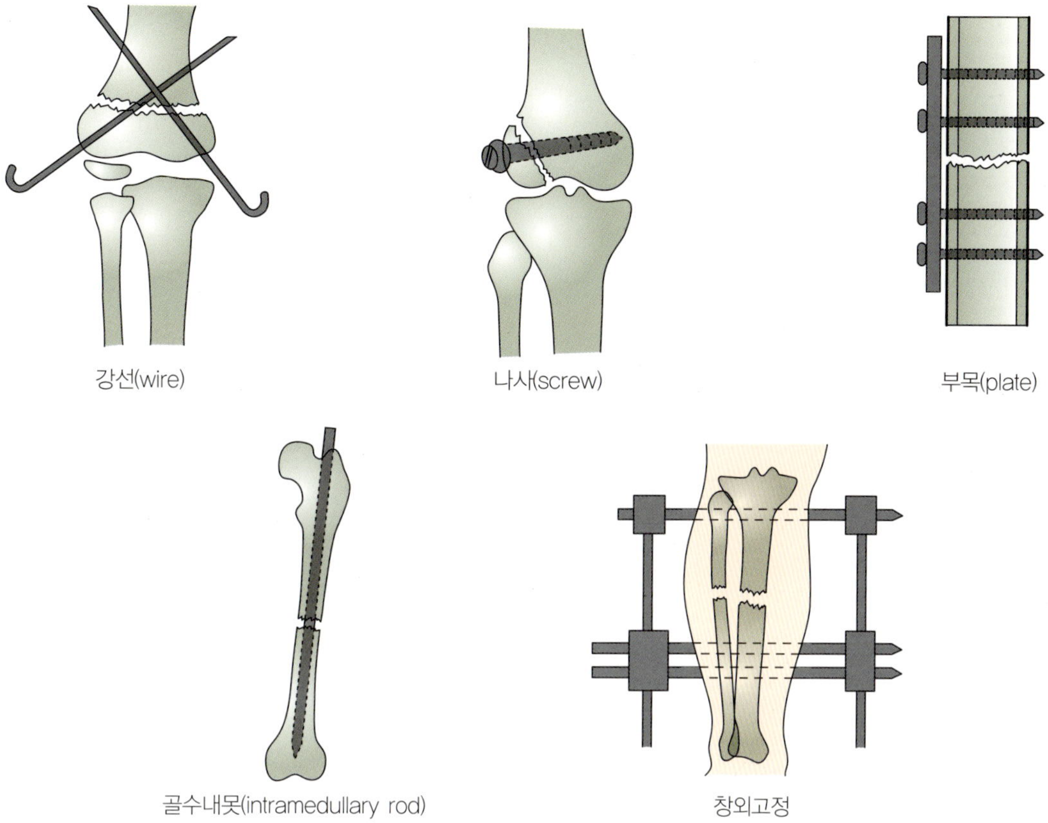

▶그림 16 뼈이음술

것이지만, 임상적으로 문제가 많아 별로 사용되고 있지 않다.

(2) 동종 뼈 이식 (homogeneous bone graft)

인간으로부터 채취한 뼈를 −20∼−80°C로 냉동 보존하여 사용한다.

(3) 자가 뼈 이식 (autogenous bone graft)

임상적으로 흔히 사용되는 뼈 이식이며 자기 자신의 뼈를 채취한다. 이것에는 유리 뼈 이식과 줄기 뼈 이식이 있다.

유리 뼈 이식은 엉덩뼈, 정강뼈, 종아리뼈 등의 뼈를 유리 · 채취함으로써 일반적으로 시행되고 있는 방법이다. 최근에는 미세수술(microsurgery)의 기법으로 혈관자루가 부착된 뼈를 채취하여 이식하는 방법도 채택되고 있다. 줄기 뼈 이식은 혈관, 근육, 인대를 붙인 채로 뼈를 유리하여 근방의 뼈 결손부분에 이식이다.

c 뼈자름술

뼈자름술(osteotomy)은 뼈의 변형이나 불량 자세를 교정할 목적으로 시행된다. 뼈를 절단하는 방법에는 그 목적에 따라 여러 가지 방법이 채택된다.

d 뼈연장술

뼈연장술(limb lengthening)이란뼈 절단부분의 몸쪽과 먼쪽 부분에 핀을 피부를 경유하여 찔러 넣고 어떤 특수한 연장기구를 사용하여 수술 직후부터 매일 1∼2㎜씩 연장하는 것이다. 넙다리뼈나 정강뼈에서 시행된다. 약 10㎝의 연장도 가능하지만 합병증으로서는 혈관 및 신경장애, 관절구축 등을 열거할 수 있다.

e 개방창상의 처치

개방창상의 초기치료에서의 가장 중요한 수술기법의 하나이다. 부상 후 조기, 6~8시간까지[최적기(golden period 또는 golden time)] 세균의 증식은 시작되고 있지 않아 감염은 발생하지 않는 시기라 할 수 있다. 따라서 이 기간 중에 감염의 요인이 되는 창상 내외의 이물질, 괴사조직, 혈종을 제거하면 창상을 일시 폐쇄할 수 있다.

이 개방창상의 처치로서 중요한 기법은 국소의 세정과 브러싱(brushing), 죽은조직제거술(debridement), 창상의 폐쇄의 순서이다. 국소의 세정과 브러싱으로 제거할 수 없었던 좌멸된 피부, 지방·근육조직이나 창상 내에 있는 이물질을 제거하고 신선한 조직까지 제거하는 것이 죽은조직제거술이라는 처치방법이다(➡ 심화학습-3).

6 관절의 수술

a 관절절개술

관절절개술(arthrotomy)은 관절 내에 괴어있는 혈액·고름의 배제, 이물질이나 유리체, 종양의 적출 등의 목적으로 시행된다.

b 윤활막절제술

윤활막절제술(synovectomy)은 윤활막을 적출하는 수술방법이며 윤활막의 일종의 종양이라 일컬어지고 있는 색소성융모결절성윤활막염, 관절류마티스, 결핵성관절염 등에서 시행된다.

> **심화학습**
>
> **③ 죽은조직제거술(debridement)**
>
> 개방창상의 피부의 처치로서 피부의 긴장이 없으면 봉합 폐쇄가 가능하지만 긴장이 심하여 폐쇄가 불가능한 때는 근막절개를 시행하여 창상의 개방을 시행하고, 피부 결손부분에는 분층 피부이식을 시행한다. 창상부분의 조직의 혈행이 양호하다면 유리 피부이식을 시행하는 경우가 있다. 피부결손이 크고 뼈, 신경, 힘줄이 노출되어 있는 경우는 줄기피부판 또는 유리피부판 이식이 시행된다[이 단원 B. 1항 "피부이식"(➡ 49페이지) 참조].

c 관절고정술

관절고정술(arthrodesis)에서는 원래 움직여야 할 부분이 고정되는 것이기 때문에 일상생활에서 불편한 일이 많지만, 연령, 생활양식, 직업을 충분히 고려하여 시행될 필요가 있다. 적응질환으로서는 결핵성이나 화농성 관절염 등이 있다.

d 관절성형술

관절성형술(arthroplasty)은 관절의 통증, 운동제한, 지지성의 불안정 등에 대해서 관절의 기능을 재건하는 수술이다. 종전에, 관절을 성형한 부위에 뼈의 유합이 일어나지 않도록 여러 가지의 중간삽입물을 사이에 넣었으나 수술의 결과는 양호하지 않다. 절구형성부전을 수반하는 변형성엉덩관절증에서는 볼기뼈절구회전뼈자름술이 시행되고, 변형성무릎관절증에서는 고위 정강뼈뼈자름술 등이 시행되며, 관절을 생체역학적으로 정상에 근접시키려고 하는 것이다.

게다가 최근에는 연령이나 직업 등을 고려하여 인공관절성형술(alloarthroplasty)이 한창 시행되고 있다. 이것은 관절의 일부 또는 전부를 인공소재로 치환하고 관절의 기능을 재건하는 방법이다. 생체재료로서 금속, 세라믹, 폴리에틸렌 등이 있다.

관절의 일부를 생체재료로 치환하는 것을 부분치환술 또는 반치환술이라 한다. 엉덩관절에서의 넙다리뼈 목부분의 안쪽골절이나 넙다리뼈머리 괴사에서는 인공뼈머리치환술이 있으며, 그 밖에 어깨관절에서의 위팔뼈머리의 치환술 등이 있다.

관절 전체를 인공소재로 치환하는 방법은 전치환술이라 한다. 엉덩관절 및 무릎관절이 가장 많다. 인공물이라는 것 때문에 많은 문제점이 있어 더 개량할 여지가 있으나 관절의 무통성, 지지성, 가동성이라는 점으로부터 우수한 치료법으로서 인식되고 있다.

7 절단, 분리절단 및 재접착술

팔다리의 일부가 절단 분리된 경우를 절단(amputation)이라 하고 관절에서 절단 분리된 경우를 분리절단(disarticulation)이라 한다[제 18장 "절단 및 분리절단"(➡ 175페이지) 참조]. 또한 완전히 절단된 팔다리를 혈관이나 신경 및 연부조직을 포함하여 접합하는 것을 재접합(replantation)이라 한다.

a 절단, 분리절단

팔다리의 혈행장애(폐색성동맥경화증, 폐색성혈전혈관염, 동맥류, 당뇨병 등), 악성종양(골육종, 연골육종 등), 외상(화상, 동상, 복잡골절 등), 염증(만성골수염, 화농성관절염 등), 신경성 질환(이분척추, 척수 손상 등에 의한 팔다리의 변형이나 난치성 궤양 등) 등에 의해서 절단된다(➡ 심화학습-4).

절단부위의 선택은 원인질환에 따라 다르지만 그 밖에 연령, 성별, 사회적 환경 등을 충분히 검토한 다음에 절단부위를 결정할 필요가 있다. 최근의 의지 제작기술의 진보에 따라 원칙적으로 절단 끝을 가급적 길게 잔존시키는 경향에 있으며 종전의 절단의 가치영역은 축소되어 왔다.

팔의 절단 및 다리의 절단에는 각각 부위에 따라 각각 그 명칭이 있으며 부위에 따라서는 이점과 결점이 존재한다(▶그림 17, 18).

b 재접합술

부상상황은 예리한 날붙이에 의한 절단이고 부위는 손가락의 먼쪽손가락관절보다 중추에서의 절단이 적응이며 재접합 가능한 시간은 상온 하에서 6시간까지, 냉각 하(0~4°C)라면 12~24시간에서 가능하다. 현미경 하에서의 혈관문합, 신경봉합이 이루어진다. 손가락만이 아니라 위팔, 아래팔, 종아리에도 재접합술이 시행된다.

심화학습

④ 절단의 원인별 비율 (1968~1997년의 30년간의 조사)

• **팔 절단자의 원인별 내역**(n = 3,516)

업무상의 사고, 교통사고, 전쟁 등, 외상에 의한 것이 83.7%로서 태반을 차지한다.

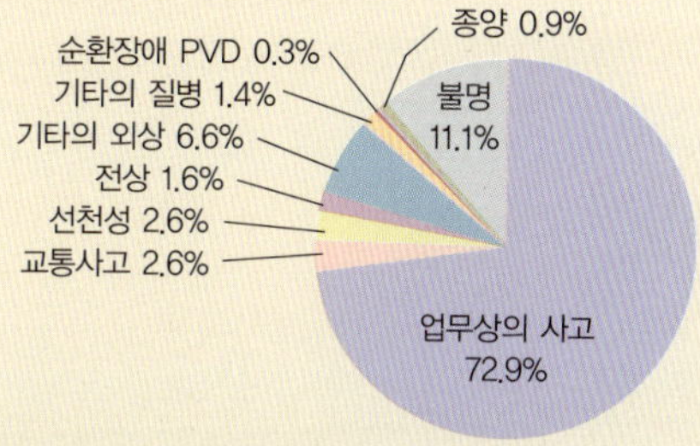

• **다리 절단자의 원인별 내역**(n = 1,514)

업무상의 사고 · 교통사고를 중심으로 하는 외상에 의한 것이 34%, 폐색성동맥경화증, 당뇨병, 버거병(Buerger disease) 등 순환장애에 의한 것이 37%를 차지한다.

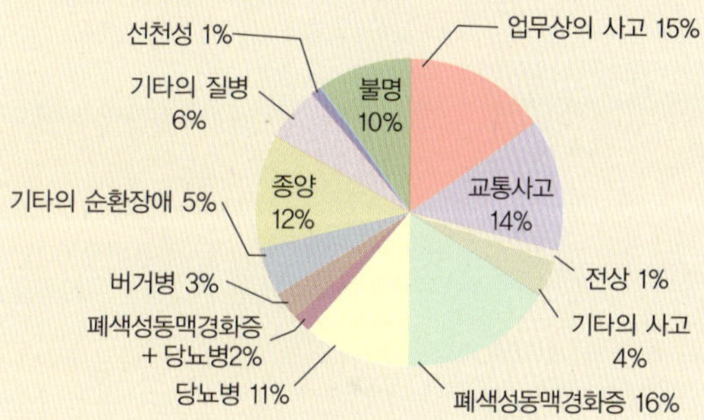

최근에는 외상에 대신하여 동맥경화증, 당뇨병 등 순환장애에 의한 절단의 비율이 현저하게 증가하고 있다.

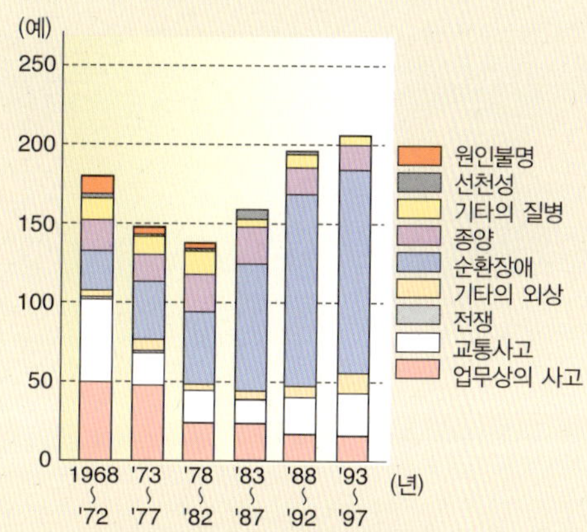

[陳 隆明, 澤村誠志 : 절단자의 현황. 일본정형외과학회, 일본재활의학회(감수) : 의지장구의 체크 포인트, 제7판, p.44, 医學書院, 2007에서부터 일부 변경]

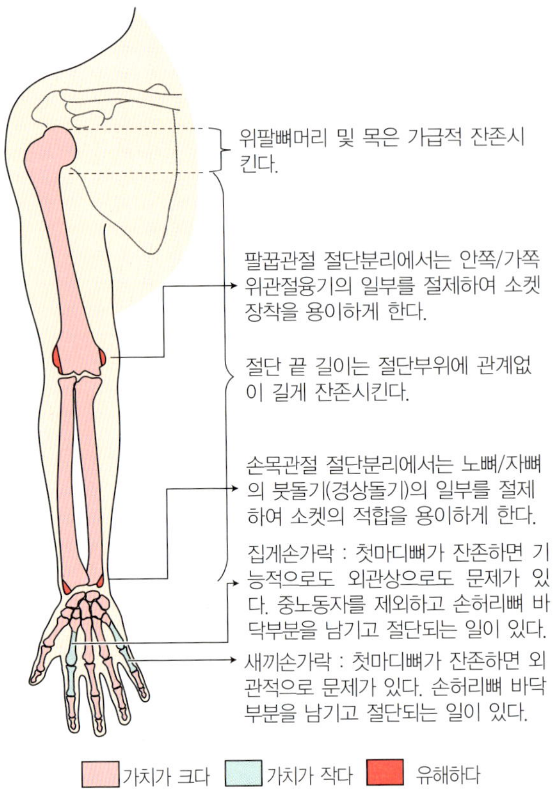

▶그림 17 팔 절단부위의 선택(의수장착의 입장에서)

[陳 隆明, 澤村誠志 : 절단부위의 선택의 일반적 원칙. 일본정형외과학회, 일본재활의학회(감수) : 의지장구의 체크 포인트, 제7판, p.49, 医學書院, 2007에서부터 일부 변경]

C 물리치료 · 작업치료와 관련사항

1. 약물치료의 정보를 얻음으로써 통증이나 염증 등의 증상이 물리치료 · 작업치료를 시행하는 데에 어떠한 영향을 미치는가를 이해하는 것.
2. 석고붕대로 보행시키는 일이 있다는 것을 아는 것.
3. 장구는 고정, 지지, 교정, 하중면제, 보행, 선 자세유지, 견인 장구 등이 있고 그 적응을 이해하는 것.
4. 수술치료는 여러 가지가 있으나 수술방법에 따라 수술 직후부터 부하를 걸어야 하는지 아닌지를 판단해야 한다.
5. 골절의 합병증을 충분히 이해하고 운동치료를 시행하여야 한다.
6. 절단부위에서의 구축의 차이를 이해하고 운동치료를 시행하여야 한다.

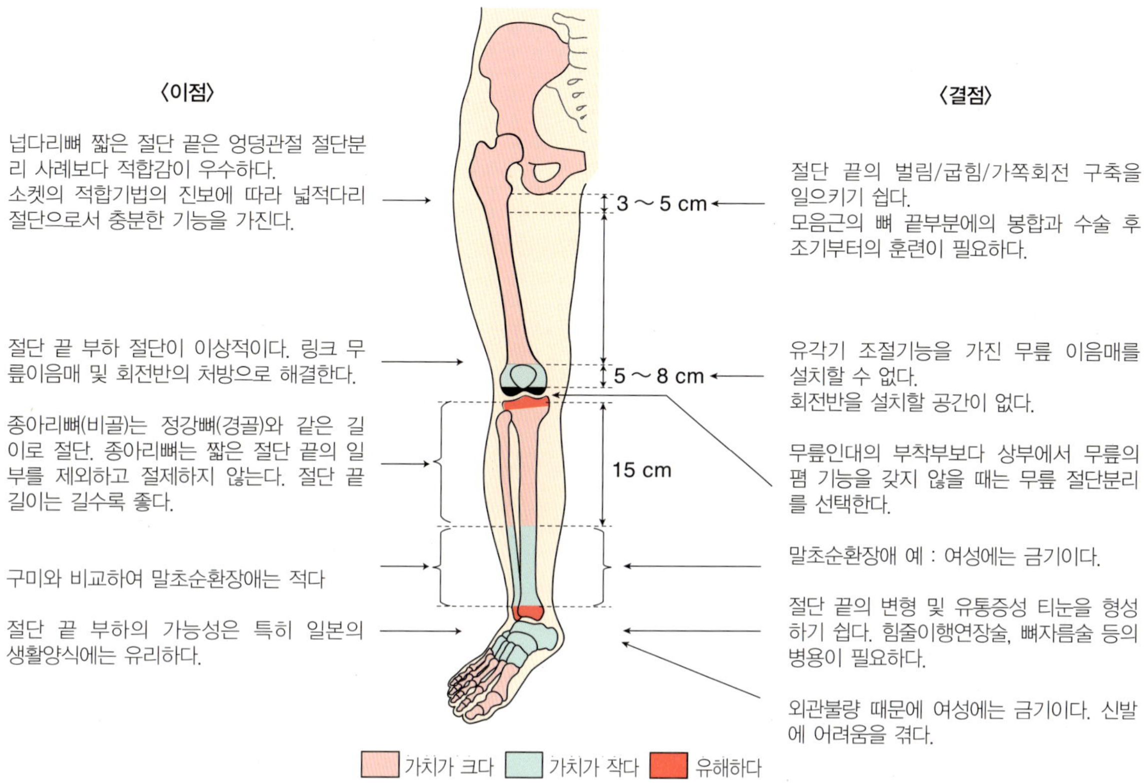

▶그림 18 다리 절단부위의 선택(의족장착의 입장에서)

[陳 隆明, 澤村誠志 : 절단부위의 선택의 일반적 원칙. 일본정형외과학회, 일본재활의학회(감수) : 의지장구의 체크 포인트, 제7판, p.49, 医學書院, 2007에서부터 일부 변경]

복습의 요점

- 장구는 어떠한 목적으로 장착하는가, 그 기본을 안다.
- 어떠한 목적으로 어떠한 수술이 이루어지는지를 설명하시오.

정형외과 질병론

제 4 장

염증성 질환

학습목표

- 염증성 질환을 감염성과 비감염성으로 분류하고 그 대표적인 질환에 대해서 학습한다.
- 정형외과에서의 교원병을 이해한다.

A 감염증(연부조직 · 뼈 · 관절)

1 연부조직 감염증

a 괴사근막염

근막과 피하지방조직의 감염증을 괴사근막염(necrotizing fasciitis)이라 부르고 감염이 근막을 따라서 급속히 확대하여 광범위한 괴사와 독소성 쇼크에 의해서 사망하는 일이 있다. 당뇨병환자 등의 이감염성 숙주에 발생하기 쉬우며, 다리에 많고 기인균은 황색포도구균, A군 용혈성연쇄구균, 혐기성용혈성연쇄구균 등이 있으나 혼합감염인 경우도 있다. 어떤 기인균(극증형 A군 β 용혈성연쇄구균)에서는 돌발적으로 발병하고 급격한 패혈증성 쇼크나 다장기부전을 일으킨다.

b 가스괴저

중증의 연부조직 감염증에서 가스를 발생하는 것의 총칭을 가스괴저(gas gangrene)이라 한다. 기인균은 혐기성 균인 클로스트리듐 등이고 토양으로 오염된 창상에서부터 발생하는 것과 외상과는 관계없이 대장균이나 혐기성연쇄구균 등에 의해서도 발생한다(➡ 심화학습-1). 치료는 즉각 괴사조직의 죽은 조직제거술을 시행한다. 창상부분의 폐쇄는 시행하지 않고 개방창상으로서 처치한다. 또한 클로스트리듐성에 대해서는 더 고압산소치료를 시행한다. 구명을 위해 부득이 절단하게 되는 경우가 있다.

c 파상풍

진흙에 오염된 창상에 토양 중에 존재하는 파상풍균이 감염하면 파상풍(tetanus)이 된다. 잠복기는 3~21일이고 신경독인 테타노스파스민(tetanospamin)을 생산함으로써 신경의 흥분을 지속적으로 야기하여 입을 벌릴 수 없는 것으로 발병하는 경우가 많으며 이어서 경련미소(risus sardonicus), 활모양

심화학습

❶ 가스괴저의 기인균

기인균은 클로스트리듐성과 비클로스트리듐성으로 나뉘고 전자의 기인균에 의한 가스괴저의 증상은 격렬하며 6시간~2일의 잠복기간 후 통증, 종창, 창상부위로부터의 장액성 · 출혈성 삼출이 관찰되고 강력한 부패 냄새를 일으킨다. 진행되면 2차성 쇼크 상태가 되고 순환부전, 그리고 근육괴사에 의한 미오글로빈혈증 때문에 콩팥기능상실(신부전)로 사망하게 된다. 후자에 의한 기인균에 의한 소견은 통상의 봉소염과 유사하여 국소의 발적이나 종창이 있고 진행도 느리지만, 진행된 사례에서는 예후가 불량하다.

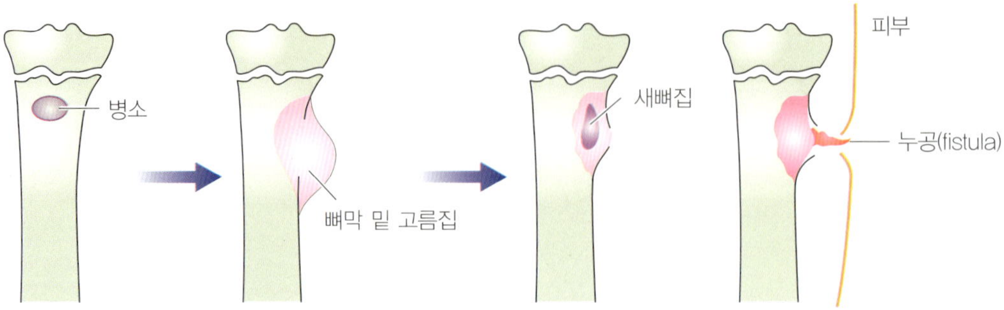

▶그림 1 급성화농성골수염의 경과

강직(후궁반장, opisthotonus) 등의 특징이 있고 가벼운 자극에 의해서 격렬한 통증을 수반하는 강직성 경련이 유발된다. 경련발작이 빈발하면 호흡장애를 수반한다. 치료로서 창상의 세정, 오염물질의 제거를 시행하는데 절단이 필요한 경우가 있다. 항파상풍인간면역글로불린의 투여 등을 시행하고, 자극이 적도록 방을 어둡게 하거나 소리를 차단하는 것이 바람직하다. 예방으로서 파상풍 변성독소(toxoid)의 근육주사를 시행한다.

2 급성화농성골수염

급성화농성골수염(acute pyogenic osteomyelitis)은 뼈의 비특이성 염증이며 발병형식은 혈행성 감염(혈행성화농성골수염), 개방창상에서부터의 직접 감염, 인근의 화농병소로부터의 감염 등으로부터 일어난다.

a 병태상

대부분은 혈행성화농성골수염이며 상기도, 편도, 비인강의 화농병소로부터 균이 혈행성으로 뼈에 도달하여 일어나는 것이고 주로 소아가 이환한다. 일반적으로 긴뼈에 많이 발병하고 납작뼈나 짧은뼈에서는 드물다. 소아의 호발부위는 성인과 달리 뼈몸통끝(metaphysis)이며, 이 부위는 혈류의 정체가 두드러지고 균이 괴어 증식하기 쉽다고 한다. 성인에서는 뼈끝 연골은 소실하여 있고 골수의 어느 부위에서도 일어날 수 있다.

뼈몸통끝부분의 초발병소는 골수공간에서 확대하여 하버스관(haversian canal)을 지나서 뼈 겉질을 파괴하고 뼈막 밑에 뼈막 밑 고름집(abscess)을 형성한다. 뼈는 염증에 의해서 파괴되고 주위로부터 격리되어 괴사에 이른 뼈는 부골(sequestrum)이라 불린다. 부골의 주위에는 뼈막에서부터 뼈의 신생이 일어나서 이것을 에워싸고 새뼈집(involucrum)을 형성한다. 뼈막 밑 고름집이 뼈막을 천공하면 고름은 근육사이를 지나 피부 밑에 도달하여 외계로 찢고 누공(fistula)을 형성한다(▶그림 1). 엉덩관절과 같이 뼈몸통 끝부분이 관절주머니 안에 있는 경우는 균이 관절 안으로 파급되는 경우가 있어 화농성관절염이 일어난다.

기인균으로서는 황색포도구균이 가장 많고 기타, 개방창상으로부터의 직접 감염에서는 대장균이나 녹농균 등의 그람(Gram) 음성균 등이 검출된다.

b 증상

전신권태감, 발열 등의 전신증상이 인지되지만 때로는 유아나 신생아에서는 이들의 전신증상이 결여되는 경우가 있다. 국소증상으로서는 통증, 열감, 발적, 종창이 관찰되지만, 성인에서는 통증 이외에 전형적인 국소소견은 관찰되지 않는 경우도 있다. 혈액검사에서는 적혈구침강속도 수치 및 CRP수치의 항진, 백혈구의 증가가 관찰된다. X선 영상에서는 초기에는 뼈의 위축, 뼈잔기둥의 흐트러짐 등의 소견이 있고 염증이 진행되면 뼈의 흡수, 뼈의 파괴, 부골, 경화증상이 인지된다.

3 만성화농성골수염

만성화농성골수염(chronic pyogenic osteomyelitis)의 대부분은 급성화농성골수염에서부터 만성화한 것이며 일단 만성화하면 악화와 완화를 반복하고 세균배양에서는 음성인 경우도 적지 않다.

a 병태상

부골, 새뼈집, 비정상적인 뼈의 형성 및 병적인 육아의 형성이며 국소에 고름집이나 누공을 형성한다. X선 영상에서는 뼈의 위축영상, 경화영상, 뼈막반응이 인지된다.

b 증상

누공의 형성이 있고 부골이나 이물질이 존재가 의심된다. 누공에서부터 만성적으로 고름이 배출되어 용이하게 폐쇄되기 어렵지만 드물게 일시적으로 폐쇄되는 경우도 있다. 누공이 오랜 세월에 걸쳐서 존재하면 누공부분에 편평상피암을 병발하기 쉽다. 소아의 경우 뼈끝 연골이 파괴되면 성장종료 후에 환부 팔다리의 단축이 관찰된다. 또한 장시간의 안정에 의해서 관절구축이나 관절에까지 미친 화농성관절염에서는 강직이 일어난다. 그리고 뼈의 파괴가 현저한 경우는 병적골절을 일으키는 경우가 있다.

4 화농성골수염의 치료

a 국소의 안정

국소를 안정시키는 것은 염증성 질환에 있어서 중요한 일이다. 석고붕대나 부목 등을 사용하여 환부 팔다리를 고정한다.

b 항균제의 투여

기인균이 확인되고 감수성이 판명되면 그것에 따라서 투여하여야 하지만, 감수성의 추이에 따라 적절히 변경한다.

c 수술치료

급성화농성골수염에서는 배농을 하기 위해 피하 절개를 시행하고 거듭 뼈의 창을 만들어 골수 내의 고름을 배출한다. 그러나 소아에서는 비수술적 치료가 원칙이다. 만성화농성골수염에서는 병소의 소파를 시행하고 그리고 부골이 존재하면 그 적출을 시행한다. 소파를 시행한 부분의 죽은공간(사강)에는 근육이나 뼈 등을 보전한다. 또한 일시 폐쇄한 후, 병소를 소파한 부분의 창상부분의 세정과 항균제의 국소투여를 위해서 폐쇄식 지속세정을 시행한다.

5 뼈관절결핵

결핵성 질환의 격감에 의해서 뼈관절결핵(tuberculosis of bone and joint)도 드물어졌으나 간과해서는 안 되는 질환이다. 고령자에 발병하는 일이 대부분이다. 병원균은 결핵균이며 허파에서부터 혈행성으로 뼈에 부착하여 발병한다. 호발부위는 척추에 가장 많고, 이어서 엉덩관절, 무릎관절이다. 국소의 통증, 운동통증과 관절가동범위 제한이 인지되지만, 미열, 식욕부진, 적혈구침강속도 항진 등의 전신증상이 없는 경우도 자주 있다.

과절결핵(tuberculous arthritis)에는 윤활막결핵으로서 일어나는 윤활막형과 주로 육아형성이 관찰되는 육아형이 존재한다. 무릎관절결핵의 80%는 유활막형이다. X선 소견에서는 관절틈새의 협소화, 관절면의 불선명, 불규칙화, 뼈 파괴가 인지된다.

치료로서는 항결핵 약제의 투여 하에서 병소 절제(dissection), 관절고정술, 윤활막절제술, 척추고정술이 시행된다.

B 비감염성 관절질환

1 관절류마티스

관절류마티스(rheumatoid arthritis; RA)는 다발성의 비화농성 관절염을 주된 증상으로 하는 원인불명의 전신질환(systemic disease)이다. 이환하는 관절은 손이나 발의 작은 관절에서부터 어깨, 팔꿈치, 무릎관절 등의 큰 관절까지에 미치고 종창, 통증, 운동통증이나 관절가동범위 제한이 주된 증상이다. 처음에는 윤활막염이지만 완화와 악화를 반복하고 연골이나 뼈가 파괴되어 차츰 관절의 변형과 기능장애를 초래한다.

일본의 유병률은 전체 인구에 대해서 0.3%라 일컬어지고 있으며 호발연령은 20~40세대, 성별에서는 여성이 남성의 5배로 압도적으로 많다. 온도나 습도에 영향을 받기 쉬우며 지역차이도 있다고 일컬어진다.

a 병인

염증을 일으키는 원인은 아직 불명이지만, 자기면역질환이라 일컬어지고 있다. 면역이상을 일으키는 기인으로서는 어떤 종류의 세균이나 바이러스가 주목되고 있다. 또한 유전적 요인도 관여하고 있다고 생각되고 있다.

b 병태생리

염증은 윤활막에서 시작되고 융모 모양의 윤활막 증식, 림프구나 형질세포의 침윤, 피브리노이드의 석출이 관찰된다. 마침내 이들의 염증성 육아조직을 형성하고 관절연골의 표면의 침식과 골수 내에 침윤한다. 관절연골 표면의 가장자리에 육아가 미친 것을 파누스(pannus)라 부르고 관절연골을 파괴한다.

이환부위는 손가락의 PIP관절(proximal interphalangeal joint; 몸쪽손가락사이관절) 또는 MCP 관절(metacarpophalangeal joint ; 손허리손가락관절), 손목관절에 처음 발생하는 일이 많지만 무릎관절이나 팔꿉관절 등의 관절에서부터 시작되는 일도 있다. 또한 이환 관절은 양쪽성, 좌우대칭성으로 증상이 나타나는 것에 특징이 있다(➡ 심화학습-2).

증후로서는 아침의 뻣뻣해짐(morning stiffness)이며 손가락관절에서 시작하여 전신 관절에 관찰된다. 관절은 통증, 종창, 발적, 열감을 초래하고 더 진행하면 관절주머니의 이완 또는 파괴 때문에 관절 불안정성이 출현하거나, 반대로 관절의 구축 및 강직이 발생한다. 관절 끝의 뼈 결손이 발생하여 관절의 동요성이 현저해지는 RA를 절단 류마티스 관절염(RA mutilans)이라 부른다.

게다가 RA에서는 손가락 및 발가락에 특유한 변형을 초래한다. 예컨대 손가락에서는,

- MCP관절이 자쪽으로 굽는 자쪽 편위(unlar deviation)
- PIP관절이 젖혀지고 DIP관절(distal interphalangeal joint : 먼쪽손가락사이관절)이 굽는 백조목 변형(swan-neck deformity)
- PIP관절이 굽고 DIP관절이 젖혀진 단추구멍 변형(button hole deformity 또는 boutonnière deformity)

심화학습

❷ 일어나기 쉬운 관절의 구축 · 변형

- 턱관절 : 구축
- 고리중쇠관절 : 탈구
- 어깨관절 : 위쪽 부분탈구, 구축
- 팔꿉관절 : 굽힘구축
- 손목관절 : 바닥쪽으로의 부분탈구, 손목관절 강직
- 손허리손가락관절 : 자쪽편위변형, 바닥쪽으로의 부분탈구
- 손가락관절 : 백조목 변형, 단추구멍 변형, 동요관절, 폄근힘줄 파열
- 엉덩관절 : 굽힘구축, 넙다리뼈머리 파괴
- 무릎관절 : 동요관절, 굽힘구축, 엉덩뼈 뒤쪽 부분탈구
- 발목관절 : 뼈 파괴
- 중간발부분 : 발목뼈 파괴, 편평발, 발목관절 강직
- 앞발부분 : 엄지발가락가쪽휨, 망치발가락, 종아리쪽 편위

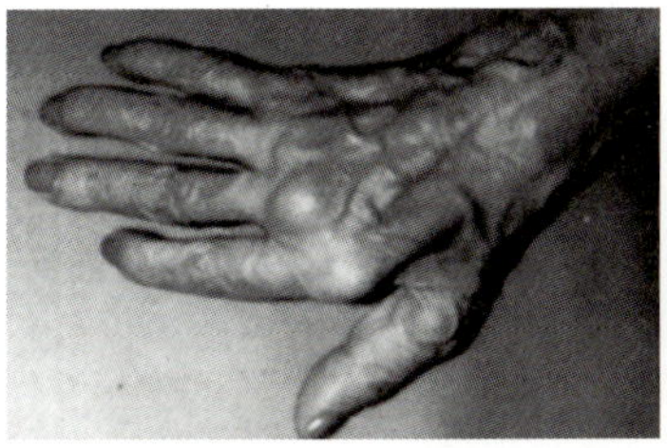

손가락의 자쪽 편위

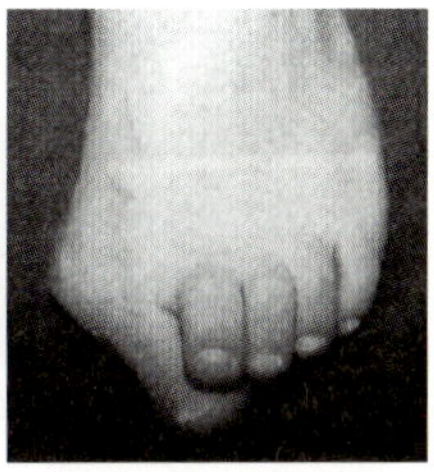

엄지발가락가쪽휨

▶그림 2 RA에 의한 변형

발가락에서는,

- 엄지발가락가쪽휨(hallux valgus)
- 망치발가락(hammer toe)

등의 변형이 관찰된다(▶그림 2).

이들 관절의 소견만이 아니라 관절 밖의 증후가 있으며 발열, 빈혈, 힘줄윤활막염(tenosynovitis), 류마티스결절(rheumatoid nodule), 아밀로이드증(amyloidosis) 등이 관찰된다.

c 진단

미국류마티스학회(American College of Rheumatology ; ACR)의 진단기준이 일반적으로 사용되고 있다(▶표 1). 관절병변의 진행정도를 Stage 분류(▶표 2)로 나타내고 기능장애의 정도를 Class 분류로 나타낸다(▶표 3). 류마티스 염증의 활동성을 나타내는 지표로서는 란스버리(Lansbury) 활동지표가 사용된다(▶그림 3).

▶표 1 RA의 진단기준 [미국류마티스학회 : 1987년 개정에 따름]

항목	정의
1. 아침의 뻣뻣함	아침의 뻣뻣함이 적어도 1시간 이상 지속할 것
2. 3관절 영역 이상의 관절염	적어도 3개의 관절영역에서 연부조직의 종창 또는 관절액의 괴임을 의사가 확인할 것(관절영역이란 좌우의 PIP관절, MCP관절, 손목관절, 엉덩관절, 무릎관절, 발목관절, MTP관절의 전부이고 14개소이다).
3. 손의 관절염	손목관절, MCP관절 또는 PIP관절의 적어도 1개소의 관절영역에 종창이 있을 것.
4. 대칭성 관절염	대칭성으로 관절염이 동시에 인지될 것(PIP, MCP, MTP관절영역에서는 완전히 좌우 대칭이 아니라도 된다).
5. 류마토이드결절	뼈가 돌출한 부분 또는 관절주위의 폄쪽에 관찰되는 피하결절을 의사가 확인할 것.
6. 혈청 류마토이드인자	어느 방법이라도 좋지만 정상 대조군이 5% 이하의 양성률을 나타내는 방법으로 비정상 수치를 나타낼 것.
7. X선 영상의 변화	손목관절 또는 손가락의 X선 앞뒤영상에서 RA에 전형적인 변화를 나타낼 것. 즉 관절 또는 그 주위에 미란(erosion) 또는 국한성의 뼈 위축이 인지될 것(변형성관절증 모양의 변화만으로는 불충분하다).

※ 적어도 4항목을 충족하는 증상사례를 RA로 한다. 또한 항목 1에서부터 4까지는 적어도 6주일 이상 지속하고 있을 것.

▶표 2 진행정도에 따른 분류[미국류마티스학회에 따름]

진행도 (stage)	X선 소견	근육위축	관절 밖의 이완(결절)	관절변형	강직
I	파괴영상 없음. 때로는 뼈의 위축	없음	없음	없음	없음
II	뼈 위축, 뼈나 연골의 가벼운 파괴가 때로는 존재	관절의 부근	있어도 된다	없음	없음
III	뼈 위축, 뼈나 연골의 파괴영상	광범위	있어도 된다	부분탈구, 자쪽편위, 젖힘	없음
IV	III + 골성 강직	광범위	있어도 된다	III과 같음	섬유성 또는 골성강직

▶표 3 RA의 기능장애의 분류 [미국류마티스학회에 따름]

Class Ⅰ	신체기능은 완전하고 부자유 없이 보통의 일을 전부 할 수 있다.
Class Ⅱ	동작 때에 1개소 또는 그 이상의 관절에 고통이 있거나 또는 운동제한이 있어도 보통의 활동이라면 어떻게든 할 수 있는 정도의 기능
Class Ⅲ	보통의 일이라든가, 자기의 신변의 일을 극히 약간 할 수 있거나, 거의 할 수 없을 정도의 기능
Class Ⅳ	자리보전 또는 휠체어에 앉아 있을 뿐이고 신변의 일은 거의 또는 전혀 할 수 없을 정도의 기능

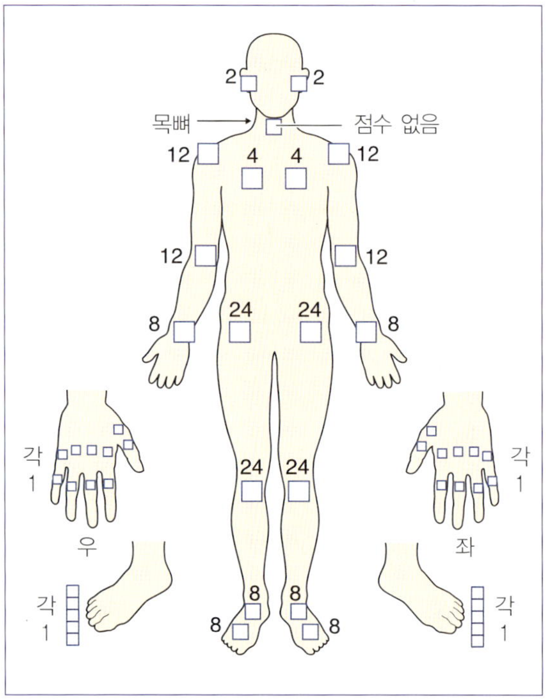

▶그림 3 Lansbury 활동지수
통증이 있는 관절에는 × 표시를 하고 종창이 있는 관절에는 ○ 표시를 한다. Lansbury의 원저에서는 관절의 압통 또는 운동통증을 "관절염증 있음"이라 판단하여 점수화하고 있다.

X선 소견에서는 초기에는 관절주변의 뼈 위축, 진행 때에는 관절틈새의 협소화, 관절면 파괴, 부분탈구, 말기에서는 관절의 변형과 골성 강직이 관찰된다. 상위목뼈에서는 고리중쇠관절(환축관절) 탈구가 인지되고 이것은 고리중쇠관절이 윤활관절(활막관절)이기 때문이다.

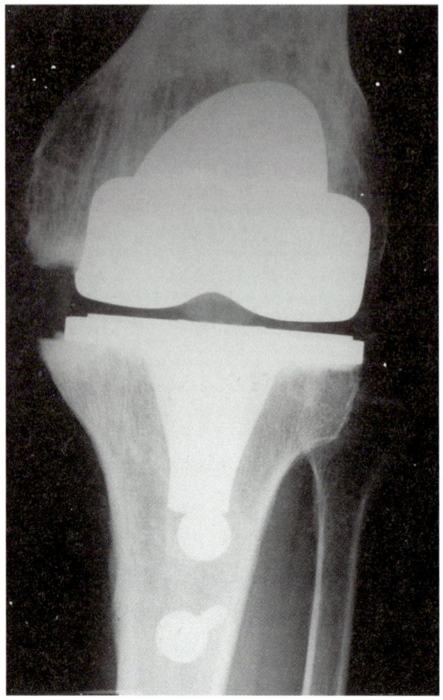

▶그림 4 RA에 의한 무릎관절의 인공관절전치환술 사례

검사소견에서는 적혈구침강속도의 항진, CRP의 상승, 류마토이드인자(rheumatoid factor; RF)의 양성이다.

d 치료

원인이 불명이기 때문에 치료는 주로 대증요법에 의존하지 않을 수 없다. 주된 치료방법은 약물치료, 외과적 치료 및 재활치료이다.

약물치료는 진통, 종창의 경감을 목적으로 비스테로이드성항염증약제(nonsteroidal antiinflammatory drugs; NSAIDs)를 투약한다. 항류마티스약제로서 금 치료(gold therapy), D-페니실라민 등의 완화도입약제의 투여, 그리고 스테로이드제제의 소량 내복투여나 펄스요법(pulse therapy) 등이 시행된다. 최근에는 면역억제제로서 메토트렉세이트(methotrexate), 아자티오프린(azathioprine), 시클로포스파미드(cyclophosphamide)가 사용된다.

외과적 치료로서는 윤활막절제술, 관절성형술, 관절고정술, 인공관절전치환술(▶그림 4) 등이 시행된다. 재활에서는 온열 등의 물리적 인자에 의한 치료(physical agent modalities)로 통증을 완화하고 그 후, 근력강화훈련이나 관절가동범위훈련, 막대체조, 이 밖에 일상생활활동(ADL) 등의 훈련을 시행한다. 또한 변형방지에는 부목(splint) [제3장의 그림 2(➡45페이지) 참조], 능력 장애에 대해서는 보조기구 등의 처방이 필요하게 된다.

2 류마티스성척추염

호발부위는 상위~하위목뼈이다. 관절류마티스의 Stage Ⅲ 또는 Ⅳ의 50~80%에 관찰되고 호발부위는 고리중쇠관절에서의 장애가 가장 많다. 고리가로인대(환추횡인대)가 이완하고 고리중쇠관절 부분탈구(atlantoaxial subluxation)가 일어난다.

증상은 뒤통수 및 목덜미 통증이나 목의 가동범위 제한, 목의 알력음, 때로는 탈구가 중증인 경우는 척수의 압박증상이나 숨뇌(연수) 압박 등의 중증의 증상이 일어난다. 중·하위목뼈에서는 앞·뒤 방향의 미끄러짐이나 변형이 일어나고 신경뿌리의 압박증상이 출현하는 일이 있다.

보존치료에서는 목뼈 칼라의 장착, 척수나 신경뿌리의 압박증상이 관찰되고 예후 불량이라 판단되면 압력제거·척추고정술이 시행된다.

3 소아류마티스관절염

16세미만의 소아에 발병하는 관절류마티스를 소아류마티스관절염(juvenile rheumatoid arthritis: JRA)이라 한다. 호발부위는 목뼈, 턱관절, 손목관절, 엉덩관절이다. 뼈끝연골도 침범되기 쉽고 성장장애나 변형을 남기는 일이 많다.

JRA는 발병의 병형에 따라 전신형[스틸병(Still disease)], 다관절염형, 소관절염형의 세 가지로 나눌 수 있다. 류마토이드인자는 전신형이나 소관절염형에서는 음성이고 다관절염형에서는 양성으로 나타나는 경우가 있다.

전신형에서는 피진, 림프절 종창, 비종, 간종, 심막염 등의 전신증상을 수반하고 이환 관절은 비대칭성이고 큰 관절이 침범되기 쉽다. 다관절염형은 성인의 RA와 유사하다. 소관절염형은 만성의 홍채모양체염이 20%에 인지되고 실명하는 일이 있다. 예후는 성인의 RA보다 나쁘다.

4 강직척추염

강직척추염(ankylosing spondylitis)은 척추와 엉치엉덩관절이 침범되는 질환이고 RA와의 연관성이 시사되었으나 류마토이드인자는 음성이다. 유병률은 전체인구의 0.04%이고 가족 내 발생이 높은 비율로 관찰되며, 호발연령은 20세대이고 남녀비율은 9 : 1로서 남성에 많다.

초기증상은 엉덩관절, 무릎관절, 어깨관절 등의 큰 관절에 관절통이나 관절염이 발생하고, 이들의 관절염은 진행이 느리고 서서히 강직으로 되어간다. 또한 척추에서는 허리통증, 등의 통증, 궁둥신경통 모양의 통증, 허리부분의 운동제한이 있다. 이 밖에 홍채모양체염이나 포도막염, 대동맥판막부전이 드물게 합병한다.

X선 영상에서는 특이적으로 엉치엉덩관절의 염증성 강직과 척추의 인대 뼈 형성이 관찰된다.

C 염증성 질환 각론

1 감염성 질환

a 화농성어깨관절염

스테로이드제제 등을 봉우리밑 윤활주머니에 주입할 때에 균이 들어가 화농성어깨관절염이 일어나는 경우가 있다. 열감이나 통증이 관찰되지만, 국소

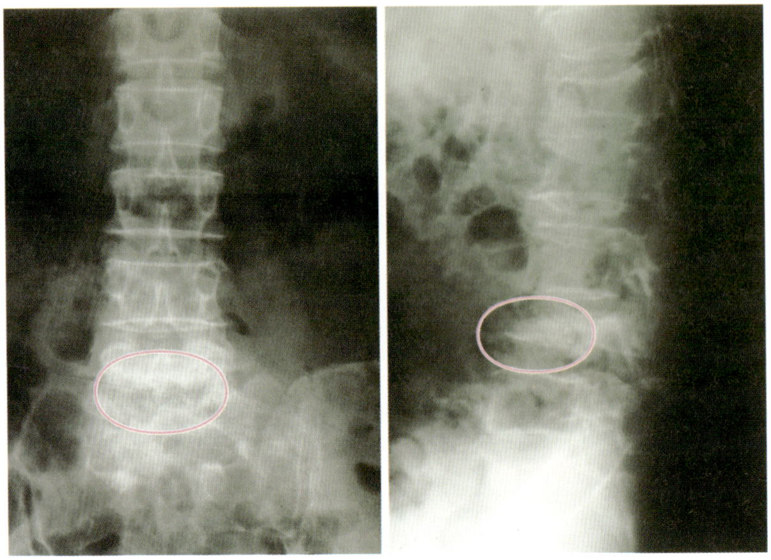

▶그림 5 화농성척추염
A : X선 영상에 의한 공간 협소화, B : 척추뼈몸통 종판의 침식영상

소견이 부족한 일이 많다. 관절을 절개하여 지속 세정을 시행한다.

b 손의 감염성 질환

(1) 손톱주위염(paronychia)

손톱 가장자리나 손톱 옆에 감염이 발생하여 고름집(농양)을 형성한다. 염증의 초기에는 항균제 투여나 국소의 안정으로 치유하지만, 고름집 형성이 명백해지면 손톱바닥을 손상하지 않도록 절개하거나 손톱부분의 절제를 시행한다.

(2) 급성화농성손가락굽힘근힘줄 힘줄집염

2차적으로 손바닥쪽의 피하 고름집 등에서부터 파급하고 손가락의 미만성 종창, 손가락관절의 가벼운 굽힘구축, 손가락을 펼 때의 격렬한 통증, 압통의 증상이 발생한다.

(3) 결핵성힘줄집염

호발부위는 굽힘근힘줄 힘줄집이다. 힘줄집의 종창은 조롱박 형태의 외관을 나타내지만, 이것은 굽힘근지지띠(굴근지대)로 압박되기 때문이다. 병변의 진행에 따라 힘줄 파열이 발생한다. 항결핵약제의 투여와 결핵성 육아조직과 윤활막성 힘줄집을 완전히 절제하고 변성된 힘줄은 적출하여 유리힘줄이식을 시행한다.

c 척추의 감염성 질환

(1) 화농성척추염

기인균은 포도구균이 가장 많다. 최근에는 항균제의 남용에 의해서 포도구균이 다재내성이 된 것에 메티실린내성황색포도구균(methicillin-resistant Staphylococcus aureus; MRSA)에 의한 것이 있으며 독성은 약하지만 난치성과 중증성에 의해서 문제가 되고 있다. 대부분은 혈행성으로 감염하지만, 척추원반 조영이나 수술에 의해서 직접 감염하는 경우가 있다.

초발증상은 발열과 목뼈인 경우는 목부위 통증과 목뼈운동제한, 등뼈 및 허리뼈인 경우는 등허리 통증이다. X선 영상에서는 공간 협소와 척추뼈몸통 종판의 침식영상이 관찰된다(▶그림 5).

항균제의 투여와 안정, 장구고정 등의 보존적 치료에 의해서, 목뼈에서는 4~6개월에서 척추뼈몸통 사이의 유합이 일어나 치유한다. 등뼈 · 허리뼈에서는 항균제의 투여 하에 병소절제와 뼈 이식을 시행

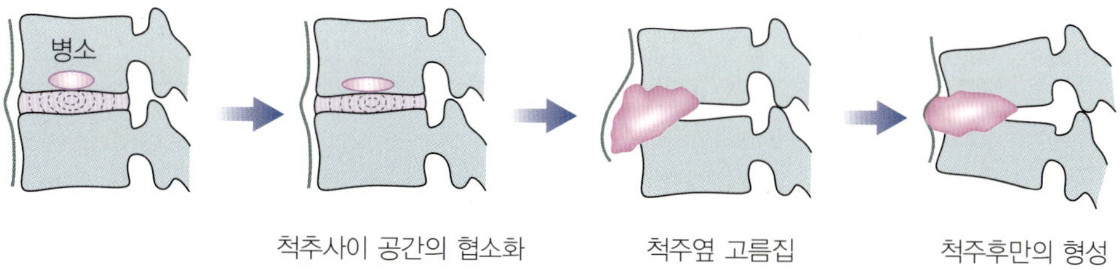

▶그림 6 결핵성척추염의 경과

하는 것이 일반적이다. 운동치료는 적혈구침강속도 수치, CRP, 백혈구 등의 염증소견을 기준으로 시행하는 것이 바람직하다.

(2) 결핵성척추염

뼈관절 결핵의 태반은 결핵성척추염이다. 호발부위는 등뼈 및 허리뼈이며 목뼈에서는 드물다. 혈행성으로 척추뼈몸통에 이행한 결핵균은 연골판 밑 뼈층에서 병소를 형성하고 그것으로부터 결핵성 육아를 만들며 육아조직은 마침내 건락변성이 되고, 그것이 괴사가 되어 결핵성 고름집을 만든다(▶그림 6). 이것을 저온고름집(cold abscess)이라 부른다. 고름집은 허리뼈 부분인 경우 엉덩허리근 내에 도달한다. 이것을 유주 고름집(gravitation abscess)이라 한다. 척주관에는 육아조직, 건락, 고름집이 미치면 척수를 압박하여 척수마비가 일어난다. 척추뼈몸통이 서로 유합하면 척주 후만 변형을 나타낸다. 소아기에 발병한 경우, 척주후만(kyphosis), 저온고름집, 척수마비(paraplegia)의 포트(Pott)의 3징후가 일어난다.

국소안정과 약물치료, 또는 병소를 절제하여 뼈를 이식하는 치료법이 있다.

d 급성화농성엉덩관절염

주로 넙다리뼈 목부분의 골수염에 의해서 파급하여 일어난다. 호발연령은 생후 1개월 이내의 신생아이다. 고름이 괴는 것에 의해서 관절주머니의 확대, 뼈머리, 절구(관골구)의 파괴로부터 병적 탈구가 일어난다. 엉덩관절의 가동범위 제한과 종창이 관찰된다. 항균제 투여와 탈구방지를 위하여 견인을 필요로 하고, 그리고 고름의 소실이 관찰되지 않는 경우는 배농(고름 배출)을 위해 절개를 필요로 한다.

e 결핵성엉덩관절염

엉덩관절 주위의 뼈 결핵에 의해서 발생하고 호발연령은 소아기이다. 초기에는 통증은 가볍지만 파행이 인지되고, 가동범위 제한도 관찰된다. 진전기가 되면 통증도 심해지고 고름집이 생긴다. 관절 가동범위 제한은 특히, 굽힘, 모음, 안쪽회전 구축이 두드러지고 겉보기에 다리의 단축이 인지된다. 항결핵약제의 투여와 벌림 위치 견인 또는 석고붕대 고정을 시행한다. 대부분은 섬유성 강직을 일으키고 재발을 반복하기 때문에 부득이 고정술을 시행하게 된다.

f 화농성무릎관절염

감염경로로서 혈행성에 의한 것과 관절천자 등에 수반하는 국소감염이 있다. 전자는 유아에 많다. 무릎에 종창과 열감, 통증이 인지된다. 관절천자에서는 혼탁한 관절액이 관찰된다. 조기에 배농과 세정, 염증 윤활막의 절제를 시행하고 흡인 튜브로 지속적 배액과 항균제의 주입을 시행한다. 가급적 이른 시기부터 관절가동범위훈련과 근력강화운동을 시행할 필요가 있다.

2 비감염성 질환

a 어깨관절주위염(오십견), 굳은어깨

어깨관절주위염(adhesive capsulitis 또는 periarthritis scapulohumeralis)은 관절주머니 윤활막의 만성 염증이며 어깨위팔관절의 가동범위 제한을 초래하는 것이다. 동결견(frozen shoulder)이라고도 불리고 있다.

주된 병변은 가시위근힘줄(극상근건)과 관절주위의 윤활주머니, 특히 봉우리밑 윤활주머니와 어깨세모근밑 윤활주머니라 일컬어진다. 가시위근힘줄의 큰결절 부착부분에 자주 석회 침착이 관찰되는 일이 있다.

호발연령은 40~60세대에 많으며 유발요인이 분명치 않고 서서히 어깨부위의 통증과 가동범위 제한을 초래한다. 통증은 한랭 시나 야간에 심하고 밤중에 통증 때문에 잠이 깨는 것이 특징이라 할 수 있다. 또한 통증은 아래팔, 손, 목으로 방산한다. 어깨관절의 가동범위는 온갖 방향으로 제한된다. 일상생활상의 장애는 머리를 묶는 동작이나 허리띠를 매는 동작이다.

급성기에서는 진통제의 투여와 관절주머니 안에 스테로이드제제의 국소주사 등을 시행한다. 만성기에는 온열치료와 관절가동범위훈련을 시행한다. 근력강화는 어깨세모근, 가시위근을 중심으로 시행한다. 예후는 양호하고 6개월~1년의 경과로 자연치유하는 일이 많다.

b 위팔뼈 가쪽위관절융기염

위팔뼈 가쪽위관절융기염(epicondylitis humeri radii)은 가쪽위관절융기부분에 부착하는 뒤침근(회외근)과 손가락폄근군의 염증이라 생각되지만, 힘줄을 구성하는 섬유의 부분파열이라고도 일컬어지고 있다. 테니스에서의 아래팔의 엎침 · 뒤침운동 등에 흔히 관찰된다는 것으로부터 테니스엘보(tennis elbow)라고도 불리지만, 가정주부에서도 눈에 띠는 일이 많다. 호발연령은 중년이후의 40~ 50세이다. 손목관절을 등쪽굽힘으로 회전하면, 통증이 가쪽위관절융기부분에 강화되고 또한 압통이 그 부위에 두드러지게 인지된다.

치료는 국소의 안정과 스테로이드제제의 국소주사이며 또한 온열치료를 병용한다. 난치 사례도 있으나 대개는 예후가 양호하다.

c 손의 비감염성 질환

(1) 용수철손가락 (snapping finger)

손가락굽힘근힘줄의 인대성힘줄집 몸쪽 끝의 MCP관절 부근에서의 협착성힘줄윤활막염이다. 손가락의 굽힘/폄운동이 나쁘고 걸림이 인지되며, 갑자기 굽은 채로 펴지지 않고 펴려고 하면 갑자기 펴지는 탄발현상이 관찰된다. 중년여성에 많이 관찰되고 병변부위에는 압통이나 경결이 인지된다. 스테로이드제제의 국소주입이나 힘줄집 절개를 시행한다.

(2) 드퀘르뱅병 (de Quervain's disease)

손목관절부분에서의 짧은엄지폄근힘줄 및 긴엄지벌림근힘줄의 협착성힘줄윤활막염이다. 노뼈 붓돌기의 통증과 종창이 인지되며 엄지손가락을 손 안에 쥐고 수동적으로 손목관절을 자쪽굽힘을 시키면 통증이 강화된다. 중년여성에 발병하는 일이 많다. 안정과 스테로이드제제의 국소주사가 효과적이다.

(3) 뒤퓌트랑구축 (Dupuytren's contracture)

중년 이후의 남성에 관찰되며 손바닥면에서 피부가 딱딱해져 피하에 경결이 생기고 차츰 관절의 구축을 일으키게 된다. 이것은 손바닥넓힘줄(수장건막)의 세로섬유와 그 연장인 손가락바닥 깊은 근막의 비후에 의해서 MCP관절에 이어서 PIP관절이 서서히 굽어 폄이 제한되는 것에 의한다.

치료는 비후한 피하섬유조직을 절제한다. 구축된 피부에 대해서는 Z성형술 또는 피부이식술을 시행한다.

D 물리치료 · 작업치료와 관련사항

1. 골수염의 국소안정의 시기, 재발의 확인, 구축 및 근력저하를 관찰하고 관절가동범위훈련, 근

력강화훈련 등의 치료를 시행한다.

2. 관절류마티스의 관절증상, 진전되는 관절변형, 기능장애정도를 충분히 파악하는 것이 운동치료, 부목이나 보조장구의 장착, ADL훈련에 밀접한 연관성이 있다.
3. 화농성관절염은 강직을 일으키기 쉽기 때문에 염증상태를 알고 가급적 조기부터 관절가동범위훈련과 근력강화훈련을 시작할 필요가 있다.
4. 어깨관절주위염이나 위팔뼈 가쪽위관절융기염 등은 일반적으로 예후는 양호하지만, 통증, 가동범위 제한이 있다는 것으로부터 보조기에 의한 치료(physical agent modalities)나 근력강화를 시행할 필요가 있다.

복습의 요점

- 관절류마티스에 대해서 언급하시오.
- 관절류마티스의 능력 장애에 대해서도 설명하시오.
- 관절류마티스에서의 손가락, 무릎, 발목, 발가락관절의 변형에 대해서 언급하시오.

제 5 장

대사 · 내분비성질환, 퇴행성질환

학습목표
- 흔히 접하는 질환이기 때문에 그 기본적 병태상을 파악한다.
- 고령자에 많은 질환의 하나인 퇴행성 질환의 특징을 이해한다.

A 대사 · 내분비성질환

1 구루병, 뼈연화증

구루병(rickets), 뼈연화증(osteomalacia) 모두 뼈 기질에의 석회화(칼슘염) 장애에 의해서 풋뼈(osteoid)조직이 증가한 뼈의 상태이다. 병변이 성장기의 골격에 일어나면 구루병이라 하고, 같은 병변이 성인에 일어나면 뼈연화증이라 한다.

비타민 D는 창자에서부터 칼슘(Ca)을 흡수하는 작용이 있다. 칼슘 흡수작용이 가장 강한 것은 활성형 비타민 D이며 그 비타민 D는 간이나 콩팥에서 활성화된다. 이 비타민 D의 결핍은 다양한 원인에 의해서 일어난다는 것 때문에 증후군이라고도 말할 수 있다.

a 병태생리

석회화에 장애가 있고 뼈모세포에 의해서 형성된 풋뼈가 증가하는 상태이다. 성장기의 뼈끝선에서는 연골 내 골화의 과정이 장애를 받아, 긴뼈에서의 뼈끝부분의 팽대, 다리에서의 O형 다리, 때로는 O형 다리와 같은 변형을 나타낸다. 갈비뼈에서 뼈연골결합부분의 확대가 일어나고 이것을 구루병염주(rachitic rosary)라 한다. 또한 척추에서는 후만, 후측만을 나타내는 일도 있다. 중증사례에서는 등근등, 척추가 눌려 편평해짐으로써 낮은 키를 초래한다. 또한, 때로는 관절통, 요통, 등의 통증, 근력저하, 보행곤란 등을 호소하는 일이 있다.

이 병태가 증후군이라는 것으로부터 그 병인은 다양하며 질환으로서 비타민 D결핍구루병(▶그림 1), 비타민 D의존증, 위절제 후 뼈연화증, 작은창자 질환, 간 · 담도 및 췌장질환, 항간질약제의 장기간 투여, 콩팥성뼈형성장애(renal osteodystrophy), 원발성 상피소체기능항진증 등이 있다.

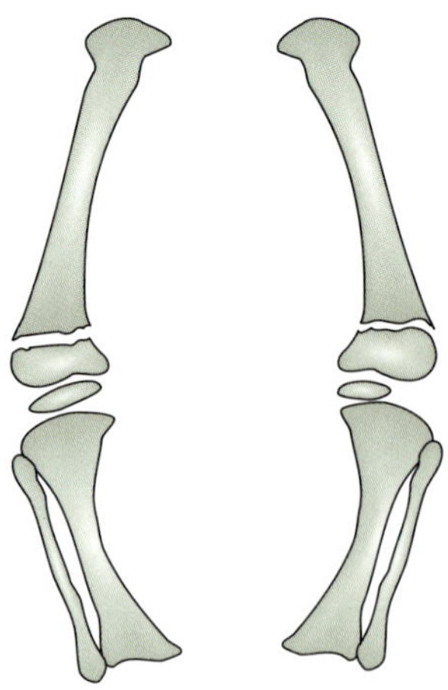

▶그림 1 비타민 D결핍구루병

뼈끝부분의 팽대와 O형 다리가 특징이다.

b 치료

비타민제제(비타민 D_2, 비타민 D_3 등)의 투여이다. O형 다리나 X형 다리의 변형에 대해서는 뼈자름술을 시행하는 경우가 있다.

2 통풍

통풍(gout)은 퓨린(purine) 대사이상의 질환이며 요산의 생성 · 배설장애에 의해서 고요산혈증(hyperuricemia)을 일으키고 주로 말초의 관절에 급격한 통증발작을 반복한다.

a 병태생리

식생활 등의 환경적 또는 유전적 요인이 강력하게 관여하고 있다고 생각되는 특발성 통풍과 드물게 관찰되는 특이적인 효소의 장애에 의해서 발병하는 통풍이 있다. 이 밖에 기초질환에 의해서 2차적으로 발병하는 통풍이 있으나 이것은 매우 드물다. 대부분이 성인남성에서 중년 이후에 발병한다. 가계 내에 고요산혈증 또는 통풍환자가 있는 것이 50% 이상이라는 것으로부터 유전적 소인이 관여하고 있다. 혈청요산 수치가 9.0㎎/dℓ이상이 되면 통풍발작을 일으키기 쉽다.

통풍발작이란 한쪽의 엄지발가락의 MTP관절(metatarsophalangeal joint : 발허리발가락관절)에 돌발적으로 격통이 일어나고 열감과 발적, 종창을 수반한다(▶그림 2). 야간에 일어나는 것이 일반적이며 발작의 부위는 아킬레스힘줄 부착부위 등의 관절 밖이 되는 경우도 있다. 통풍발작의 기간은 일반적으로 수일 내지 1주일 정도이고 자연히 완화하지만, 혈청요산 수치를 조절하지 않고 방치하면 발작간격은 짧아지고 귓바퀴(이개) 등에 통풍결절이 나타난다. 또한 뼈의 파괴, 관절변형, 콩팥장애를 초래한다.

b 치료

통풍발작에 대해서는 비스테로이드성 항염증약제

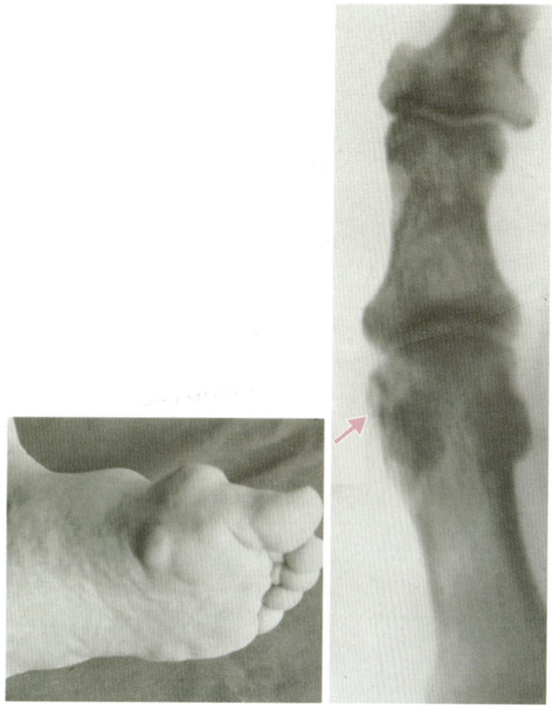

발의 결절(tophus)　　엄지발가락 발허리뼈 머리 미란영상

▶그림 2 통풍

[寺山和雄, 辻 陽雄 (감수) : 표준 정형외과학, 7판, p.228, 医學書院, 1999에서 전재]

(non-steroidal anti-inflammatory drugs; NSAIDs)의 투여이다. 간헐기에는 혈청요산 수치를 정기적으로 측정하여 요산배설촉진제 또는 요산생성저해제로 유지하는 양을 결정하는 것이다.

3 거짓통풍

a 병태생리

거짓통풍(pseudogout)은 통풍과 유사한 급성관절염이며 병인은 피로인산칼슘 결정침착증이고 X선 소견으로부터는 연골석회화증이라 불리고 거짓통풍 발작을 일으킨다. 호발부위는 무릎관절이 가장 많고 이어서 발목관절이다. 호발연령은 고령자에 많다. 관절염은 수 시간에서부터 1일 정도의 사이에 최고에 도달하고, 수 일에서부터 2주간 지속하

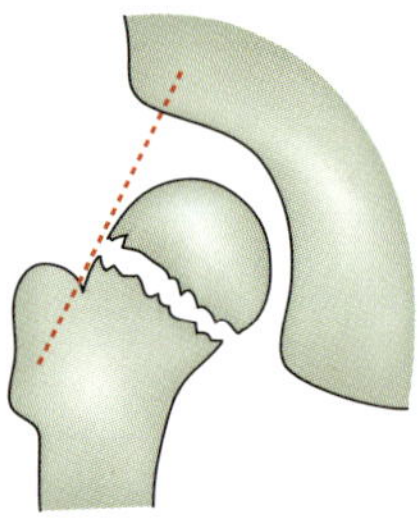

▶그림 3 넙다리뼈머리분리증

뼈끝선은 두께가 증가하여 고르지 않다. 트레소완선(Trethowan line)은 뼈머리를 가로지르지 않게 된다. 정상에서는 목부분 위 가쪽 가장자리의 연장선이 뼈머리를 가로지른다.

여 완화한다. 관절액은 호중구의 증가에 따라 혼탁하여 있고 화농성관절염과 혼동되기 쉽다. 진단은 X선 영상에서 무릎관절 반달 등의 석회화 영상이 관찰되면 본증이 의심되며, 관절액이나 병변부위의 피로인산칼슘 결정을 증명한다.

b 치료

거짓통풍의 관절염에 대한 원인치료는 없으며 대증치료가 주된 것이고 국소의 안정, 관절액의 천자배액, NSAIDs의 복용, 찜질 등을 시행한다. 심한 관절염증상이 있는 경우는 스테로이드제제의 경구투여, 관절 내 주입, 관절세정을 시행한다.

4 넙다리뼈머리분리증

넙다리뼈머리분리증(slipped upper femoral epiphysis)에서는 뼈머리가 아래쪽으로 전위한다. 명백한 외상이 발견되지 않으며, 성장기의 뼈끝성장연골판이 전단력(shearing force)에 대해서 약하여 미끄러진다는 것으로부터 단백질대사 또는 호르몬 이상에 의한다고 한다.

호발연령은 10~14세이고 성별에서는 남자에게 빈발하고 비만 체형에 많다. X선 영상에서는 그림 3과 같은 소견을 나타낸다.

a 증상

엉덩관절 통증과 압통이 인지되고 관절가동범위의 제한, 특히 벌림, 안쪽회전 장애가 관찰되며 보행은 도피성 파행이 된다.

b 치료

보존치료로서 가쪽회전 구축의 예방을 위해 안쪽회전 위치로 견인하고 도수정복을 시행한다. 그 후 경증이라면 수술치료로서 내고정을 시행한다. 전위가 심한 것은 뼈머리 괴사가 일어나는 것을 고려하여 뼈못 이식과 돌기밑 뼈자름술을 시행한다. 그리고 관절 부적합이나 정복이 불충분하다고 생각되는 경우는 넙다리뼈 전방회전 뼈자름술이 시행된다.

치료가 불충분하면 파행과 안굽이엉덩관절(내반고)이 잔존하여 장래에 변형성관절증으로 이행한다. 또한 뼈머리 괴사의 합병은 예후가 매우 나쁘다.

B 퇴행성 질환

1 골다공증

정상적인 뼈로서의 조성을 유지하면서 뼈의 양의 감소를 초래한 병태를 골다공증(osteoporosis)이라 한다. 뼈의 양의 감소는 흡수와 형성의 균형의 흐트러짐에 의해서 발생한다. 이 때문에 비외상성 골절을 수반하는 것이 특징적이지만, 최근에는 골다공증의 정의는 "골절한 상태"가 아니라 "골절하기 쉬운 상태"라 하고 있다[제 11장의 NOTE-2(➡ 127페이지) 참조].

a 병태생리

고령자에 의한 골다공증에서는 흡수와 형성에 의한 뼈의 재조형(remodeling)이 정상보다 감소하여 뼈의 양의 감소를 초래한다. 특히 고령의 여성에서 폐경에 의해서 여성호르몬이 없어진다는 것으로부터 뼈 흡수가 갑자기 활성화하여 뼈가 과잉으로 용해한다.

이에 반해서 갑상샘기능항진증이나 상피소체기능항진증 등에서는 뼈의 변화가 정상보다 증가하여 있어 뼈의 양의 감소를 초래한다. 겉질뼈(피질골)에서는 겉질 폭이 얇아지고 갯솜뼈에서는 뼈잔기둥의 수와 폭이 감소한다.

척추에서는 약간의 외력으로도 용이하게 척추뼈몸통의 압박골절을 일으키고 여러 척추뼈몸통에 걸치면 후만이 일어나 키가 단축한다. 관모양뼈(tubular bone)에서는 넘어짐에 의해서 쉽사리 넙다리뼈목 골절을 일으킨다. 이 밖에 위팔뼈 몸쪽부분, 노뼈 먼쪽부분, 갈비뼈에 골절을 일으키기 쉽다.

허리뼈, 넙다리뼈목, 노뼈 먼쪽, 손허리뼈, 발꿈치뼈 등의 뼈를 사용하여 뼈의 칼슘량을 측정한다. 또한 X선 영상을 사용해서 계측하는 방법도 있다.

b 치료

급성 및 만성의 요통이 발생하면 대증치료로서 진통제의 투여 및 안정을 필요로 하고, 넙다리뼈목 골절인 경우 뼈 유합을 바랄 수 없다는 것으로부터 인공뼈머리 등의 수술을 필요로 한다. 기타, 약물치료로서 칼시토닌, 단백질 동화호르몬제의 투여도 시행된다. 척추의 압박골절에는 연성 코르셋의 장착으로 조기에 기상, 보행훈련을 시행하고 부동성 뼈 위축의 방지를 고려할 필요가 있다.

2 변형성관절증

변형성관절증(osteoarthrosis; OA)은 관절연골의 변성과 연골밑 뼈의 변화로 시작되고 진행과 함께 이들의 파괴와 변형, 그리고 뼈의 증식성 변화나 윤활막염을 초래하는 질환이다. 원질환으로부터 유발하는 것과 원인불명의 것으로 분류할 수 있다.

a 병태생리

요인으로서 전신적 요인과 국소적 요인이 있다. 전신적 요인은 비만이나 성호르몬의 영향 등을 생각할 수 있지만 결정적 요인이라고는 단정할 수 없다.

국소적 요인은 관절에 가해지는 기계적 압박이나 마찰 등의 기계적 스트레스가 연골에 장애를 초래하는 것이다. 그러나 연골에 부하가 가해지지 않는 것이 반대로 연골에 장애를 초래하는 경우도 있다. 원질환의 관절에 부하가 걸려 유발하는 관절증이 많다. 선천성엉덩관절 탈구, 염증, 대사질환, 혈우병, 외상, 페르테스병(Perthes disease), 특발성넙다리뼈머리 괴사, 넙다리뼈머리분리증 등이다.

병리학적 소견에서는 초기에는 관절연골의 작은 균열이 일어나고 변화가 진행되면 하중 면에서는 연골은 마모하고 하중부분에 일치하여 손가락 끝 크기 이하의 다수의 낭종모양 뼈 변화와 경화(subchondral sclerosis)가 일어나고 관절모서리에서는 혈관증식도 수반하여 연골의 비대·뼈의 신생이 일어나 뼈돌기(lipping)를 나타낸다. 관절액은 황색투명이고 점도가 비교적 높으며 백혈구 수는 1,000/㎕ 전후이다.

b 증상

통증은 간헐적인 통증이고 사용하기 시작할 때 통증이 존재하며 운동에 의해서 경감되지만, 운동이 길어지면 차츰 통증이 강화된다. 그리고 통증, 변형에 의해서 관절가동범위의 제한이나 염발음이 들린다.

c 치료

(1) 보존적 치료

체중의 조절, 환부 순환의 촉진을 위한 물리적 인자에 의한 치료, 지팡이의 사용, 일상생활의 개선 등이다. 소염·진통을 위한 약물치료, 관절 내 스테로이드제제 주입, 넓적다리 근력강화훈련, 하중면제·변형교정 장구, 발바닥판의 처방을 한다.

(2) 수술적 치료

인공관절치환술, 관절고정술, 뼈자름술 등이 있다. 최근에는 50세 이상의 고령자에서는 인공관절치환술이 잘 사용되고 효과도 올라가고 있다.

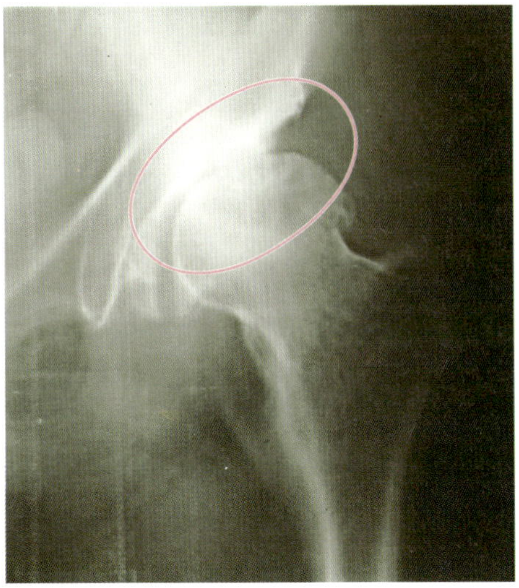

▶그림 4 변형성엉덩관절증

관절틈새의 협소화, 경화영상. 다수의 낭포형성, 뼈돌기 형성이 관찰된다.

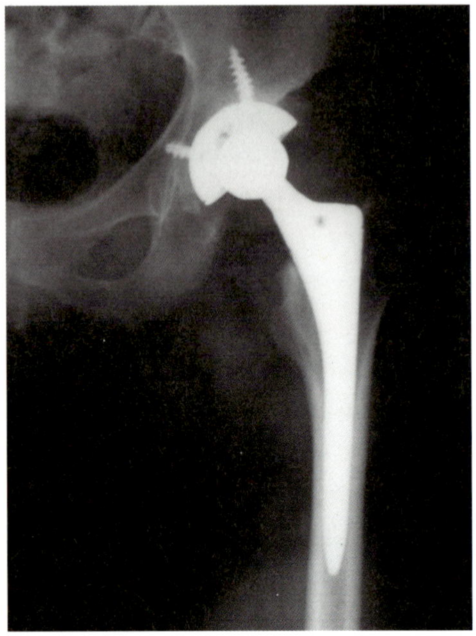

▶그림 5 변형성엉덩관절의 인공엉덩관절치환술 사례

d 변형성관절증의 대표적 질환

1차성 관절증은 50~60세 전후에서 무릎, CM관절(carpometacarpal joint : 손목손허리관절), DIP 관절(distal interphalangeal joint : 먼쪽손가락사이 관절)에 호발하고 여성에 많다. 2차성 관절증은 변형성엉덩관절증이 대표적인 것이며, 80%가 선천성 엉덩관절 탈구, 절구형성부전에 유래하고 여성에 많다.

(1) 변형성엉덩관절증 (osteoarthritis of the hip)

병태생리 선천성 엉덩관절 부분탈구나 관절탈구 치료 후의 뼈머리 변형, 외상, 염증, 페르테스병, 특발성넙다리뼈머리 괴사 등에 유발하는 관절증과 원인이 불명한 관절증이 있다(▶그림 4).

증상 초기에는 장거리보행이나 과격한 노동 후에 때때로 통증을 호소하지만, 병세가 진행됨에 따라 통증은 차츰 지속성으로 되고 파행이 두드러져 보행 능력은 저하하고 엉덩관절의 벌림 제한, 모음구축을 초래한다.

치료 체중의 감소, 지팡이의 사용에 의해서 일시적으로 통증의 경감이 인지된다. 수술치료로서 넙다리뼈 뼈자름술, 각종 골반뼈자름술, 관절고정술, 인공엉덩관절치환술 등이 시행된다(▶그림 5).

(2) 변형성무릎관절증 (osteoarthritis of the knee)

병태생리 무릎관절은 변형성관절증에 높은 비율로 이환하기 쉬운 관절이며 여성에 발생빈도가 높고, 특히 비만여성에 잘 발생한다. 관절의 나이가 드는 현상에 수반하는 1차성 관절증과 반달손상, 인대손상, 관절 내 골절 등의 외상, 관절류마티스나 화농성관절염에 의한 염증성, 통풍 등의 대사성 질환에 의한 2차성 관절증이 있으나 1차성에 의한 것이 압도적으로 많다(▶그림 6).

증상 초기에는 걷기 시작하거나 앉은 자세에서 일어설 때의 통증이다. 이어서 굽힘구축이 일어나고 완전 폄이 불가능해진다. 보통은 정강뼈 안쪽관절융기 관절연골이 마모하는 것 때문에 O형 다리가 된다(▶그림 7).

치료 안정하여 통증의 경감을 볼 수 있다. 보존적으로는 진통 · 항염증약제의 투여, 넙다리네갈래근 훈련, 생활환경의 개선 등이 있다. 보장구치료로서 가쪽 쐐기모양 발바닥판, 무릎보장구를 처방한다(▶그림 8). 수술적으로는 정강뼈 고위 뼈자름술, 인공무릎관절치환술이 시행된다(▶그림 9).

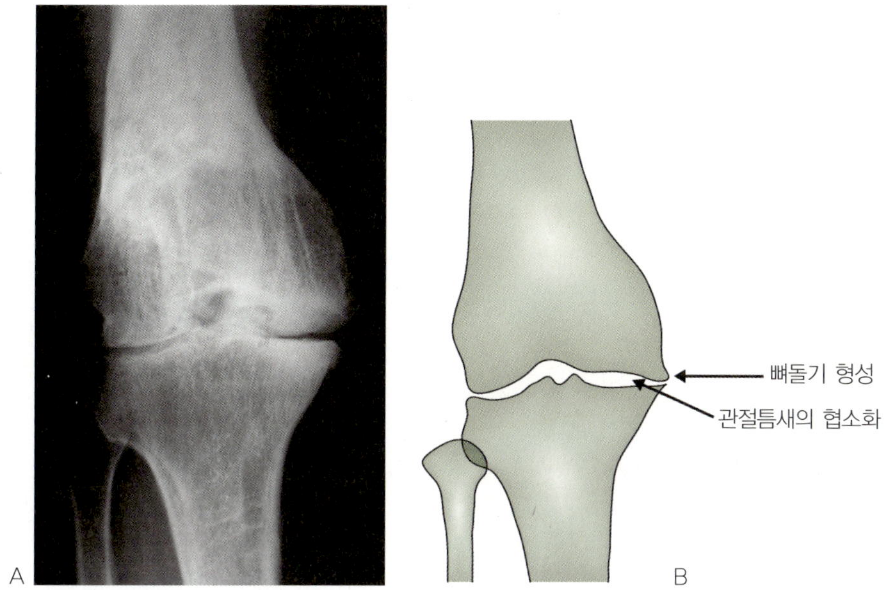

▶**그림 6 변형성무릎관절증**
관절틈새의 협소화, 연골의 마모가 관찰된다. A : X선 영상, B : X선 영상의 모식도

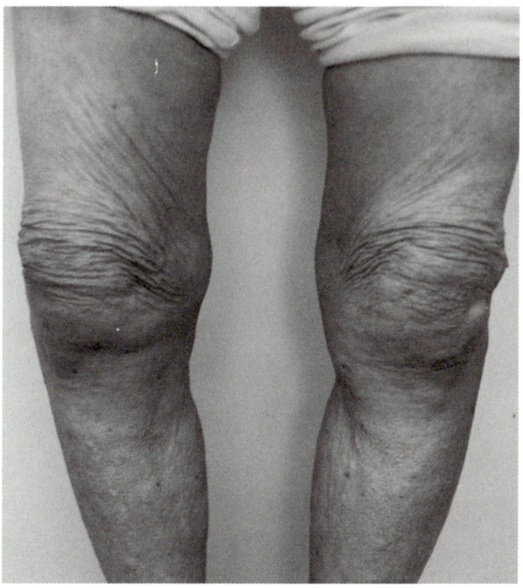

▶**그림 7 변형성무릎관절증**
내번변형(O형 다리)을 나타내고 있다.

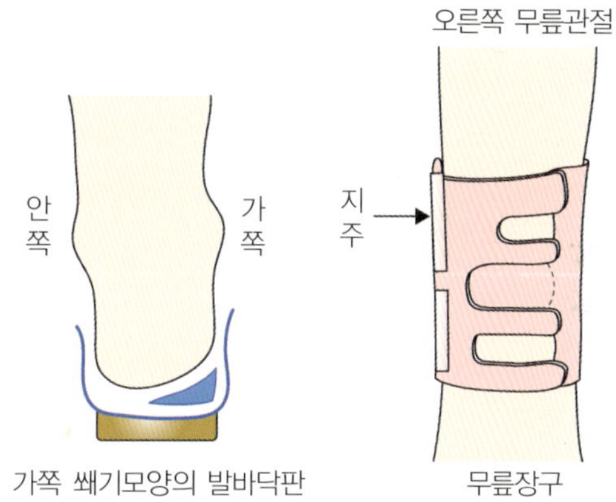

▶**그림 8 변형성무릎관절증의 장구**

3 신경병성관절증

신경병성관절증(neuropathic arthropathy)은 샤르코관절(Charcot joint)이라고도 불리며 원인으로서 관절통각 소실, 영양신경장애에 의한 관절의 장애 등을 생각할 수 있다. 척수매독, 척수공동증으로 발생한다. 병리학적으로는 관절주머니가 확대 · 비후하고 윤활막의 증식, 투명 삼출액의 굄, 뼈끝은 불규칙적인 마모, 파괴가 있다.

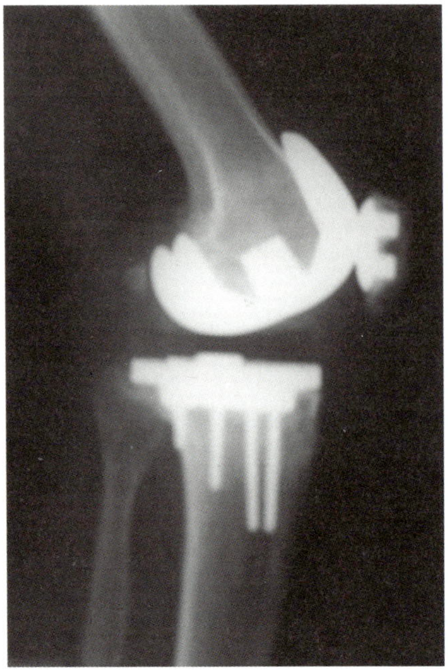

▶그림 9 인공무릎관절
변형성무릎관절증에 대한 인공무릎관절.

a 증상

이환된 관절에 통증이 없는 것이 특징이고 종창과 삼출액의 괴이 있으며 또한 불안정성이 심하고 때로는 탈구가 관찰된다.

b 치료

관절보호를 위해 장구를 장착한다. 관절 불안정에 대해서 관절고정술을 시행하는 경우가 있다. 인공관절치환술은 일반적으로 적응이 되지 않는다.

4 혈우병성관절증

혈우병성관절증(hemophilic arthropathy)에서는 관절에 반복하여 출혈이 일어나고 진행성의 관절 파괴를 초래한다. A형 및 B형의 혈우병 환자의 약 절반에 발병하고 그 절반이 무릎관절에 발생한다.

a 증상

관절은 통증이나 종창, 경미한 발적, 열감을 수반한다. 일단 출혈을 일으킨 관절에 반복하여 출혈이 일어나는 경우가 많지만, 나이가 듦에 따라 급성출혈의 빈도는 적어진다. 뼈끝부분은 비대하며 관절표면은 불규칙적이고 관절틈새는 협소화하여 관절구축이나 변형이 수반된다.

b 치료

응고인자의 보충, 관절의 안정, 냉찜질 등을 시행한다.

C 물리치료 · 작업치료와 관련사항

1. 골다공증에 수반하는 만성등허리부분 통증의 치료는 물리치료와의 관련성이 높고, 배근육, 등근육의 강화, 척주의 가동범위 개선, 비정상적인 근육긴장의 개선을 목적으로 치료체조를 시행한다.
2. 골다공증에 의한 척추의 압박골절의 정도를 파악하여 자리보존을 방지하기 위해 운동치료가 필요하다.
3. 변형성관절증에서부터 오는 ADL(일상생활 활동) 장애를 잘 이해할 필요가 있다.
4. 인공엉덩관절치환술의 수술사례에 대해서 주의해야 할 운동치료, 필요로 하는 운동치료를 고려할 것.

복습의 요점

- 골다공증은 고령자에게 많이 발생하며 뼈의 양의 감소에 의해서 뼈의 취약성이 증가하고 척추, 위팔뼈 몸쪽부분, 노뼈 먼쪽부분, 갈비뼈, 넙다리뼈 몸쪽부분에 골절을 일으켜 생활이나 활동성을 장애한다는 것을 명심한다.
- 변형성관절증의 대표적인 원질환을 열거하시오.

제 6 장

선천성 뼈 · 관절질환

학습 목표

- 대표적 질환을 안다.
- 어떠한 특징적 형태를 취하는지를 안다.

A 대표적인 선천성 뼈질환

계통적인 변화가 관찰되는 뼈 · 관절질환은 다양하게 존재하고 최근에는 그 유전자 수준에서의 해명이 이루어지고 있다. 여기서는 비교적 발생빈도가 높은 질환에 대해서 뼈계통 질환 국제분류에 기초하여 기재한다.

1 연골무형성증

연골무형성증(achondroplasia)은 뼈의 형성이상 중에서 발생률이 높은 것의 하나이다. 연골 내 골화 장애 때문에 뼈의 긴 축 성장이 억제되어 굵고 짧은 긴뼈가 특징이다. 상염색체우성유전형이다.

몸통에 비하여 팔다리가 굵고 짧으며(소인증), 다리는 O형 다리(안굽이무릎), 머리는 크고 이마와 아래턱이 돌출하고 드물게 물뇌증(수두증)을 수반하는 일이 있다. 척주는 등뼈에서 후만, 허리뼈에서 전만이 강화되어 있다.

2 점액다당류증 (mucopolysaccharidosis ; MPS)

점다당류증은 산성점액다당류증(acid mucopolysaccharidosis)의 선천성 대사이상이며 점액다당류가 조직 중에 축적하여 요 중에 배설이 증가하는 일군의 질환이다. 아래에 주된 두 가지 유형을 열거한다.

(1) 헐러증후군 (Herler's syndrome)(MPS-IH형)

안장코, 이마의 돌출, 각막의 혼탁, 관절구축, 심장질환, 지능저하 등 다채로운 증상이 관찰된다. 차츰 소인증이 명백해진다. 또한 목이 짧고 척주는 후만, 측만을 나타내고 간비종이 있다. 10세까지 심부전과 상기도 감염으로 사망하는 경우가 많다.

(2) 모르키오 증후군 (Morquio syndrome) (MPS-IV형)

점액다당이상증 중에서 가장 많이 관찰되는 것이다. 척주는 짧고 측만이나 후만, 복장뼈 돌출로 새가슴을 나타내고 몸통에 비하여 팔다리가 상대적으로 길고 소인증이 된다.

3 마르팡증후군

마르팡증후군(Marfan syndrome)은 뼈의 변형 이외에 눈, 심혈관의 변화를 초래하는 결합조직 질환이다. 키는 크고 팔다리가 가늘고 길다. 가늘고 긴 손가락[거미가락증(arachnodactyly)]을 나타내며 인대 · 관절주머니가 느슨하고 편평발, 젖힌무릎 관절의 젖힘, 척주후만증 등이 관찰된다.

눈의 증상에는 수정체의 탈구 등이 관찰되며 고도의 근시, 심혈관계의 변화에서는 대동맥의 확장과 해리성대동맥류가 많이 관찰된다.

4 불완전뼈형성

불완전뼈형성(osteogenesis imperfecta)은 전신 결합조직질환이며 뼈의 취약, 난청, 청색공막(blue sclera)의 3징후를 가진다. 상염색체우성 유전이다.

중증사례에서는 자궁 내나 출산 시에 경미한 외력으로 골절을 일으키고 생후 머지않아 사망하는 예가 많으며 경증사례에서도 가벼운 외력으로 골절을 일으킨다.

본 질환의 효과적 치료방법은 없으나 몇 번인가의 골절 때문에 안정기간이 길어져 뼈의 위축이 진행되기 때문에 그 예방이 중요하다 할 수 있다.

5 대리석병

대리석병(marble bone disease) [또는 뼈화석증(osteopetrosis)]에서는 X선 영상에서 뼈의 경화영상이 관찰되는 것이 특징이며 뼈의 경화이지만 부서지기 쉬워 골절하기 쉬우므로 분필뼈(chalk bone)라고도 불린다.

중증사례에서는 태아 동안부터 X선 영상에서 인지되지만 태아는 사산이거나 생후 수개월에서 사망한다. 경증사례에서는 골절로 판명되고 몇 번인가의 골절을 일으킨다. 빈혈을 수반하는 것이 특징적이다.

B 선천성관절질환

1 선천성 엉덩관절 탈구

선천성 엉덩관절 탈구(congenital dislocation of hip; CDH 또는 luxatio coxae congenita; LCC)는 태어났을 때에 이미, 또는 생후 얼마동안, 넙다리뼈머리가 탈구하여 있는 상태를 가리킨다.

a 병태생리

발생빈도는 1,000명에 대해서 1명 비율이고 남녀비율은 1 : 5 ~ 9로 여아에 많다. 병인은 유전성, 자궁 내 발육과정에서의 이상 또는 비정상 자세 등을 생각할 수 있다. 또한 생후, 엉덩관절 폄 자세, 무릎관절 폄 자세로 기저귀를 유지해두는 습관이 있는 지역이나 나라에 많다고 한다.

볼기뼈절구(acetabulum)는 얕고 절구는 형성부전, 가파르며 넙다리뼈머리의 발육은 지연하고 바깥 위쪽으로 탈구한다. 목부분도 단축하고 앞쪽 비틀림(antetorsion)이 심하다. 탈구가 심한 경우는 성장과 더불어 체중부하가 가해질 무렵이 되면 탈구뼈머리가 접하는 엉덩뼈날개(장골익)부분에 거짓볼기뼈절구를 형성한다. 관절주머니는 펴지고 엉덩허리근에서 협착이 되어 모래시계모양이 된다. 뼈머리인대도 펴져 비후하고 관절테두리(관절순)는 안쪽으로 굽혀져 정복의 장애가 된다.

b 증상

(1) 보행 전의 증상으로서

- 벌림 제한 : 90° 엉덩관절 굽힘위치에서의 벌림에 제한이 관찰된다.
- 다리의 단축 : 바로 누운 자세에서 양 무릎을 굽히게 하고 양 발을 가지런히 하면 무릎의 높이가 다르다.
- 탈구음의 촉지(click sign) : 엉덩관절 90°, 무릎관절 90° 굽힘위치에서 서서히 엉덩관절을 벌리면 click(탈구음)을 촉지할 수 있다.
- 넙다리뼈 피부고랑 비대칭 : 넙다리뼈 안쪽피부고랑이 비대칭이다.

(2) 보행 개시 후의 증상으로서

- 파행
- 엉덩관절 벌림 제한
- 트렌델렌버그 징후(Trendelenburg sign) [근골격계의 평가 및 검사법에 대해서 제2장의 그림 4(➡ 26페이지) 참조]
- 허리뼈 전만의 강화, 볼기부분의 편평화

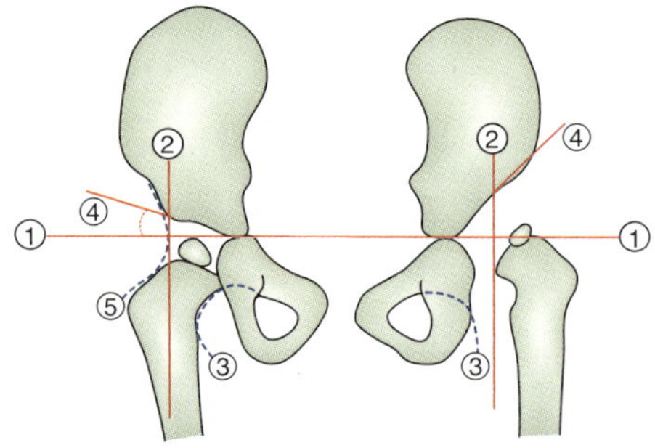

▶그림 1 선천성 엉덩관절 탈구의 X선 진단

① 볼렌베르크선, ② 옴브레당느선, ③ 쉔튼선, ④ 절구 경사각, ⑤ 칼베선

(3) X선 소견으로서 (▶그림 1)

- 볼렌베르크선(Wollenberg line) : 양쪽의 Y연골을 연결하는 선이고 정상에서는 뼈머리는 이 선보다 아래에 위치한다.
- 옴브레당느선(Ombrédanne line) : 볼기뼈절구 가쪽 모서리에서부터 볼렌베르크선에 수직선을 내린 선이며 정상에서는 뼈머리는 이 선보다 안쪽에 위치한다.
- 쉔튼선(Shenton line) : 폐쇄구멍의 위 모서리를 이루는 곡선의 연장이며 정상에서는 목의 안쪽 모서리와 거의 연속한다.
- 칼베선(Calvé line) : 넙다리뼈 목의 가쪽 모서리의 곡선과 엉덩뼈 가쪽 모서리와의 곡선이며 정상에서는 원활하게 연속한다.
- 절구각 : 엉덩뼈절구 접선과 볼렌베르크선이 이루는 각도이고 정상에서는 20~25° 이다.
- CE각 : 절구 가쪽 모서리에서부터 넙다리뼈머리 중심을 지나는 선과 넙다리뼈머리 중심을 지나는 수직선이 이루는 각도를 말하며 정상에서는 25~35° 이다.

c 치료

조기발견, 조기치료가 요망되며 치료보다도 탈구 발생의 예방이 중요하다 할 수 있다.

(1) 보존적 정복

① 신생아기 : 3개월 미만이고 장래에 탈구의 가능성이 예상되는 신생아에 대해서만 벌린 위치로 유지하도록 지도한다. 관절이완이 인지되어도 이 시기는 에스트로겐의 작용에 의해서 단기간에 관절이완이 발생하기 때문이며 이 시기가 지나도 이상이 관찰되는 경우에만 치료를 필요로 한다.

② 영아기 : 1세 미만의 환아에서는 엉덩관절의 폄만을 제한하고 다른 운동은 제한이 없으며 환지의 운동을 이용해서 자연정복을 얻는다는 이론으로부터 리멘뷔겔(Riemenbügel) 보장구가 널리 사용되고 있다(▶그림 2).

③ 유아기 : 1세 이후의 환아에서는 리멘뷔겔 보장구 단독으로는 자연정복이 곤란한 경우가 많다. 견인치료나 마취 하에서 도수정복 등을 시행한 후, 리멘뷔겔 보장구를 장착하는 등의 방법을 채택할 필요가 있다.

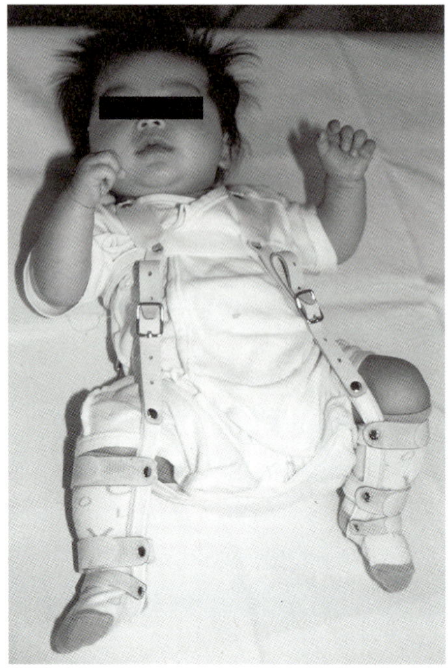

▶그림 2 Riemenbügel 보장구

(2) 수술적 정복

정복 장애인자는 엉덩허리근힘줄, 관절주머니의 유착과 협착, 연장 비후한 넙다리뼈머리인대, 관절테두리의 내번 등이 있으며 이것을 확인한 다음에 수술적 정복을 시행한다. 또한 앞쪽 비틀림, 경체각

의 이상에서는 비틀림의 감소, 내번 뼈자름술을 시행하고, 절구형성부전에서는 골반 뼈자름술을 시행한다. 연장아에서의 고위 탈구 사례에서는 강선견인 등으로 뼈머리를 당겨내려 관절의 적합성과 뼈머리에 걸리는 부하를 감소하는 방책과 함께 수술적 정복술이 시행된다.

2 엘러스-단로스 증후군

엘러스-단로스 증후군(Ehlers-Danlos syndrome)은 피부의 과도한 폄, 관절의 이완, 혈관 취약의 3징후를 가진다. 피부는 부드럽고 집으면 비정상적으로 펴진다. 관절의 불안정에 의해서 무릎관절의 수종, 편평발, 습관성 탈구 등이 관찰된다. 혈관의 저항이 약하여 쉽사리 출혈한다.

C 기타

1 근성사경 (torticollis muscularis)

사경(기운목) 중에서 가장 많은 질환은 영아에 발생하는 근성사경이다. 한쪽의 목빗근(흉쇄유돌근)의 구축을 초래하는 것에 의한 사경이다.

a 병태생리

원인은 분만외상설, 염증설, 자궁 내 강제 자세설 등이 있으나 아직 불명이다. 생후 1주일 무렵에 목빗근의 종류가 관찰되며 2~4주째에 최대가 되고, 크기는 새끼손가락 끝 크기~엄지손가락 끝 크기가 된다.

b 증상

한쪽의 목빗근의 종류가 만져지며 목은 환부 쪽으로 옆굽힘을 하고 건강한 쪽으로 회전한다. 얼굴을 교정방향으로 향하게 하면 환부 쪽의 목빗근이 긴장한다.

c 치료

본 질환의 90%는 자연치유한다고 일컬어지고 있다. 수개월은 마사지나 도수정복을 피해야 한다. 목빗근의 종류가 인지되는 경우는 수유할 때나 누운 자세 때 사경베개나 모래주머니 등에 의해서 중간위치로 머리를 유지하도록 지도하고 경과를 관찰한다. 6개월 이상 경과해도 목빗근의 단축이나 끈 모양 물체가 만져지는 경우는 목빗근의 힌줄절제술을 시행한다. 방치하면 성장과 더불어 얼굴의 변형이 관찰된다.

2 안쪽들린휜발

안쪽들린휜발(pes varus)은 일반적으로는 선천성 안쪽들린휜발(congenital club foot 또는 congenital talipes varus)이라 하고 옛날 히포크라테스 시대부터 알려져 있는 선천성 발의 변형이다. 내번, 모음의 변형에 자주 요족(오목발) 및 꿈치들린휜발(첨족) 변형이 인지된다.

a 병태생리

발생빈도는 1,500명에 대해서 1명의 비율이며 남녀비율은 2 : 1로서 남성에 많다. 양쪽 사례가 한쪽 사례보다 약간 많다고 일컬어지지만, 거의 동수라고도 일컬어지고 있다. 병인은 유전이나 배아결손 등의 내인설과 자궁 내에서 태아가 비정상적인 자세를 취하는 것에 의한 외인설의 두 가지 설이 일컬어지고 있으나 확실치 않다.

특징적 변형은 목말뼈(거골)의 형성부전이 관찰되고 도르래부분의 편평화와, 목말뼈목 부분이 단축하여 몸에 대해서 안쪽으로 경사지고 발배뼈와 목말뼈머리의 안쪽 전위를 하고 있다. 발꿈치뼈는 몸말뼈의 밑으로 기어들어가 있다. 이상의 변형에 관절주머니, 인대나 근육의 구축을 수반함으로써 내번 변형은 심해진다.

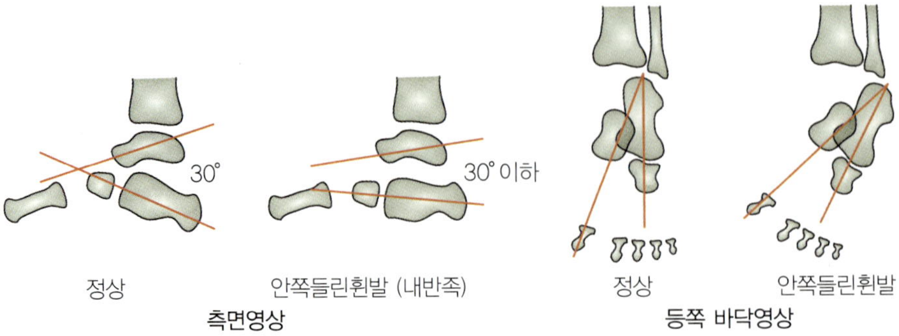

▶그림 3 목말발꿈치 각도 (거종각)

b 증상

종아리에 대해서 뒷발부분이 안쪽으로 굽고, 발은 꿈치들린휜발 위치에서 내반 변형을 취하고 있다[제 1장의 그림 10(➡17페이지) 참조]. 발목뼈의 X선 영상에서는 신생아에게는 목말뼈와 발꿈치뼈의 골핵의 출현이 늦어지고 생후 3개월이 지나면 골핵도 커져 계측이 가능해지지만, 측면영상 및 등쪽 바닥영상에서 목말발꿈치 각도가 10° 이하로 감소한다(▶그림 3).

c 치료

조기치료가 중요하며 교정 석고붕대법을 살살 시행한다. 석고붕대로 교정위치가 얻어지면 잇달아서 보장구치료를 시행한다. 보장구는 데니스-브라운(Denis-Browne)보장구나 교정신발을 장착시킨다.

석고붕대로 교정위치가 얻어지지 않는 경우에는 영아기는 뒤쪽 해리술이나 뒤 안쪽 해리술, 연장아의 중증의 변형이 남는 사례에서는 3관절 고정술(목말발꿈치관절, 목말발배관절, 발꿈치입방관절) 등이 시행된다.

D 물리치료 · 작업치료와 관련사항

선천성 엉덩관절 탈구의 보행전과 보행개시 후의 증상 및 진단 · 치료에 대해서 이해한다. 그리고 트렌델렌버그 징후 및 변형성엉덩관절증과 관련되어 있다는 것 등을 안다.

복습의 요점

- 선천성 뼈 · 관절질환의 주된 질환에 대해서 특징을 언급하시오.
- 선천성 엉덩관절 탈구의 남녀비율, 병인, 주된 증상, 치료법에 대해서 설명하시오.

제 7 장

순환장애와 괴사성 질환

학습목표
- 어떠한 질환에 의해서 팔다리의 순환장애가 일어나는지를 안다.
- 뼈 괴사, 뼈끝증 등은 어떠한 질환인지를 안다.

A 팔다리의 순환장애

1 폐쇄혈전혈관염

폐쇄혈전혈관염[thromboangiitis obliterans 또는 버거병(Buerger disease)]은 흡연습관과 밀접한 관계가 있다고 일컬어지고 있으며 청장년기의 남성에 많다고 한다. 호발부위는 다리에 많다. 냉감, 통증, 간헐성파행이 출현하고 발가락, 손가락에 괴사를 초래한다.

교감신경절제술 등의 치료법이 있으나 부득이 절단을 하게 되는 경우가 많다.

2 폐쇄동맥경화증

폐쇄동맥경화증(arteriosclerosis obliterans)은 연령이 50세 이상에 잘 발생하고 성별에서는 남성에 많다. 심장질환, 뇌혈관장애, 당뇨병 등을 합병하는 일이 많고 원인은 동맥벽의 죽상경화에 의한다. 초기증상은 간헐성 파행이고 진행되면 피부의 괴사나 궤양을 초래한다.

혈관이식술 등의 치료로 혈행의 재건이 시도되고 있지만, 진행된 사례에서는 팔다리의 절단이 시행된다.

B 외상에 의한 순환장애

1 구획증후군

아래팔이나 종아리에는 뼈, 근막, 뼈사이막에 의해서 에워싸인 구획이 있으며, 출혈이나 부종 등의 원인에 의해서 이 구획의 압력이 상승하면 순환장애를 초래하여 근육이나 신경이 괴사에 빠지는 구획증후군(compartment syndrome)이 된다. 원인은 골절, 타박 등의 외상, 스포츠 등의 만성적 반복의 부하에 의해서 일어난다. 초기증상은 국소의 격렬한 통증과 종창이다.

조기에 근막절개로 감압을 시행하지 않으면 근육이나 신경의 괴사를 일으키고 이어서 섬유화하여 중증의 기능장애를 초래한다.

2 허혈성 구축

허혈성 구축[볼크만 구축(Volkmann contracture)]에서는 심부동맥의 혈행장애에 의해서 허혈에 의한 구축이 일어난다. 근육조직은 고도의 변성괴사에 이르고 섬유조직으로 바뀌어 기능장애를 초래한다. 소아의 위팔뼈 관절융기위골절(과상골절)에서 위팔동맥이 골편이나 종창 때문에 압박되어 혈류장애로 발병하는 경우가 많다. 특히 압박붕대나 석고붕대에 의해서 압박을 받았기 때문에 일어난다.

통증, 지각이상, 마비, 맥박소실의 4개 징후가 인지되면 조속히 혈행의 개선을 도모하는 것이 필요하다. 압박하고 있는 붕대나 석고붕대를 제거하는 것이나 피부에 장력을 감소하는 절개 등을 한다. 시기를 놓치면 아래팔 굽힘근군의 변성, 정중 · 자신경의 마비가 일어난다.

C 뼈의 순환장애(뼈의 괴사)

뼈에의 혈류장애(➡ 심화학습-1)가 일어나면 뼈가 괴사에 빠진다. 뼈의 괴사(osteonecrosis)에 빠진 뼈에 부하가 가해지면 변형이나 미소골절이 일어난다. 또한 관절연골도 파괴되어 관절 면은 요철이 된다.

넙다리뼈목 골절 후의 넙다리뼈머리 괴사, 목말뼈 골절 후의 목말뼈 몸통부분의 뼈 괴사, 손에서의 손배뼈 골절 후의 몸쪽 골편의 괴사는 흔히 조우하는 것이다.

원인이 불명으로 발생하는 것에 특발성넙다리뼈머리 괴사가 있으며 자주 관찰되는 질환이다. 이 밖에 흔히 관찰되는 뼈 괴사에 넙다리뼈 안쪽관절융기부분에 발생하는 무릎관절 특발성 뼈 괴사를 열거하고 있으나 이것에는 이론의 여지가 있는 부분이다.

심화학습

❶ 혈류장애(넙다리뼈머리 영양혈관의 특수성)

넙다리뼈 뼈머리는 다른 부분과 비교하여 혈행동태상 매우 불리한 조건을 갖추고 있으며 허혈을 일으키기 쉽고, 또한 일단 허혈상태가 되면 보상기능, 부혈행로가 부족하여 결정적인 장애를 야기한다.

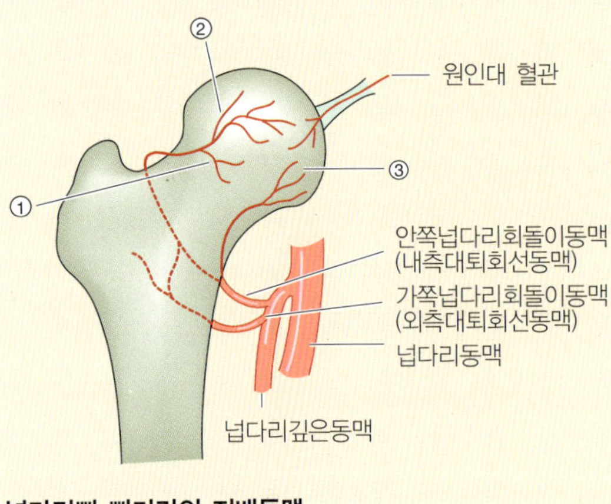

넙다리뼈 뼈머리의 지배동맥

① superior metaphyseal artery, ② lateral epiphyseal artery, ③ inferior metaphyseal artery

D 뼈끝부분의 순환장애 (뼈연골증)

성장기에서의 긴뼈의 뼈끝이나 짧은뼈, 뼈돌기에 발생하는 허혈성 뼈 괴사를 뼈연골증(osteochondrosis)이라 한다(▶그림 1). 그러나 괴사가 아니라 반복적인 미소한 외상에 의한 것 등의 질환이 이 범주 안에 들어가 아직 병태가 명백하지 않은 질환도 있다.

손의 반달뼈(월상골)의 뼈연골증에 반달뼈연화증[킨뵉병(Kienböck disease)]이 있다. 목수 등을 직업으로 하는 사람의 잘 쓰는 손의 손목관절에 발생한다. 발의 발배뼈의 뼈연골증을 제1쾰러병, 제2발허리뼈의 뼈괴사에서는 제2쾰러병이라 한다. 페르테스병은 넙다리 뼈머리의 무혈성 괴사(avascular necrosis)이며 가장 빈도가 높은 뼈연골증의 질환이다.

더욱이, 괴사를 일으키는 소인에 외상을 생각할 수 있는 질환으로서 박리뼈연골염(osteochondritis dissecans /osteochondrolysis)이 있다. 팔꿉관절의 위팔뼈작은머리, 무릎관절의 넙다리뼈 안쪽관절융기의 관절면, 목말관절면의 앞 안쪽 모서리 등에 발생한다. 또한 큰 힘을 발휘하는 근육이 부착하는 뼈돌기부분에도 발생한다.

정강뼈거친면에 발생하는 오스굿-슐라터병은 뼈연골증의 대표적 질환이다.

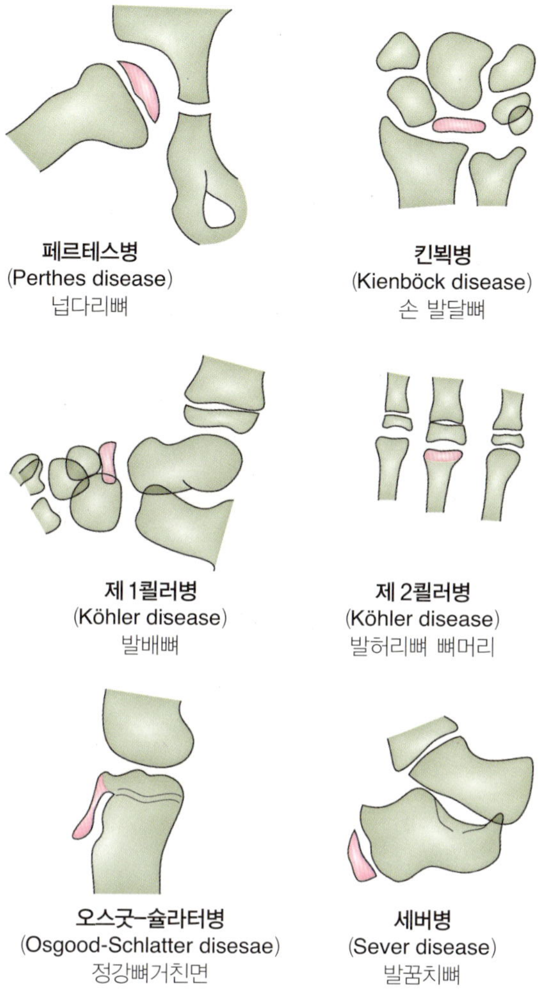

▶그림 1　뼈연골증

E 순환장애와 괴사성 질환 각론

1 오스굿-슐라터병

오스굿-슐라터병은 정강뼈결절부분의 뼈연골증이다. 넙다리네갈래근의 과도한 수축이 반복해서 시행되고 이 때문에 무릎힘줄(슬개건)의 정강뼈 부착부분에 반복된 기계적 자극이 가해져 박리손상을 일으킨다고 일컬어지고 있다. 정강뼈거친면 부분의 통증과 부풀어 오름이 일어난다. 검도나 육상 등의 스포츠를 하고 있는 11~13세의 활발한 남자에게 잘 발생한다.

a 증상

정강뼈거친면부분의 부풀어 오름, 압통, 운동통증이다. 안정 시에는 통증은 없다. 뼈끝판이 폐쇄될 무렵에는 증상은 소실하지만, 돌출한 정강뼈거친면은 그대로 치유한다.

b 치료

스포츠의 금지와 안정으로 통증은 경감한다. 통증이 격렬한 경우에는 국소에 부신피질호르몬을 주입한다. 또한 골편이 정강뼈거친면에서부터 분리하여 통증이 진정되지 않을 때는 골편 적출술을 시행한다. 정강뼈거친면의 융기를 남긴 채로 치유하는 일이 많다.

2 페르테스병

페르테스병은 넙다리뼈 뼈머리와 목의 허혈성 괴사이며 생성원인에는 외상, 혈관병변, 내분비 이상, 콜라겐 대사이상 등 여러 가지 설이 있다. 호발연령은 6~8세이며 성별에서는 남자에게 여자의 4~5배가 관찰되고 특히 달려가거나 뛰어오르는 활발한 어린이에게 잘 발생하는 경우가 많다고 일컬어지고 있다.

대부분은 한쪽성이고 초기에는 뼈머리 괴사가 방생하고 뼈머리에 함몰을 나타낸다. 또한 연골 내 골화가 정지하기 때문에 뼈머리연골은 두께가 증가하고 X선 영상에서 관절틈새의 확대가 관찰된다(▶그림 2). 함몰이 진행하면 뼈머리핵은 편평화한다. 목부분의 뼈끝연골의 장애에서는 목부분이 단축을 나타낸다.

수복기에는 신생혈관을 수반하는 섬유조직의 진입과 괴사된 뼈의 흡수와 뼈의 신생이 관찰되고, 뼈머리핵은 X선 영상에서 농담음영을 나타내는 분열영상이 관찰된다. 완전한 신생뼈 치환에는 2~3년을 필요로 한다.

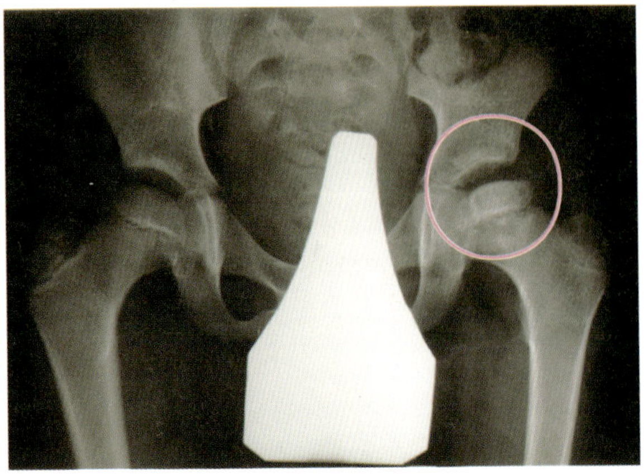

▶그림 2 페르테스병
관절틈새의 확대, 뼈머리핵의 편평화가 관찰된다.

a 증상

가벼운 파행과 운동 시의 엉덩관절에서부터 넙다리부분에 걸친 통증으로 발견되는 일이 많다. 또한 관절가동범위에서는 벌림 제한이 주이며, 병기의 진행으로 다리의 단축, 큰돌기 고위, 트렌델렌버그 현상의 양성이 관찰된다.

b 치료

하중저하를 주체로 한 보존적 치료가 채택된다. 지속 벌림 위치의 견인이나 하중저하 보장구를 시행한다. 엉덩관절은 벌림 위치로 하고 뼈머리를 볼기뼈절구 내에 넣어 뼈머리의 변형을 방지한다. 수술치료는 괴사가 광범위한 것이나 뼈머리의 변형이 심하게 진행되는 것 같은 경우는 넙다리뼈 내반 비틀림 감소 뼈자름술, 넙다리뼈머리 앞쪽회전 뼈자름술, 골반 뼈자름술에 의해서 뼈머리의 하중저하나 절구의 재건이 시행된다.

발병연령이 낮은 것, 괴사병변의 범위가 좁은 것, 뼈몸통 끝에 변화가 적은 것 일수록 예후가 양호하다. 괴사된 뼈의 수복에는 2~5년을 필요로 하지만 뼈머리 목부분의 변형, 큰돌기 고위, 부분탈구 변위가 남으면 장래에 변형성엉덩관절증으로 이행한다.

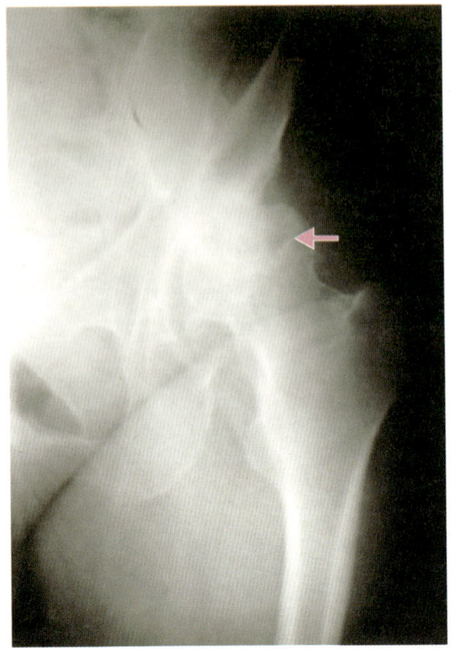

▶그림 3 특발성넙다리뼈머리 괴사
투과음영 영상. 함몰변형이 관찰된다(화살표)

3 특발성넙다리뼈머리 괴사

특발성넙다리뼈머리 괴사(idiopathic necrosis of the femoral head)는 성인의 넙다리뼈 뼈머리의 허혈성 괴사이고 그 원인은 불명이다. 최근에 증가경향에 있으며 스테로이드제제의 상용자, 알코올의 다음이나 중독자에게 발생하는 일이 많고 지방색전, 혈관병변, 혈액응고이상 등에 의한다고 한다. 뼈머리 관절면의 괴사에 의해서 함몰파괴를 초래하고 관절면의 부정합을 일으킨다(▶그림 3).

호발연령은 19~70세로 그 폭이 넓으며 30~59세에 가장 많다. 남녀비율은 남성이 여성의 약 3배이다. 양쪽 발생사례가 약 절반이다. 간장애와의 합병사례가 많고 기타 혈관병변을 수반하는 것이 많다.

a 증상

초기에는 엉덩관절 통증 및 관절가동범위의 제한, 특히 벌림, 안쪽회전 장애가 관찰된다. 차츰 파행 및 통증이 강화된다.

b 치료

보존적 치료는 견인 및 하중면제이지만 1차적 통증제거효과 뿐이다. 초기사례에는 넙다리뼈 뼈자름술(내반 뼈자름술, 굽힘 뼈자름술, 넙다리뼈머리 회전자름술)에 의해서 하중 면의 이동이나 하중면제를 시행한다. 괴사가 광범위하게 미치고 있는 경우는 연령적으로 젊어도 부득이 인공뼈머리 또는 인공 엉덩관절치환술이 시행된다.

4 킨뵉병(반달뼈연화증)

킨뵉병은 손의 반달뼈의 뼈연골증이다. 명백한 외상은 관찰되지 않고 반달뼈에의 혈행장애가 원인이라 생각되고 있다. 호발연령은 20~50세의 남자에 많고 손목관절에 항상 부하가 걸리는 것 같은 직업 예컨대, 미장공이나 목수에 많다.

a 증상

손목관절의 바닥쪽/등쪽 굽힘 때에 통증과 가동범위 제한을 초래한다. 또한 반달뼈부분의 압통이나 종창이 관찰된다. X선 소견에서는 반달뼈의 편평화, 분열영상이 인지된다.

b 치료

우선 안정이 중요하며 보장구나 석고붕대 등으로 고정을 시행하지만 치료에 장기간을 필요로 하기 때문에 수술을 시행하는 일이 많다. 수술적 치료에는 반달뼈(월상골)와 알머리뼈(유두골) 사이의 고정술, 반달뼈 적출술, 노뼈 먼쪽부위 단축술, 인공반달뼈삽입법을 채택한다.

5 제1쾰러병

제1쾰러병은 발의 발배뼈의 뼈연골증이다. 4~8세의 남아에 잘 발생한다. X선에서는 발배뼈 골핵은 편평화, 뼈 경화영상이 인지된다.

a 증상

발배뼈부분에 운동통증, 압통, 종창이 있으며 파행이 인지된다.

b 치료

안정과 세로아치를 붙인 발바닥판을 사용한다. 2년 정도의 경과로 자연치유하여 X선 소견도 정상화한다.

6 제2쾰러병

제2쾰러병은 제2발허리뼈의 뼈연골증이다. 10~20세 무렵의 여성에 많다. 제2발허리뼈머리에 하중이 가해져 영양혈관장애가 일어나기 때문이라 한다. 특히 하이힐의 착용에 의해서 발허리뼈에 하중이 가해지는 것에 의한다고 일컬어진다. X선 소견에서는 뼈머리부위의 편평화, 농담이 고르지 못함, 유리 뼈 조각이 관찰된다.

a 증상

발허리뼈머리부분의 통증, 압통, 종창이 인지된다. 가로아치의 저하가 일어난다.

b 치료

스포츠나 하이힐의 사용을 금지하고 안정을 시킨다. 가로아치를 붙인 발바닥판을 사용하여 하중면제를 시행한다. 관절증으로 진행된 것에서는 뼈머리의 쐐기모양 뼈자름술 또는 뼈머리절제술이 시행된다. 관절증으로 되는 것이 많고 예후는 나쁘다.

7 발꿈치뼈 골단염

발꿈치뼈 골단염(calcaneal apophysitis)은 발꿈치뼈 융기의 골단염이다. 세버병이라고도 한다. 명백한 외상은 인지되지 않고 10세 전후의 남아에 많이 관찰된다. 원인은 아킬레스힘줄에 의한 견인력 과다에 의해서 일어난다고 일컬어진다. X선 소견은 뼈끝핵의 분절화, 경화영상, 뼈끝선의 확대나 고르지 못함이 관찰된다.

a 증상

발꿈치부분의 운동통증, 아킬레스힘줄부분의 압통이 관찰된다.

b 치료

스포츠를 금지하고 안정시켜 뒤꿈치를 높인 발다닥판을 사용한다. 예후는 양호하다.

F 물리치료 · 작업치료와 관련사항

1. 팔다리의 순환장애는 부득이 절단을 하게 되는 일이 많지만, 고령자의 특징이나 합병증을 안 다음에 의지장착의 기법이 필요하다.
2. 구획증후군, 허혈성 구축에 대해서 어느 부위에 일어나기 쉬운가, 그리고 어떠한 기전으로 발생하는가의 지식이 요구된다.
3. 뼈에의 혈류의 해부학적 이해를 하면 뼈의 어느 부위에 뼈 괴사가 일어나기 쉬운지를 알 수 있고 또한 그 대응에 대한 고려가 몸에 밴다.

복습의 요점

- 괴사에 빠지기 쉬운 뼈를 열거하시오.
- 괴사가 되기 쉬운 뼈의 혈관의 뻗음(주행)을 설명하시오.
- 뼈연골증의 질환을 열거하시오.

제 8 장

뼈 · 연부종양

학습목표

- 종양에 대해서 발생연령, 발생부위, 악성인가 양성인가, 다발성인가 단발성인가의 특징을 파악한다.

A 골종양

골종양 환자는 통증, 종창을 주된 호소로 하여 외래를 방문하는 일이 많다. 외상이 분명하지 않은 경우, 골종양을 염두에 두고 진찰해야 한다(▶표 1).

골종양은 원발성 종양, 유발성 종양, 골종양 유사 질환의 세 가지로 분류할 수 있다. 일본에서의 골종양의 발생빈도가 가장 높은 것은 암의 뼈 전이이다. 다음으로 원발성 골종양인 골연골종이 많고 연골종, 골낭종으로 이어진다. 한편, 악성 원발성 골종양으로서 골육종의 발생빈도가 높다. 골종양은 발생연령, 발생부위, 악성인가 양성인가, 단발인가 다발인가 등의 특징적 차이가 있다. 골종양의 치료로서는 수술치료, 방사선치료, 화학치료(항암제), 내분비학적 치료, 면역치료 등이 있다.

1 원발성 양성 골종양

a 골연골종

골연골종(osteochondroma또는 exostosis)은 긴뼈의 뼈몸통끝(metaphysis)에 버섯모양으로 발생한 뼈의 종류이다(▶그림 1). 원발성 골종양 중에서 가장 발생빈도가 높고, 또한 골종양 총수 중에서도 19%로 암의 뼈 전이에 이어서 많은 골종양이다. 단발성과 다발성으로 발생하는 것이 있다.

발생연령은 약 절반이 10세대이고 남녀차이는 인지되지 않는다. 긴뼈의 모든 뼈에 발생하지만, 호발부위는 넙다리뼈 먼쪽부분, 정강뼈 몸쪽부분 및 위팔뼈 몸쪽부분이다. 종류가 커져 주위의 연부조직이나 혈관신경을 압박하는 경우가 있다.

b 연골종, 내연골종

연골종(chondroma), 내연골종(enchondroma)은 양성 골종양이다. 발생연령은 약 반수가 10~20세대이고 남녀차이는 없다. 호발부위는 손의 손가락뼈와 손허리뼈, 발의 발가락뼈이다.

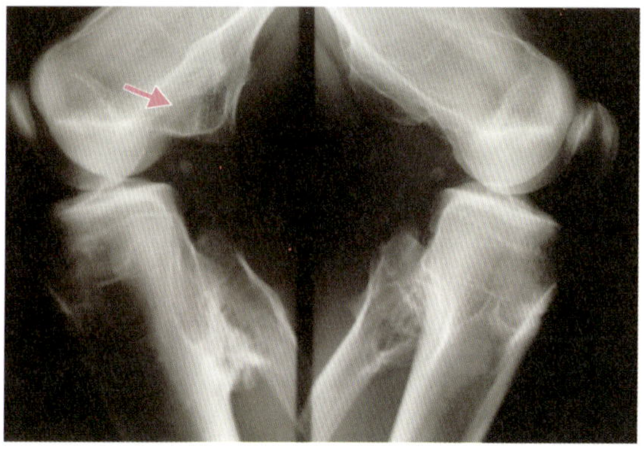

▶그림 1 골연골종

▶표 1 주된 뼈의 특징적 소견

1. 원발성 양성 골종양	호발연령	성차	호발부위	기타의 특징
골연골종	10세	성차(-)	넙다리뼈 먼쪽 정강뼈 몸쪽 위팔뼈 몸쪽	단발, 다발성
내연골종	10~20세	성차(-)	손가락뼈	단발, 다발성
골거세포종	10~30세	성차(-)	넙다리뼈 먼쪽 정강뼈 몸쪽	조직기원 불명, 양성(±)
골낭종	10세 미만 10~20세대	약간 남성	위팔뼈 몸쪽 넙다리뼈 몸쪽 발꿈치뼈	종양?
섬유성 골 이형성	10세 미만 10세대	약간 남성	넙다리뼈, 정강뼈	종양?
풋뼈뼈종(유골골종)	10~20세		넙다리뼈, 정강뼈, 종아리뼈	야간통증
2. 원발성 악성 골종양	**호발연령**	**성차**	**호발부위**	**기타의 특징**
골육종	15세 전후	약간 남성	넙다리뼈 먼쪽 정강뼈 몸쪽	통증, 종창
연골육종	40세 이후	약간 남성	넙다리뼈 몸쪽. 골반, 갈비뼈, 위팔뼈 몸쪽	풋뼈(유골), 뼈 조직을 형성(-)
골섬유육종	10~20세	성차(-)	넙다리뼈, 정강뼈, 골반	참의 섬유육종은 드물다.
Ewing육종	20세 미만	남성	골반, 넙다리뼈, 위팔뼈, 정강뼈	발열, 백혈구 증가
뼈 원발 악성 림프종	20~40세	남성	넙다리뼈, 정강뼈, 척추, 골반	증상은 경미하다
골수종	40~60세	남성	머리뼈, 갈비뼈, 척추, 골반	빈혈, 콩팥장애, 신경증상
척삭종	30~50세	성차(-)	엉치뼈, 머리뼈바닥의 경사대, 목뼈	요통, 궁둥신경통, 신경마비
3. 유발성 악성 골종양	**호발연령**	**성차**	**원발병소**	
전이성 골종양(암의 골전이)	40세에서 부터 증가	남성 여성	폐암, 전립샘암, 콩팥암, 간암, 위암 유방암, 폐암, 자궁암, 갑상샘암	

c 골거세포종양

뼈의 거대세포종양(giant cell tumor of bone)은 사이질 종양세포와 다수의 핵 거대세포로 구성되는 종양이며 원발성 골종양의 7.6%로 발생빈도가 비교적 높다. 호발연령은 20~30세대이고 호발부위는 약 절반이 넙다리뼈 아래끝, 정강뼈 위끝의 뼈끝(epiphysis)부분이다. 통증, 종창, 관절가동범위 제한 등의 증상을 수반하지만, 발육은 완만하다. 그러나 종양적출 후 재발률이 약 50%로 높은 비율임과 동시에 뼈끝에 발생하기 때문에 관절기능장애를 수반하는 일이 빈발한다.

d 골낭종

골낭종(bone cyst)의 생성원인에 대해서는 여러 가지 설이 있다. 종양설, 외상설, 염증설, 혈행장애설, 무부성괴사설 등이다. 발생빈도는 비교적 높다.

증상은 경미한 통증이고 병적 골절로 본증이 인지되는 일이 많다.

호발연령은 10세 미만과 10~20세대이며 약간 남성에 많다. 호발부위는 위팔뼈 몸쪽, 넙다리뼈 몸쪽, 발꿈치뼈이다. X선 영상에서는 긴뼈의 뼈몸통끝(metaphysis)에 뼈끝연골선에 접하는 중심성의 뼈 투명병소로서 인지된다. 경계는 명료하며 뼈겉질은 얇아져 약간 부풀어 오른다. 치료는 얇아진 뼈겉질에 창을 내어 내벽의 결합조직성 막을 소파하고 뼈 이식을 시행한다. 재발의 가능성이 높다.

e 섬유형성이상

섬유형성이상(fibrous dysplasia)의 생성원인에 대해서는 종양이 아니라 뼈의 발육장애에 의한다고 생각되고 있으나 불명이다. 비교적 많이 관찰되고 전체 골종양의 5.1%를 차지한다. 단발성과 다발성의 두 가지가 존재한다.

호발연령은 10세 미만과 10세대이고 호발부위는 넙다리뼈 및 정강뼈이지만, 모든 뼈에 발생한다. 증상은 병적 골절을 일으켜서 비로소 알게 되는 일이 많다. X선 영상에서는 불투명유리 모양의 단포 또는 다포성 반투명 병소를 나타낸다.

치료는 병소절제를 시행하고 뼈 이식을 시행한다. 다발사례에서는 병적 골절과 변형의 예방에 주안점을 둔다.

2 원발성 악종 골종양

a 골육종

원발성 악성 골종양 중에서는 골육종(osteosarcoma)의 발생빈도가 가장 높다. 호발연령은 15세 전후, 호발부위는 넙다리뼈 먼쪽과 정강뼈 몸쪽의 뼈몸통끝이 가장 많고 이어서 위팔뼈 몸쪽에 많다(▶그림 2). 증상은 종창과 통증이며 혈청알칼리포스포타아제와 젖산탈수소효소가 높은 수치를 나타낸다. 예후가 나쁜 종양의 하나이며 허파(폐)에 전이 등을 고려할 필요가 있다.

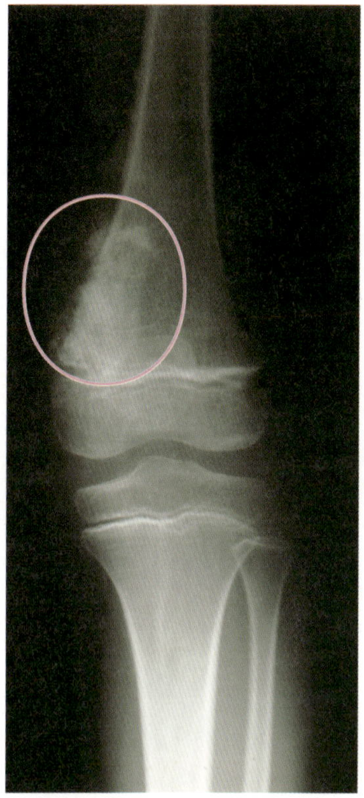

▶그림 2 골육종
뼈의 파괴와 뼈의 신생이 혼재하여 있고 뼈겉질에 병행하는 층 모양의 뼈막반응이 관찰된다.

치료는 수술 전후의 화학치료 및 이전은 수술치료로서 절단 · 분리술이 시행되었으나 최근에는 광범위 절제에 의한 환부 팔다리 보존술을 우선 생각한다. 다만 뼈 결손이 크고 인공물에 의해서 보충하기 때문에 기능장애가 매우 크다.

b 연골육종

연골육종(chondrosarcoma)은 원발성 악성 골종양 중에서 골육종, 골수종에 이어서 발생빈도가 높으며 종양은 연골세포에 유래하고 종양세포는 유리모양 연골을 형성한다. 호발연령은 비교적 고령자이고 40세 이상이 약 절반을 차지한다. 호발부위는 넙다리뼈 몸쪽, 골반, 갈비뼈, 위팔뼈 몸쪽이다.

화학치료나 방사선치료의 효과는 적고 광범위 절제술에 의한 환부 팔다리 온존술을 시행한다. 종양이 광범위한 경우는 절단이나 분리절단을 시행한다. 종양의 재발, 전이가 비교적 많이 관찰되므로 장기간의 경과관찰이 필요하다.

c 골섬유육종

골섬유육종(fibrosarcoma of bone)이라 진단되어 있었던 증상사례의 대부분이 뼈나 연골을 생산하지 않는 조직구 유래의 방추형 세포가 주된 것이라는 것 때문에 악성섬유조직구종이라 일컬어지고 골섬유육종은 드물다고 최근에 일컬어지고 있다. 호발연령은 약 절반이 10~20세대이다. 호발부위는 넙다리뼈, 정강뼈, 골반이 태반을 차지한다. 화학치료 및 방사선치료는 효과가 없으며 광범위 절제술을 시행한다.

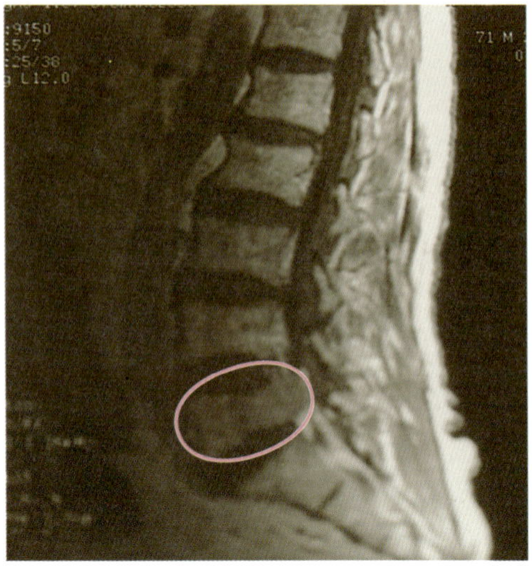

▶그림 3 척추에 전이암
제5허리뼈에 용골성 뼈 전이가 관찰된다.

d 유잉육종

유잉(Ewing)육종의 특징은 조직학적으로는 소형의 원형세포의 증식이지만, 그 기원과 본태는 불명이다. 긴뼈에서는 뼈몸통(diaphysis)에 발생하는 일이 많고 악성도가 매우 높다. 발생빈도는 골육종, 골수종, 연골육종에 이어서 많지만, 일본에서는 비교적 드물다. 호발연령은 20세 미만이고 호발부위는 골반, 넙다리뼈, 위팔뼈, 정강뼈 순서이다.

증상은 통증과 종창, 그리고 전신증상으로서 발열, 백혈구 증가를 합병한다. 화학치료 및 방사선치료가 효과를 나타내는 경우가 많다. 광범위 절제에 의해서 환부 팔다리의 온존술이 원칙이다.

e 골수종

골수종(myeloma)에서는 골수에 다발성으로 형질세포의 종양성 증식이 일어난다. 발생빈도는 골육종에 이어서 많다. 호발연령은 40~60세대이고 호발부위는 납작뼈(편평골)에서는 머리뼈, 갈비뼈, 척추, 골반 등에 다발하고 또한 긴뼈(장관골)에서는 넙다리뼈, 위팔뼈에 다발한다.

증상은 전격모양, 신경통모양 등의 다양한 통증이 특징이고, 전신증상으로서 빈혈, 콩팥장애, 신경증상을 합병한다. 스테로이드제제나 화학치료제의 투여를 시행하고 척추에 발생한 마비가 일어난 사례에는 추궁절제술 등의 대처수술을 시행한다. 예후는 불량이고 감염증, 콩팥장애, 출혈 등에 의해서 사망하게 된다.

3 암의 뼈 전이

전체 골종양 중, 암의 뼈 전이(metastatic bone tumor)가 가장 빈도가 높다. 호발부위는 척추가 가장 많고(▶그림 3) 이어서 골반, 넙다리뼈, 위팔뼈, 갈비뼈 등에 전이하는 일이 많다. 그리고 다발성으로 뼈 전이를 하는 것이 특징적이다. 원발 병소는 유방암이 가장 많으며 이어서 폐암이 많다. 증상은 통증이고 자주 병적 골절을 합병한다. 척추에 전이하여 마비를 합병한 사례에서는 추궁절제술에 의한 압력제거를 시행하고, 병적 골절에 대해서는 종양절제와 뼈접합술을 시행한다.

B 연부종양

1 양성연부종양 (▶표 2)

a 지방종

지방종(lipoma)은 양성연부종양 중에서 가장 많은 종양이며 조직학적으로는 성숙한 지방조직이고 육안적으로는 피막으로 덮여있다. 호발연령은 대부분이 30세가 지나서이고 호발부위는 몸의 온갖 장소에 발생하지만, 특히 몸통, 머리/목부분에 많고 손발의 말단에는 적다. 절제에 의해서 재발, 악성화는 관찰되지 않는다.

b 혈관종

혈관종(angioma 또는 hemangioma)은 지방종에 이어서 많으며, 조직학적으로는 모세관의 증식으로부터 생기는 모세혈관종과 혈관공간이 해면모양으로 확장한 해면모양혈관종의 발생빈도가 높다. 소아에 호발하고 선천성의 과오종이라 생각되고 있으며 호발부위는 팔다리, 몸통이다.

c 신경집종

신경집종(schwannoma)은 양성연부종양 중 지방종, 혈관종에 이어서 많이 관찰된다. 조직학적으로는 슈반세포(Schwann cell) 유래의 방추형 세포의 핵이 울타리모양으로 배열하는 종양이며 말초신경에 발생하고 육안적으로는 피막으로 덮여 고립성이다.

▶표 2 주된 연부종양의 특징적 소견

1. 양성연부종양	호발연령	성차	호발부위	기타의 특징
지방종	40~60세이고 종류가 현저하다	성차(-)	몸통, 목	얇은 섬유성 막으로 싸여 있다
혈관종	소아	성차(-)	팔다리, 몸통	거대하게 되는 일이 있다.
신경집종	20~50세대	성차(-)	신체 각 부분	목에서는 위팔신경얼기에서부터 발생
결절종	10~20세대	성차(-)	손목관절 등쪽	인대에서부터 발생 종양? 젤리모양의 점액
토리종양	성인 이후	성차(-)	손가락끝, 손톱 마루밑	한랭 시에 격렬한 통증
데스모이드종양	사춘기~40세대	성차(-)	배속빗근, 배바깥빗근, 배가로근	난치성의 종양
2. 악성연부종양	**호발연령**	**성차**	**호발부위**	**기타의 특징**
악성섬유성	50~70세	약간 남성	다리, 볼기부분	조직은 꽃돗자리 모양 조직구종
섬유육종	30~50세	성차(-)	넓적다리, 어깨	비교적 드물다 조직은 능직모양
지방육종	30~60세	성차(-)	다리, 배막뒤공간	탄성의 부드러운 종양
횡문근육종	10세 이하	성차(-)	머리와 목부분, 눈확, 위턱, 코인두강	소아에 많다
혈관육종	50세 이후	남성	머리, 얼굴	비교적 드물다

호발연령은 20~50세대이고 호발부위는 신체 각 부분이며 특히 목에서는 위팔신경얼기에서부터 발생하는 일이 많다.

d 결절종

결절종(ganglion)에서는 관절주위 연부조직, 힘줄집, 기타의 중배엽성 세포로부터 점액다당류가 방출되어 낭포를 형성하여 종류가 된다. 호발연령은 10~20세대이고 호발부위는 손이며 특히 손목관절 등쪽에 엄지손가락 끝 크기의 종류로서 부풀어 오르게 된다. 육안적으로는 관절주머니, 인대에 줄기를 가지는 주머니모양의 종양으로서 관찰되고 내부에는 젤리모양의 점액모양 물질이 충만하여 있다. 종양을 주사바늘로 천자하면 젤리모양 물질을 흡인할 수 있으나 재발의 가능성이 높다.

종양에 의해서 어떠한 장애가 있으면 종양을 적출하지만, 줄기까지 따라가서 건강한 부위를 포함하여 적출할 필요가 있다.

2 악성연부종양

a 악성섬유성조직구종

최근의 병리진단기술의 진보에 따라 섬유육종 등이라 진단되었던 종양이 사실은 조직구 유래라 일컬어지는 방추형 세포의 증식에 의한 악성섬유성조직구종(malignant fibrous histiocytoma)이라는 것이 판명되어 본 종양이 전체 연부육종 중에서 가장 많다고 한다.

호발연령은 50~70세이고 남자에 약간 많다. 호발부위는 다리, 볼기부분, 팔이다. 예후는 5년 생존율에서 44%이고 전이의 대부분은 허파이다. 치료는 종양의 절제술을 시행하지만, 할 수 없는 경우는 절단 또는 분리절단술이 시행되고 수술 후는 다약제 병용치료나 방사선치료가 시행된다.

b 섬유육종

섬유육종(fibrosarcoma)은 피막에 덮인 경계가 명료하고 딱딱한 섬유다발의 종류이다. 조직학적으로는 섬유모세포모양 종양세포다발이 주체이다. 그러나 최근에는 섬유육종이라 진단이 내려졌던 대부분이 악성섬유조직구종이라 일컬어지고 전체 악성 연부종양 중 섬유육종의 출현빈도는 7위라 일컬어지고 있다. 호발연령은 30~50세대이지만, 모든 연령층에 발생한다. 호발부위는 팔, 어깨, 다리, 몸통이다.

조직상이 미분화인 것일수록 예후는 불량하다. 광범위 절제술이나 절단을 시행한다.

c 지방육종

지방육종(liposarcoma)은 악성연부종양 중 발생빈도가 높은 종양이고 호발연령은 30~60세대이다. 호발부위는 다리, 뒤복막공간, 팔, 몸통의 순서로 많다. 팔다리에서는 근육 내에 존재하고 뒤복막공간에서는 콩팥 주위에 거대한 종류를 형성한다.

예후는 비교적 양호하지만, 사망사례에서는 허파 전이가 많다. 종양의 광범위 절제술이 일반적이다. 수술 후는 항암제의 투여로 전이의 방지를 한다.

d 횡문근육종

횡문근육종(rhabdomyosarcoma)은 횡문근모세포에 유래하는 악성종양이다. 발생빈도는 연부악성 종양 중 지방육종에 이어서 많다. 호발연령은 10세 이하의 소아이고 호발부위는 머리/목부분, 눈확(안와), 위턱, 코인두강이다. 예후는 매우 나쁘고 허파, 간, 뼈에 전이를 일으켜 사망하게 된다. 수술 전부터 항암제를 투여하고 수술은 광범위 절제술 또는 절단을 시행한다.

C 물리치료 · 작업치료와 관련사항

원발성 악성골종양의 최근의 치료는 광범위절제술에 의한 환부 팔다리 온존술이 시행되는 일이 많지만, 개개인에게 그 재건술이 다르다는 것으로부터 인공물의 보충이나 재건방법을 알 필요가 있다.

복습의 요점

- 골육종의 특징을 열거하시오.
- 각각의 종양의 호발연령 등의 특징을 열거하시오.

제 9 장

신경 · 근육질환

학습 목표

- 뇌성마비의 변형을 요약한다.
- 운동신경세포 질환의 특징에 대해서 이해한다.
- 근육약화의 병태상을 학습한다.

A 신경질환

1 뇌성마비

뇌성마비(cerebral palsy ; CP)란 수태에서부터 신생아 동안에 어떠한 장애가 뇌에 발생하여 운동장애, 정신장애나 감각계통의 장애, 그리고 간질 등의 증상이 출현하는 것을 말한다.

a 원인

뇌의 병변이 발생한 시기에 따라 출생 전, 주산기, 출산 후로 나누면 발병빈도에 대해서는 각각 30%, 60%, 10%이며 주산기 장애에 의한 것이 가장 많다.

출생전기 장애에는 유전자의 장애에 의한 것, 바이러스감염증, 방사선장애, 중독 등이 있다. 주산기장애에서는 미숙아, 저산소장애, 중증황달에 의한 것이 많다. 출생 후기 장애는 뇌염, 뇌혈관장애, 경련 등의 원인이 있다.

b 병태생리

주산주변기의 외인에 의한 것이며 성장, 발달의 단계에 따라서 변화한다는 것으로부터 성인의 신경질환과 크게 다르다. 정상 신생아는 출산 후 약 1일에서 일정한 근육긴장이 출현하지만, CP에서는 낮은 긴장상태가 오래 지속되거나 운동감소 또는 소리높여 우는 것의 미약, 젖을 빠는 힘의 저하, 경련발작 등이 인지된다. 증상으로서 근육긴장의 이상, 운동발달의 지체, 자세의 이상, 반사의 이상이 관찰된다. 병태생리학적 관점, 발현부위로부터 뇌성마비의 병형을 아래와 같이 분류할 수 있다.

■ 병태생리학적 분류

(1) 강직형(spastic type)

겉질운동계의 장애이며 수의운동이 장애되고 근육긴장의 항진, 심부반사 항진, 병적 반사의 출현이 관찰된다. 또한 강직에 경직(rigidity)이 혼재하고 있는 경우가 많으며 팔에서는 어깨관절의 모음, 안쪽회전, 팔꿉관절 굽힘, 아래팔 엎침, 손 및 손가락관절의 굽힘, 엄지손가락 모음, 다리에서는 엉덩관절 굽힘, 모음, 안쪽회전, 무릎관절 굽힘, 발은 꿈치바깥들린휜발(내반첨족)이며 보행 시에는 "가위걸음(scissor' s gate)"이 된다.

(2) 무정위형(athetotic type)

피라미드바깥길(추체외로)계의 근육긴장 이상이며 불수의운동이 팔다리 및 몸통에 인지된다. 근육긴장이 높은 것과 낮은 것이 있다. 근육긴장의 변화는 불수의운동으로서 나타나고 얼굴, 목, 팔에서 다른 부위에 비하여 두드러지게 관찰된다. 정신적 긴장이나 수의운동 노력에 의해서 불수의운동은 강화된다.

(3) 경직형 (rigid type)

팔다리, 몸통은 딱딱하게 땅기고 이를 납관현상(lead pipe phenomenon)이라 하며 수동운동에 대한 저항이 지속적으로 있다. 저항이 단속적으로 일어나는 경우는 톱니바퀴현상(cogwheel phenomenon)이라 하고 톱니바퀴를 돌리는 것 같은 느낌이다.

(4) 실조형 (ataxic type)

소뇌의 병변으로 발생하고 협동운동장애가 인지된다. 소뇌 이외에 뇌줄기, 피라미드바깥길계, 겉질-다리뇌-소뇌로의 병변으로도 일어날 수 있다. 일반적으로 근육긴장은 저하하고 낮은 긴장과 정상 사이를 동요한다. 발달초기에는 실조는 알기 어렵지만, 기립이나 보행을 하게 되면 명료해진다.

■ 장애발현부위로부터의 분류

(1) 단일마비 (monoplegia)

한쪽 팔다리만의 마비이고 드물다.

(2) 편마비 (hemiplegia)

팔다리의 좌우 어느 쪽인가의 마비이며 강직형에 많다.

(3) 삼지마비 (triplegia)

양 다리와 한쪽의 팔의 마비인 경우가 많다.

(4) 사지마비 (tetraplegia)

사지의 마비이다.

(5) 양쪽마비 (diplegia)

사지의 마비이지만, 다리 쪽이 팔의 마비보다 심하고 강직형에 많다.

c 진단

가급적 조기에 진단하여 조기에 치료를 시행하는 것이 원칙이다. 우선 출생 전, 주산기, 출생 후의 위험인자(risk factor)의 지식으로부터 CP의 관련인자를 조사하는 것이 중요하다. 미숙아, 가사분만, 중증황달, 고열, 경련은 CP의 높은 인자가 된다.

운동신경계의 발달은 영유아기에는 원시적 반사가 지배하는 운동이 주체이지만, 차츰 중추신경계가 성숙완성이 관찰되면 상위중추의 제어에 의해서 저위의 원시적 반사가 억제되어간다. 이러한 반응이나 반사는 신경생리학 영역에서는 이미 예부터 잘 알려져 있는 것이며 조기진단에 이용되고 있다.

보이타(Vojta)는 7개의 자세반사를 이용하여 신생아기부터 CP의 유무를 판단하고 있다. 밀라니-꼼빠레띠(Milani-Comparetti)는 바로잡기반응, 낙하산반응, 경사반응의 세 가지 지표로서 발달 차트를 작성하고 있다.

게다가 정상적 정신운동발달(➡ NOTE-1)로부터의 지체를 체크한다(▶그림 1).

d 치료

신생아기부터의 조기치료와 그리고 장기간의 치료와 교육(요육)을 필요로 하기 때문에 지체부자유아시설에서 시행되는 경우가 많고 모자입원, 단독입원, 통원의 형태를 취하고 있다. 조기에는 보바스(Bobath)나 보이타(Vojta)에 의한 신경운동발달학적 치료, 신경생리학적 치료가 시행된다.

보이타법은 반사성 배로 기기 운동이나 반사성 몸 구르기 운동을 이용해서 초조기부터 훈련을 시행하는 방법이다. 또한 보바스법은 비정상적인 자세반사를 억제하면서 정상적인 자세반사를 끌어내어 정상운동 패턴으로 촉진시키는 훈련이며 진단이 확정된 4~6개월 이후에 시행된다.

NOTE

1 정상정신운동발달

생후 12개월의 건강한 아이에서는 "맞섬 집기가 가능하고", "단어를 말한다". 24개월 아이에서 "2어문을 말하고", 36개월에서 "색깔의 구별을 할 수 있다". 48개월에서 "웃옷의 앞단추를 채울 수 있다". 52개월에서 "좌우의 이해를 하다" 이다.

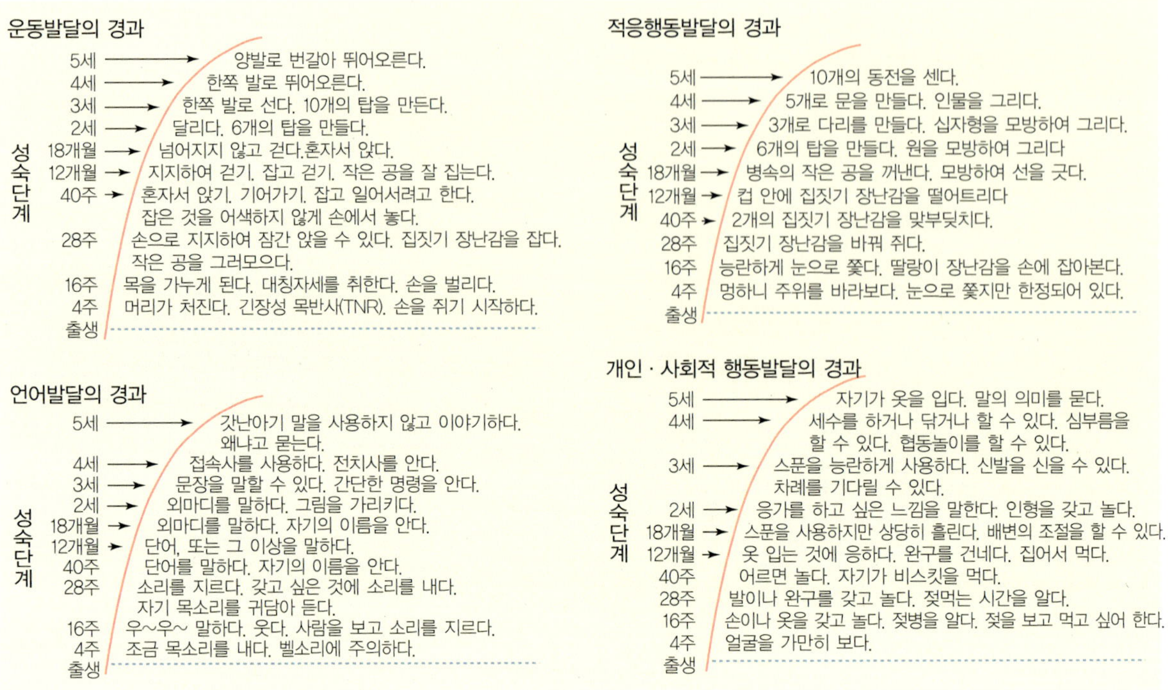

▶그림 1 정상 정신운동발달

[上田祇子 : 인간발달학. 재활의학강좌. 2권, pp.4–5, 医歯薬出版, 1985에서]

경과 중에 출현하는 변형, 구축의 예방과 교정 등에 대해서는 보장구가 사용된다. 주로 엉덩관절의 굽힘, 모음구축에 대해서 hip action brace나 꿈치바깥들린휜발(내반첨족)에 대해서 short leg brace가 착용된다. 또한 변형, 구축의 방지, 교정과 강직마비의 완화를 위해 수술치료가 시행된다.

엉덩관절 탈구의 예방에는 모음근 절단분리와 엉덩허리근 해리, 탈구한 사례에는 근육의 절단분리 이외에 폐쇄신경 절단분리 등을 시행하여 탈구를 정복한다. 발목관절에서는 꿈치들린휜발에 대해서 아킬레스힘줄연장술 등이 시행된다.

2 운동신경세포질환

운동신경세포가 선택적으로 진행성으로 변성하는 원인불명의 질환을 총칭하여 운동신경세포질환(motor neuron disease)이라 하지만, 일반적으로는 근육위축성측삭경화증(amyotrophic lateral sclerosis; ALS)을 가리킨다. 상위운동신경원과 하위운동신경원 이외에 뇌신경인 혀밑신경핵(설하신경핵), 더부신경핵(부신경핵), 미주신경핵에도 변성이 일어난다.

a 원인

원인불명의 진행성 변성질환이며 발병률은 10만명당 2~6명, 남녀비율에서는 남성에 약간 많고 발병연령은 50세대에 많다.

b 병태생리

감각장애나 지각장애는 인지되지 않으며 운동장애는 한쪽 팔 먼쪽부분의 근육위축으로부터 시작되는 일이 많고 차츰 다리, 몸통 및 얼굴로 진행한다. 손은 원숭이손이나 갈퀴손이 되는 일이 많고, 다리에서는 강직마비(spastic paralysis)나 이완성으로 발처짐이나 발처짐보행(steppage gait)이 관찰되는 것까지 다채로운 증상이 관찰된다. 진행은 빠르며 호흡근육 마비나 흡인성폐렴으로 사망하게 된다.

c 치료

근본적 치료법은 없으며 출현한 각각의 장애에 대해서 대처해야 한다. 장애가 경증인 동안은 근력저하 및 변형예방을 위한 능동운동훈련, 관절가동범위훈련을 시행하고 장애의 진행정도에 따라서 여러 가지의 부목을 고안할 필요가 있다. 보행 장애에는 전동휠체어, 그것도 미세한 근육의 움직임이나 날숨(호기)을 이용하여 조작이 가능한 장치를 고려해야 한다. 또한 의사소통에서는 문자판이나 잔존근육의 이용에 의한 전달방식을 고려할 필요가 있다.

B 근육위축병

근육 그 자체의 병변에 의해서 근력의 저하를 초래하는 질환군을 근육위축병(muscular dystrophy)라 하고 진행성근육위축병(progressive muscular dystrophy; PMD)와 근육긴장성위축병(myotonic dystrophy)로 대별된다.

1 진행성근육위축병 (PMD)

PMD는 아래와 같이 다시 몇 가지의 유형으로 분류된다(▶표 1).

a 뒤시엔느형 근육위축병 (DMD)

뒤시엔느(Duchenne)형 근육위축병(DMD)는 보행 시에 넘어지기 쉬운, 또는 높은 곳에서부터 뛰어내릴 수 없는 것 등에 의해서 발견된다. X염색체 열성유전이며 발생률은 남아 10만 명에 대해서 20명이다. 최근에는 여성의 보인자 진단 및 태아의 출생 전 진단이 가능하다.

(1) 병태생리

보행은 약 절반이 1세에서부터 1세 반 이상을 거쳐 개시되고 그 이후에 보행에 도달하는 것이 대부분이다. 보행은 양다리를 벌리고 배를 내밀어 양 무릎을 굽히며 상반신을 좌우로 흔들고 발끝으로 걷는다. 이러한 특징이 있는 보행이기 때문에 오리걸음(waddling gait)이라 일컬어진다.

누운 자세에서부터의 일어서기에도 특징이 관찰되고 양 다리를 벌리고 몸통을 크게 앞으로 굽히며, 손바닥을 바닥에 짚고 이어서 무릎에 한쪽 손을 대고 조금 일어선 부분에서 다른 쪽 손을 무릎에 짚고 안정된 부분에서 손을 조금씩 넓적다리부분으로 이동하여 허리를 펴서 기립한다. 이것을 등반성 기립

▶표 1 진행성근육디스트로피의 대표적인 3개 유형의 임상상 · 유전형식 [Rowland, 1995에서]

	뒤시엔느형(DMD)	얼굴어깨위팔형(FSH)	팔다리이음형(LG)
발병연령	유아	사춘기	조기 또는 늦게 발생
성별	남아	성 차이 없음	성 차이 없음
가성비대	두드러짐	드물다	적다
초발부위	다리이음뼈	팔이음뼈	팔다리 몸쪽부분
얼굴근육 위축	드물다	반드시 발생	없음(?)
진행도	비교적 빠르다	느리다	중간
관절구축 및 변형	반드시 발생	드물다	자주 있다
유전형식	X염색체 열성	상염색체 우성	상염색체 열성

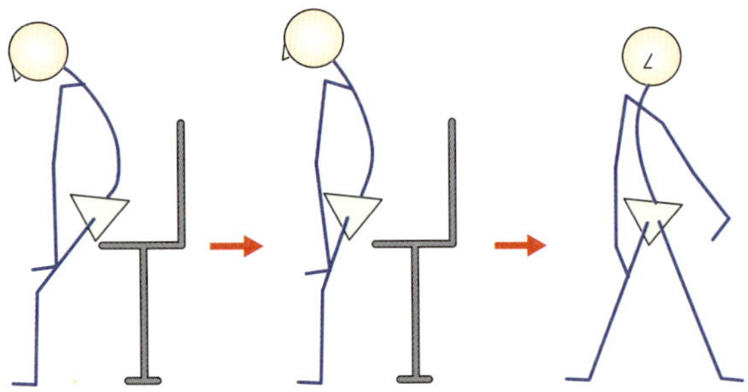

▶그림 2 근육위축병의 기립패턴
등반성 기립이 특징이다.

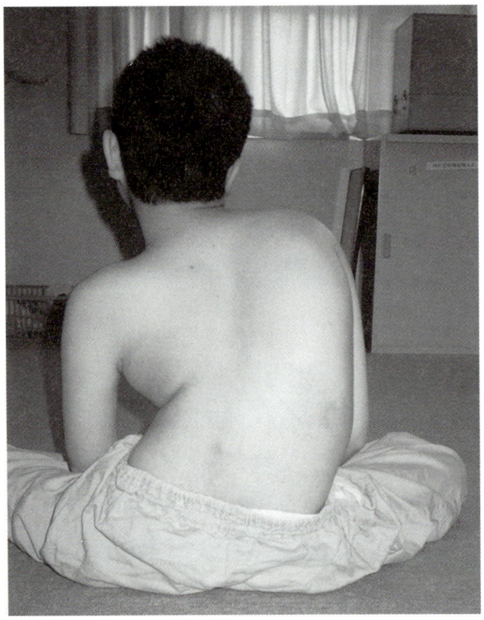

▶그림 3 근육위축병의 척추변형
척추의 측만이 현저하게 인지된다.

(climb up on his leg) 또는 가워즈징후(Gowers sign)라 한다(▶그림 2).

진행되면 팔다리 먼쪽부분에서부터 전신의 근육위축에 이르지만, 종아리부분의 장딴지근(비복근) 및 가자미근은 비대가 관찰되고 이것을 가성비대라 한다. 10세 무렵에는 보행불능이 되고 척추의 전만 및 측만의 진행, 그리고 관절의 구축이 심해진다(▶그림 3).

손가락 기능은 팔다리나 몸통의 장애정도에 비하면 비교적 오래 유지되어 있다. 말기에는 호흡근도

▶표 2 근육위축병의 기능장애도
[일본 후생노동성 연구반에 의함]

Stage	기능장애(disability)
I	계단을 오르는 데에 손의 보조를 필요로 하지 않는다.
II	계단을 오르는 데에 손의 보조를 필요로 한다.
III	앉은 자세에서부터의 기립은 손을 사용해서 가능하다.
IV	앉은 자세에서부터의 기립은 손을 사용해도 불가능하지만, 서게 해준 다음부터는 보행이 가능하다.
V	기립보행은 불가능하지만 네발기기는 가능하다.
VI	네발기기도 불가능하지만 앉은뱅이걸음은 가능하다.
VII	앉은뱅이걸음도 불가능하지만 앉은 자세의 유지는 가능하다.
VIII	앉은 자세의 유지도 불가능하고 항상 침상에 누워 있는 사태이다.

장애되어 20세까지에 호흡부전 또는 심부전으로 사망하게 된다. 기능장애 정도를 나타내고 있는 것에 일본 후생노동성 근위축증 연구반에 의한 8단계의 분류가 있다(▶표 2).

(2) 치료

근본적인 치료법은 없으며 부동성 위축 및 변형의 예방이 중요하다. 기립보행의 유지훈련에 대해서 도쿠시마(德島)식 보행용구(용수철 부착 무릎관절보장구) 또는 앉은 자세유지를 위해서는 몸통유지용 앉은 자세 보장구를 필요로 한다. 그리고 미력한 손가락근육으로 작동하는 전동휠체어 등도 고려한다.

b 베커형 근육위축병

베커(Becker)형 근육위축병의 발병연령은 5~25세이고 X염색체 열성유전이다. 주된 이환근육은 다리이음뼈의 근육이고 진행은 완만하다. 보행불능 시기는 35세 무렵이며 결과는 천수를 다하는 경우가 많다.

c 팔다리이음형 근육위축병 (LG)

팔다리이음형 근육위축병(limbgirdle muscular dystrophy ; LG)의 발병연령은 10~20세 무렵이며 상염색체 열성유전이다. 이환근육은 허리볼기부분,

때로는 팔이음뼈의 근육이며 20~30년의 경과로 보행불능이 된다. 베커형과의 감별에는 근육의 디스트로핀 염색이 필요하다.

d 얼굴어깨위팔형 근육위축병 (FSH)

얼굴어깨위팔형 근육위축병(fasciosca-pulohumeral muscular dystrophy; FSH)의 발병연령은 20~30세 무렵이고 상염색체 우성유전이다. 이환근육은 얼굴근육, 팔이음뼈 근육이며 진행은 느리고 40세 이후에 일부의 환자는 보행불능이 된다. 거의 천수를 다한다.

e 후쿠야마형 근육위축병

후쿠야마(福山)형 근육위축병의 발병연령은 1세 미만이며 상염색체 열성유전이다. 이환근육은 팔다리 몸쪽 근육이나 얼굴근육이고 또한 지능장애가 있다. 보행은 태어나서부터 불가능하지만, 여아에서는 보행가능 사례가 있다. 진행은 느리다.

2 근육긴장성 위축병

근육긴장성 위축병(myotonic dystrophy)의 발병연령은 20~50세 무렵이고 상염색체 우성유전이다. 주된 이환근육은 팔다리 먼쪽 근육, 관자근(측두근), 깨물근(교근), 목빗근(흉쇄유돌근)이다. 엄지두덩이나 혀를 망치로 두드리면 강직성 수축 또는 근육의 간장성 경련이 유발되는 특징적인 근육긴장증(myotonia)이 관찰된다. 또한 물건을 세게 쥐면 즉각 손가락을 벌릴 수 없는 쥐기 근육긴장증(grip myotonia)이 인지된다.

이마부분에 젊어서 벗어진 대머리, 지능장애, 백내장, 내분비이상, 칼슘대사이상, 생식샘 (성선) 위축을 합병한다. 근전도에서는 급강하 폭격음이라 일컬어지는 특징적인 소리가 발생한다.

C 물리치료 · 작업치료와 관련사항

1. 뇌성마비의 조기진단법을 이해하고 운동발달의 평가를 시행할 것. 또한 운동장애, 정신장애나 감각장애, 그리고 간질 등의 증상의 지식을 얻는 것이 물리치료 · 작업치료와의 연관성이 높다.
2. ALS 등의 운동신경세포 질환이나 근육위축병의 장애정도, 진행과정을 아는 것이 지금 대처해야 할 물리치료 · 작업치료의 목적이 된다.

복습의 요점

- 뇌성마비의 병형, 장애 발현부위에 대해서 언급하시오.
- 정상적 정신운동발달의 평가의 요점을 설명하시오.
- 근육위축병의 장애경과를 설명하시오.

제 10 장

척추의 질환

학습 목표

- 척추 척추원반탈출증의 병태, 증상, 치료에 대해서 학습한다.
- 요통의 원인이 되는 질환에 대해서 학습한다.
- 측만증에 대한 기초지식을 학습한다.
- 척추피열의 병태상을 파악한다.

A 척추의 여러 가지 질환

1 목뼈 척추원반탈출증

목뼈 척추원반탈출증(herniated nucleus pulposus of the cervical spine)의 병태는 척추원반의 퇴행성 변화에 의한 섬유고리 파열부분으로부터의 수핵의 탈출이다. 이것에 의해서 목의 척수나 목의 신경뿌리를 압박하여 척수증상(myelopathy) 및 신경뿌리 증상(radiculopathy)을 초래한다(▶그림 1). 헤르니아의 호발부위는 $C_{5/6}$, $C_{6/7}$이고 이어서 $C_{4/5}$이다. 호발연령은 30~50세이고 남성에 많다.

a 증상

뒤쪽 헤르니아에서는 목의 척수를 압박하여 압박성 척수장애를 초래한다. 뒤옆쪽 헤르니아에서는 신경뿌리를 압박하여 신경뿌리 자극이나 마비증상이 일어난다. 척수증상은 척수장애 수준보다 이하의 지각, 운동장애, 배뇨장애 또는 힘줄반사 항진이 출현한다. 신경뿌리 증상은 아래팔이나 손가락의 지각장애, 운동장애가 인지된다(▶그림 2).

b 치료

보존치료로서 목뼈의 안정, 고정, 견인치료가 있다. 고정에는 목뼈 칼라를 장착한다. 견인치료는 지속적 또는 전동식 간헐견인이 시행된다. 목뼈의 젖힘(과신전), 회전은 피하도록 지도한다.

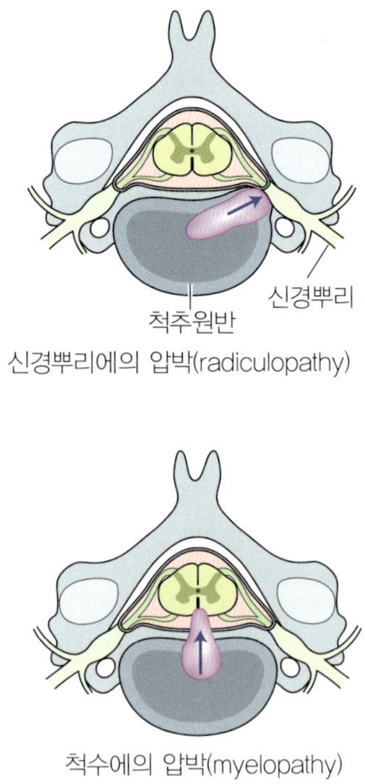

▶그림 1 수핵의 탈출

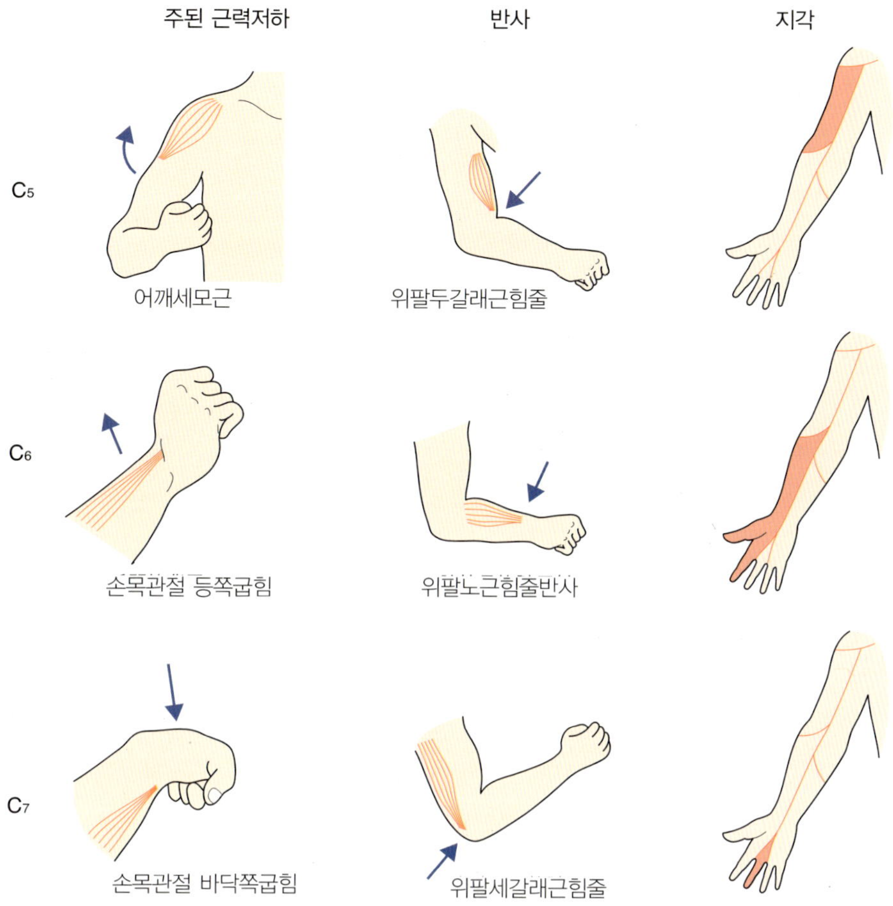

▶**그림 2 C_{5-7}의 신경학적 특징**
[Hoppenfeld, S : Orthopedic Neurology, Lippincott, 1977에서부터]

수술치료에서는 척주관의 협소화가 인지되면 척주관확대술을 시행한다. 또한 장애부위의 척추원반을 절제하고 상하 척추뼈몸통 사이에 뼈 이식을 하는 수술도 흔히 시행된다.

2 허리뼈원반탈출증

허리뼈원반탈출증(lumbar disc herniation)은 변성 척추원반에 반복되는 부하 및 선천적 소인 등이 관계하고 섬유고리에 방사상 균열이 형성되어 수핵이 돌출 또는 탈출하여 발병한다. 헤르니아 종류(tumor)는 신경뿌리 또는 말총(마미)을 압박하여 신경증상을 일으킨다. 남성에 발생하는 일이 많으며 호발연령은 20~40세대이다.

호발수준은 $L_{4/5}$, L_5-S_1의 하위 허리뼈에 많고 이어서 $L_{3/4}$ 척추원반이다. 헤르니아 수준과 신경뿌리와의 관계는, 예컨대 $L_{4/5}$에서 헤르니아가 발생하면 압박을 받는 신경뿌리는 L_5 신경뿌리가 된다.

a 증상

각각의 장애된 신경뿌리가 지배하는 종아리나 발의 영역에 표재지각장애와 통증 및 운동장애(근력저하)가 출현한다(▶그림 3). 정중탈출 헤르니아에 의해서 말총장애나 다신경뿌리 장애를 나타낸 경우를 제외하고 한쪽의 단일 신경뿌리장애가 발생하는 경우가 많다. 증상이 심한 급성기에서의 걷는 모습은 통증성 파행이다.

근력의 저하는 도수근력검사(MMT)법에 의해서

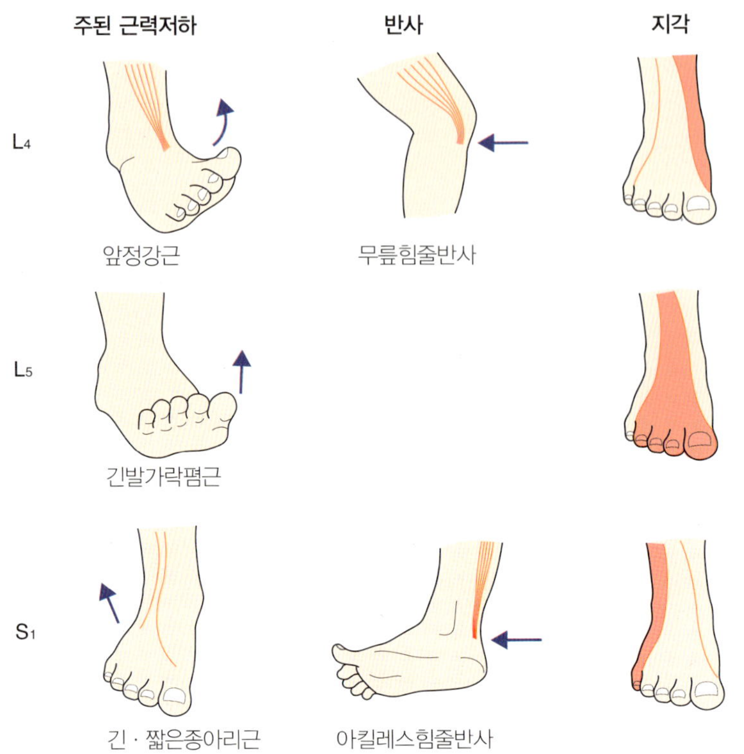

▶그림 3 L_4-S_1의 신경학적 특징

[Hoppenfeld, S : Orthopedic Neurology, Lippincott, 1977에서부터]

판단하지만, S_1신경뿌리장애에서는 맨발로 선 자세를 취하게 하면 장딴지근의 근력저하에 의해서 발꿈치를 올릴 수 없다는 것으로 L_5-S_1의 척추원반을 강력하게 상정할 수 있다. 또한 L_5 신경뿌리장애에서는 앞발부분을 등쪽굽힘을 시켜서 발꿈치로 걷는 모습을 보면 발가락 폄근군의 근력저하에 의해서 장애쪽의 발가락 또는 발목관절의 등쪽굽힘이 불충분하다는 것이 관찰되고 $L_{4/5}$의 탈출이 시사된다.

지각장애는 피부분절(dermatome) 지배에 따르면 헤르니아 수준을 판단하는 것이 보다 가능하다. 심부힘줄반사에서는 L_4 신경뿌리장애에서는 무릎힘줄반사, S_1신경뿌리장애에서는 아킬레스힘줄반사의 저하 또는 소실이 관찰되고 힘줄반사의 항진은 없다.

바로 누운 자세에서 무릎 폄 위치에서 다리를 올리게 하면 궁둥신경이 신장되어 궁둥신경을 따라가면서 땅기는 것 같은 통증을 다리에 일으킨다. 이것을 라세그(Lasègue)검사 양성 또는 다리 올림시험(straight leg raising test; SLR) 양성이라 하고 $L_{4/5}$ 또는 L_5-S_1의 헤르니아를 강력히 시사한다.

영상소견에 의해서 헤르니아의 진단 및 신경학적 수준을 판단한다. MRI 소견(▶그림 4)이나 수술을 전제로 척수조영(myelography)이나 척추원반조영(diskography)을 시행한다.

b 치료

(1) 보존적 치료

급성기에서는 안정하여 침상에 누워있는 것이다. 또한 약물치료, 물리치료(온열, 견인 및 체조치료), 보장구치료 및 신경차단 치료를 채택한다. 침대 위

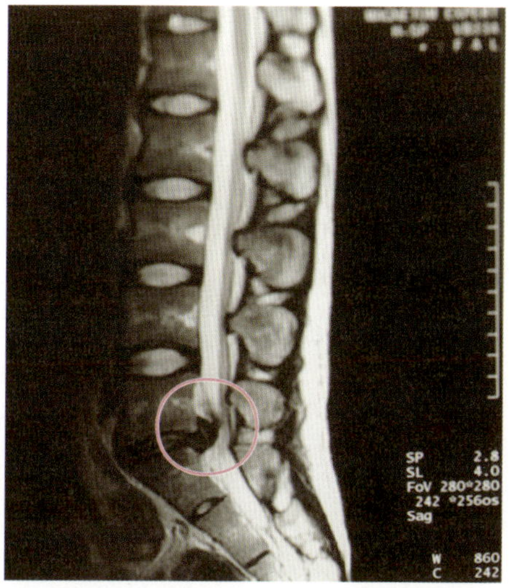

▶그림 4 L_5-S_1의 척추원반 탈출의 MRI
(T_2 강조 영상)

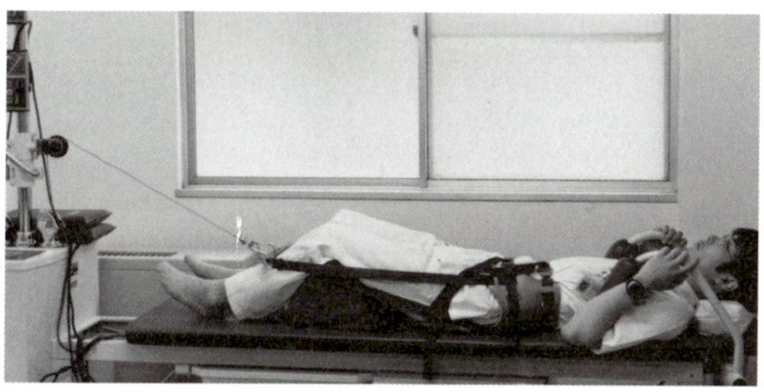

▶그림 5 골반견인

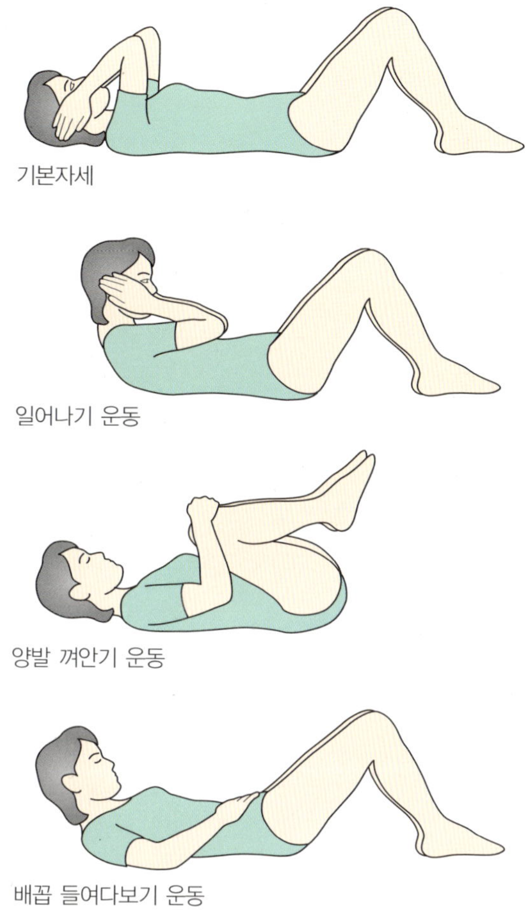

▶그림 6 요통체조의 1예

에서의 지속견인과 외래에서 사용되는 간헐견인법이 있다(▶그림 5). 골반견인은 급성기에서는 금기이다.

요통체조는 증상이 없는 시기에 시행된다(▶그림 6). 허리등근 및 배근의 강화가 목적이고 체조법의 하나인 윌리엄스(Williams) 요통체조는 유명하다. 또한 일상생활의 지도를 시행한다. 다만, 이들의 치료효과의 과학적 근거제시가 곤란하다. 대부분의 증상사례는 외래치료로 증상의 완화가 얻어진다.

(2) 수술적 치료

일반적으로 3개월의 보존적 치료를 시도하여 증상의 완화가 없고 동시에 확실한 헤르니아의 증명이 된 것에는 적응이 있다. 방광직장장애가 출현한 경우는 수술을 조급히 시행한다. 수술방법에는 뒤쪽 척추원반절제술, 앞쪽척추원반절제술, 척추고정술이 있다. 최근에는 피부경유 수핵적출술도 시행되고 있다.

3 강직성척추염

강직성척추염(ankylosing spondylitis)의 상세한 것은 제 4장 B 4항(➡ 67페이지)을 참조할 것.

4 척추분리증 및 척추전방전위증

척추의 상 · 하 관절돌기의 관절돌기사이부분의 연락이 두절된 상태를 분리라 한다(▶그림 7). 척추의 분리가 있다고 하여 반드시 요통이 존재하는 것

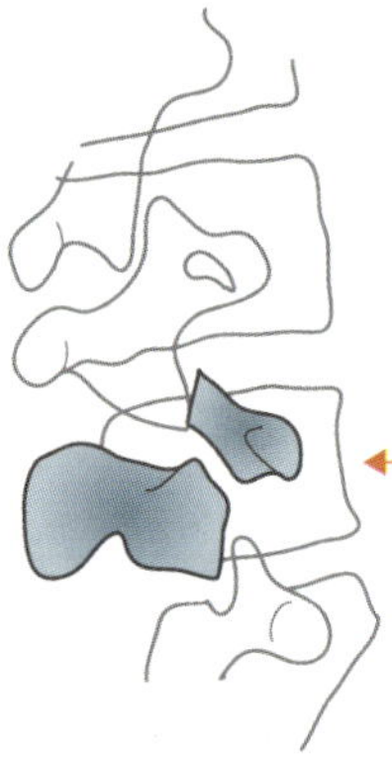

▶**그림 7 척추분리증**

X선 영상에 의한 비스듬한 위치에서 골짜기부분의 파열영상 [테리어(terrier)의 목 징후]

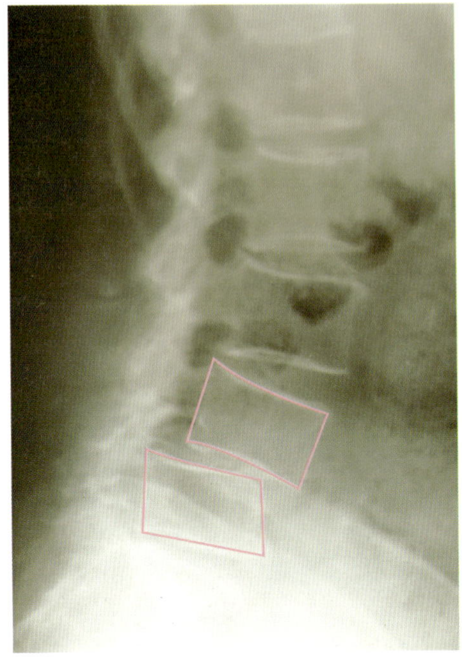

▶**그림 8 척추전방전위증**

척추원반 간극의 협소화, 전방으로 "미끄러짐(전위)"이 관찰된다.

은 아니다. 척추분리증(spondylolysis)의 호발부위는 L_5이며 스포츠 애호가의 청소년기에 다발한다. 성장기에 강력한 허리뼈의 비틀림, 등쪽굽힘이나 앞쪽굽힘을 반복해서 시행하는 것 같은 스포츠에 의해서 관절돌기사이부분에 스트레스가 가해지는 것으로부터 발생한다고 하며 일종의 스트레스골절이라 간주되고 있다. 동일 가족에 관찰되는 일도 있어 유전적 소인도 생각할 수 있다.

분리된 척추는 안정성이 결여된다는 것으로부터 척추원반의 변성에 수반하여 척추가 전방으로 미끄러지기 쉬워진다. 이것이 척추분리전방전위증(spondylolytic spondylolisthesis)이다. 그러나 분리를 수반하지 않고 나이가 듦과 함께 척추원반의 퇴행성 변성과 척추사이관절의 변성이 일어나고 게다가 척주옆인대나 허리등근군의 노화가 가해져 척추의 전방전위를 초래한다. 이것을 변성 척추전방전위증(spondylolisthesis)이라 한다(▶그림 8). 본증은 45세 이상의 여성에 다발하고 호발부위는 L_4이다.

a 증상

분리증뿐인 경우 요통은 있다 해도 경증이다. 전방전위증에서는 힘들여 일할 때에 뻣뻣해짐을 수반하는 요통을 자각한다. 척추분리전방전위증에서는 허리뼈 전만의 강화가 관찰되지만, 변성 척추분리증에서는 반대로 감소한다. 또한 변성 척추분리증에서는 다리의 저린 느낌, 탈력감, 간헐성 파행 등의 파행이 관찰되는 일이 있다. 미끄러짐이 심한 경우는 허리등부분에 계단모양의 어긋남을 관찰할 수 있다.

b 치료

분리증에서는 운동은 반년동안은 극력 중지시키고 연성 코르셋의 장착을 엄중히 지키게 한다. 청소년에서는 분리부분은 유합한다. 그러나 성인에서는 보존적 치료로 분리된 뼈의 유합은 일어나지 않기 때문에 수술적으로 뼈 이식을 시행하는 척주고정술이 시행되는 경우가 있다.

분리전방전위증에서는 안정을 시키면 요통은 경감한다. 수술적으로는 척추고정술이 시행된다.

변성척추전방전위증에서는 보존적으로는 코르셋으로 안정을 필요로 한다. 말총성 간헐성 파행(증상에 대해서는 다음 항에서 상세하게 서술)이 일어나는 경우는 허리뼈 앞쪽굽힘 위치를 유지하는 코르셋

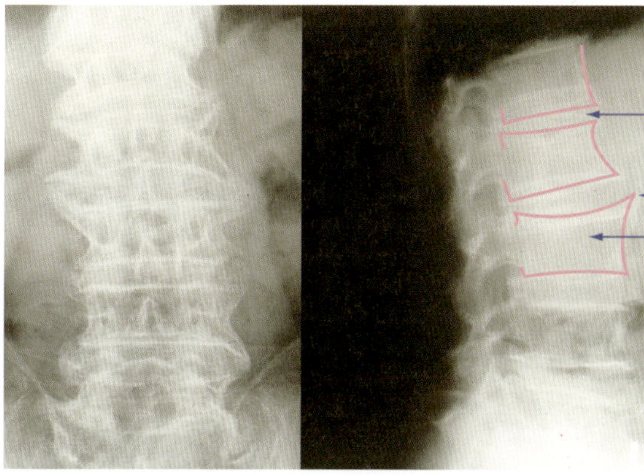

▶**그림 9　변형성척추증**
뼈돌기 형성을 수반하여 변형하고 있다.

을 장착시킨다. 수술적 치료로서는 말총의 압력제거를 위한 추궁절제술이 시행되고 아울러서 척추고정술이 이루어진다.

5 척주관협착증

척추뼈몸통과 추궁사이에 척추뼈구멍이 있는데 이것은 전체 척주를 통해서 일련의 척주관으로 구성되고 그 안에 척수가 존재한다. 그리고 각 수준마다 신경뿌리를 분지하여 팔다리 및 몸통의 지각, 운동을 지배한다. 척주관의 앞벽은 뒤세로인대(후종인대), 옆쪽과 뒤쪽으로는 황색인대가 세로로 뻗는다.

척주관이 어떠한 원인으로 좁아진 상태를 척주관협착이라 부르고 안에 포함되는 척수나 말총, 신경뿌리가 만성적으로 포착되어 신경압박증상을 나타낸 질환을 척주관협착증(spinal stenosis)이라 한다.

원인에는 태어나면서 좁은 척주관을 가진 선천성 척주관 협착, 퇴행변성에 기초하는 변성 척주관 협착, 추궁절제 등의 수술 후에 척주관이 협착하는 의원성 척주관 협착 등이 있다.

a 증상

일반적으로 요통 · 다리통증은 관찰되지 않거나 또한 있다 해도 경증이지만, 특징적인 증상은 말총성 간헐파행(cauda equina intermittent claudication)이라 불리는 것이다. 이 증상은 기립 또는 보행을 지속하면 말총성 간헐파행, 양발부분에서부터 상행하는 저림과 통증이 출현하고 기립이나 보행을 멈추면 소실하여 다시 시작할 수 있는 것이다.

b 치료

보존적 치료에서는 허리뼈 전만의 감소를 도모할 목적으로 코르셋(Williams flexion orthosis)의 장착을 시도한다. 수술적 치료에서는 압력제거 추궁절제술로 척주관의 개방을 시행한다.

B 나이가 듦에 따른 변형성 척추증

변형성척추증(spondylosis)은 척주를 구성하는 척추뼈, 척추원반, 돌기사이관절(추간관절), 여러 인대, 척주옆근육의 나이가 듦에 따른 변성 변화의 형태학적 총칭이다. 특히 변성의 진행과 더불어 척추사이 간극의 협소화, 척추뼈 가장자리의 뼈돌기, 그리고 돌기사이관절의 변성 등의 이상을 일으켜, 척주관, 척추사이구멍의 협착에 의한 신경증상을 야기한다(▶그림 9).

1 목의 척추증

목의 척추증(cervical spondylosis)은 중년 이후에 잘 발생하며 척추원반의 퇴행변성에 기초하고 특히 루슈카(Luschka)관절을 포함하는 척추뼈몸통 뒤 가쪽 주변의 반응성 뼈 증식이 일어나 신경뿌리 압박(radiculopathy), 척수압박(myelopathy), 및 양쪽의 합병을 일으킨다. 호발부위는 $C_{6/7}$, $C_{4/5}$에 많지만 전체 목뼈수준에 관찰된다.

a 증상

척추원반탈출에 공통되는 것이 많다. 목/어깨부분 통증, 운동제한이 장기간에 걸쳐 진행하는 경향이 있다. 신경뿌리가 압박을 받으면 팔의 저림, 방산통, 지각이상이 발생하고 게다가 지각둔마, 탈실, 근력저하, 근육위축의 마비증상을 일으키게 된다. 척수가 압박을 받으면 다리의 힘줄반사 항진, 강직마비에 의한 강직 보행장애 및 신경인성방광 등이 발생한다. 팔에 관해서는 앞뿔세포 또는 신경뿌리 장애라면 힘줄반사 저하를 나타내고, 반대로 힘줄반사의 항진이 관찰되면 피라미드로 장애를 상정할 수 있다.

b 치료

우선 보존적 치료를 채택하고 안정의 목적으로 목뼈 칼라를 장착한다. 그리고 목뼈견인이나 크러치필드(Crutchfield)에 의한 직접견인이 시행되고 온열치료도 추가된다.

수술치료로서는 목뼈 척추원반탈출증과 마찬가지이며 앞쪽 압력제거 · 고정술이나 뒤쪽 압력제거술이 있다.

2 변형성요추증

변형성요추증(lumbar spondylosis)은 척주를 구성하는 척추원반, 돌기사이관절의 퇴행변성에 의해서 일어나지만, 노화에 의해서 일어나는 것이기 때문에 질병의 범주에 들어가지 않고 무증상으로 경과하는 것도 많이 있다. 척주관의 협소화 및 뼈돌기에 의해서 말총이나 신경뿌리를 압박한다. 척주관이 협착하면 척주관협착증이라는 개념으로 파악한다.

a 증상

척주관의 협착에 의해서 다리증상, 뼈돌기에 의한 신경뿌리의 압박으로부터 허리다리통증이 출현한다. 이 증상의 발현에 의해서 비로소 변형성요추증이라 해야 한다.

b 치료

일반적으로 일정하지 않은 요통이 있는 것은 보존적으로 대처하고 코르셋, 온열치료 등의 물리치료가 시행된다.

C 척주의 변형

1 척주의 전만 · 후만 (뒷굽음, 앞굽음)

선 자세 보행을 채택하는 인간에 있어서 목뼈 및 허리뼈는 전만(lordosis)을 나타내고 등뼈는 후만(kyphosis)을 나타내며 골반은 약 30°의 앞경사를 이루고 있다. 또한 중력중심선은 앞뒤방향에서 보면 귓불, 봉우리(견봉), 큰돌기(대전자), 무릎관절의 앞부분, 가쪽복사의 약 5~6㎝ 앞부분이며 옆쪽에서부터는 뒤통수뼈융기(후두융기), 척추뼈 가시돌기, 항문틈새(anal cleft), 양 무릎관절 안쪽의 중심, 양 안쪽복사 사이의 중심이다.

이들의 정상적인 척주의 만곡이나 자세가 무너지면 병적 자세를 나타낸다. 등뼈의 후만이 강화되면 둥근등(round back) 또는 꼽추(gibbus)라 한다.

2 척주의 측만 (옆굽음)

척주가 옆쪽으로 만곡한 상태를 측만이라 한다.

척주측만증(scoliosis)은 기능적 척주측만(functional scoliosis)과 구축성 척주측만(structual scoliosis)으로 분류된다.

기능적 측만은 측만뿐이고 척추뼈몸통의 이상을 수반하지 않는 것이다. 구축성 측만은 척추뼈몸통의 쐐기모양 변형(wedging)이 있고 척추뼈의 비틀림이 존재한다.

a 기능적 척주측만증

일과성의 측만이며 원인이 제거되면 소실한다. 자연히 완화하는 것에 자세성 측만이 있다. 측만의 정도는 경미하고 사춘기 여자에 많다. 허리뼈 척추원반탈출증에서 반사성방어성근육경축이 일어나서 측만을 나타내는 요통측만이 있다. 또한 좌우의 다리의 길이에 차이가 있으면 보상적으로 허리뼈에 측만을 취하는 보상성 측만이 있다.

b 구축성 척주측만증

척추뼈몸통의 쐐기모양 변형과 비틀림을 수반하는 측만이다. 일단 발생하면 뼈의 성장기간 중은 측만이 한결같이 진행되고 성장종료 후 2년 정도에서 정지 내지는 느려진다. 측만의 진행정도는 뼈의 성장을 보고 진단하고 엉덩뼈능선 뼈끝핵의 성장의 상태를 지표로 한다.

이 측만증에는 원인이 분명치 않은 특발성측만증, 신경 · 근육질환(뇌성마비, 척수앞뿔염)에 의한 신경 · 근육성 측만이나 신경섬유종증 측만[폰 레클링하우젠병(von Recklinghausen disease)], 그리고 선천성 기형(유합척추, 쐐기모양척추, 갈비뼈 유합)에 의한 선천성 측만증이 있다.

(1) 특발성측만증(idiopathic scoliosis)

전체 측만증의 70~80%를 차지한다. 원인이 명백하지 않은 것이며 발병연령에 따라 다음 3개 유형으로 분류한다.

① 영유아측만증(infantile scoliosis) : 3세 이전의 영유아에 발병하고 남아에 많다. 왼쪽으로 볼록한 측만이 많다. 자연완화가 되는 것에서부터 급속히 진행되는 것까지 있다.

② 소아측만증(juvenile scoliosis) : 3~10세까지에 발병하고 성 차이는 인지되지 않는다. 오른쪽으로 볼록한 등뼈의 측만이 많다. 급속하게 측만이 진행된다.

③ 사춘기측만증(adolescent scoliosis) : 특발성의 대부분을 차지한다. 10세 이상의 사춘기에 발병하고 85%가 여성이다.

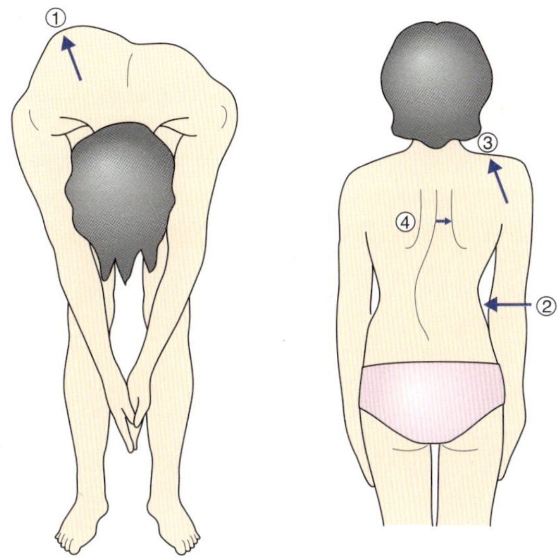

▶그림 10 척추전방전위증

① 앞으로 굽혔을 때의 등 및 허리의 좌우 높이의 불균형의 유무, ② 겨드랑이선의 좌우 불균형의 유무, ③ 양 어깨의 높이의 좌우 불균형의 유무, ④ 양 어깨뼈의 높이와 위치의 좌우 불균형의 유무.

증상 성장에 수반해서 측만이 진행되므로 성장의 상태를 엉덩뼈능선 뼈끝핵에 의해서 정확히 평가할 필요가 있다. 최초에 인지된 측만은 1차 커브라 불리고 그 상하에 균형을 유지하기 위해 2차 커브가 출현한다.

정지하여 선 자세에서 앞쪽으로 굽혔을 때의 등 및 허리의 좌우의 높이의 불균형, 겨드랑이선의 좌우 불균형, 양 어깨 높이의 좌우 불균형, 양 어깨뼈의 높이와 위치의 좌우 불균형이 인지된다(▶그림 10).

또한 물결무늬 촬영법에 의해서 척주측만을 검진하는 방법도 있다(▶그림 11).

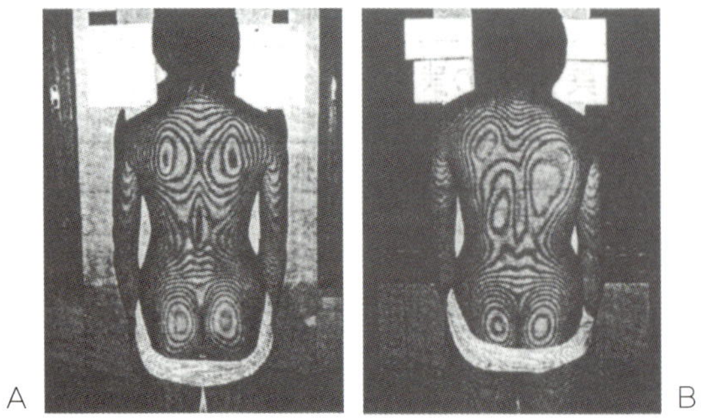

▶**그림 11 물결무늬 촬영법(moire topography)**

격자[발(bamboo blind)모양의 가늘고 긴 간극]를 통한 빛을 피검자의 등에 대고 이것을 다시 또 한쪽의 격자를 통해서 물결무늬 촬영 카메라에 의해서 사진을 촬영하는 것이다.
A : 정상인. 등에 거의 바르게 좌우 대칭의 등고선이 줄무늬 모양(물결무늬)로 되어 나타난다.
B : 측만증 환자 : 좌우 높이의 차이가 좌우 비대칭의 줄무늬 모양이 되어 나타난다.

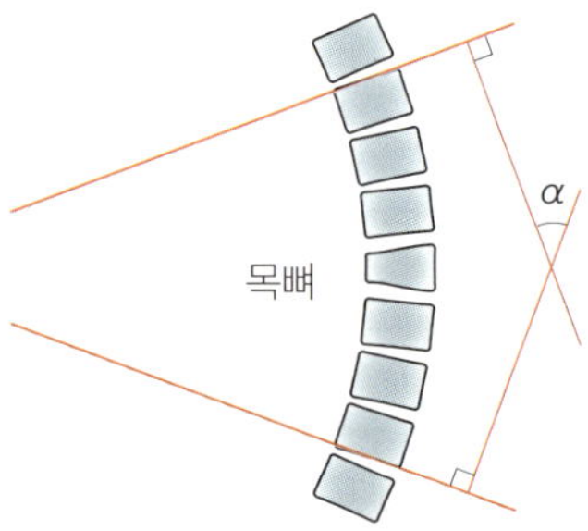

▶**그림 12 선 자세 앞뒤 X선 영상의 모식도**

α = Cobb법에 의한 측만각도

치료 측만을 완전히 똑바로 교정하는 것은 불가능하다. 치료의 목적은 측만을 가급적 교정하고 진행을 방지하는 것이다.

원칙적으로 측만의 각도가 경증[코브(Cobb)법(▶그림 12)으로 20° 이하]에서는 적극적으로 운동을 시행시키지만 측만의 교정에는 관계가 없다. 3~4개월마다 X선에 의한 경과관찰이 필요하다. 측만도가 20~50°인 등뼈 측만에는 밀워키(Milwaukee)보장구, 등허리뼈 측만 또는 허리뼈 측만에서는 underarm brace를 상시 장착할 필요가 있다.

수술을 필요로 하는 경우는 일반적으로 Cobb각이 50~60° 이상의 커브로 균형이 나쁘고, 10세 이후의 것에 적응이 된다. 측만의 교정에는 해링톤(Harrington)법, 루케(Luque)법 등의 교정 매립금속을 사용하는 수술방법이 있다(▶그림 13). 또는 앞쪽으로부터의 instrumentation surgery가 있다.

(2) 신경 · 근육성 측만(neuromuscular scoliosis), 신경섬유종증 측만(neurofibromatosis scoliosis)

신경에 의한 원인으로는 뇌성마비(cerebral palsy; CP)나 척수앞뿔염(poliomyelitis; Polio), 이며, 그리고 근육에 의한 측만의 원인으로는 근육디스트로

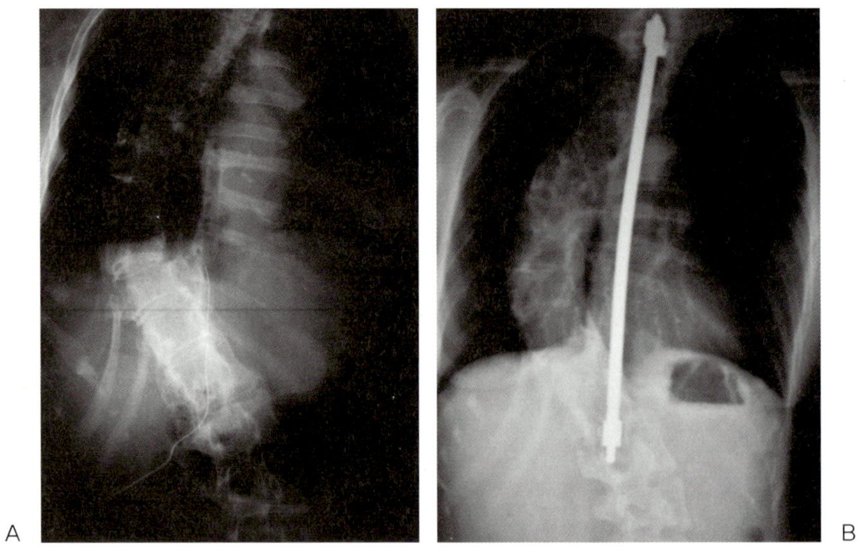

▶**그림 13 측만증의 교정법**

A : 특발성 측만증, B : 해링톤 막대(Harrington rod)에 의한 교정술

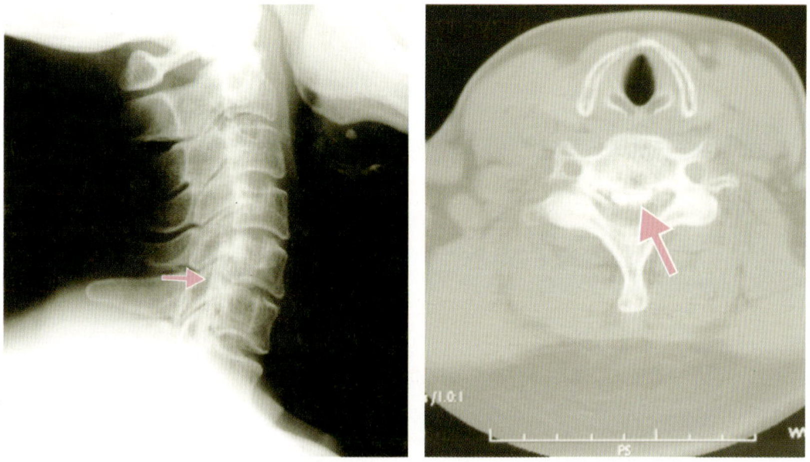

A B

▶그림 14 뒤세로인대골화증
A : X선 영상, B : CT 영상. 화살표(↑)가 골화부분이다.

피(muscular dystrophy)이다. 이들의 척주변형의 치료에서는 자세유지가 중요하다.

폰 레클링하우젠병에서의 신경섬유종증의 측만에서는 척주측만은 예리하고 짧은 후측만을 나타내며 진행은 빠르고 척수마비를 초래한다.

(3) 선천성측만증 (congenital scoliosis)

선천기형에 수반하는 측만이며 척추는 유합척추, 쐐기모양척추, 갈비뼈 유합 등을 갖고 있다.

D 뒤세로인대골화증

뒤세로인대는 척추뼈몸통과 척추원반의 뒷면을 따라 척주관의 앞벽을 세로로 뻗는다. 어떠한 원인으로 이 인대가 비후, 골화하고 느리게 척수를 압박하여 척수증상을 나타내는 것이 뒤세로인대골화증(ossification of posterior longitudinal ligament; OPLL)이다.

뒤세로인대 골화는 목뼈부위에 가장 많이 발생하지만, 등뼈에도 자주 인지된다. 빈도는 인구 10만에 대해서 6.33명이다. 남성에 많고 호발연령은 40세 이후이다. 원인은 불명이지만, 상염색체 우성유전이라 일컬어지고 있다. X선 측면영상에서 골화병소를 분절형, 연속형, 혼합형으로 분류한다(▶그림 14, 15).

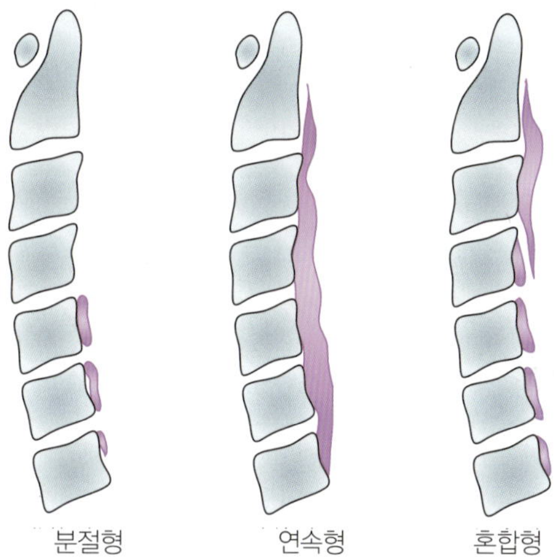

▶그림 15 뒤세로인대골화증의 골화병소 X선 분류

a 증상

초기에는 목부위의 통증, 어깨 결림 또는 목뼈 가동범위의 감소가 관찰되는 일이 있으나, 척수의 압박이 높아지면 척수마비증상이 발생한다. 팔의 저림, 손가락의 정교성운동장애, 다리의 강직마비에 의한 보행장애 등이 출현한다. 척수증상은 느리게 진행하지만, 넘어짐 등의 외상으로 발병하는 예가 있다.

b 치료

보존적 치료로서는 목뼈 칼라 또는 머리뼈 직접 견인을 시행하지만 근치적 치료로는 되지 않는다. 척수증상의 출현에 의해서 수술적 치료가 시행된다. 후방에서부터 추궁절제를 시행하여 척수의 압력제거를 목적으로 시행한다. 추궁을 절제하지 않고 척주관을 넓히는 추궁성형술(laminoplasty)도 널리 시행되고 있다. 골화병소가 2개 척추사이 이하로 한정되어 있다면 전방으로부터 척추뼈몸통을 부분 적출하여 척추원반을 절제하고 골화병소를 적출하고 뼈 이식에 의해서 척추뼈몸통 사이 고정을 시행한다.

E 척추의 기형

1 목뼈 기형

상위목뼈(upper cervical spine) 및 머리뼈 이행부분은 허리엉치뼈 부분과 함께 척추기형(anomaly)을 초래하기 쉬운 부분이다.

a 머리뼈바닥감입증

머리뼈바닥감입증(basilar impression)은 큰구멍(대후두공) 내에 제2목뼈의 치아돌기가 감입한(박힌) 머리/목 이행부분의 형성이상이다. 치아돌기부분에서 숨뇌(연수)를 압박하여 두통, 현기증, 구음장애, 삼킴장애, 눈떨림, 소뇌성운동실조, 팔다리 운동장애, 지각장애 등의 다채로운 증상을 나타낸다. 압력제거를 목적으로 뒤통수밑 감압술을 시행한다.

b 치상돌기 골

치상돌기 골(os odontoideum)은 치아돌기가 척추뼈몸통(중쇠뼈)으로부터 분리 또는 결손한 형성이상이다. 고리중쇠관절(환축관절)의 전방 부분탈구에 의해서 척수증상이 일어난다.

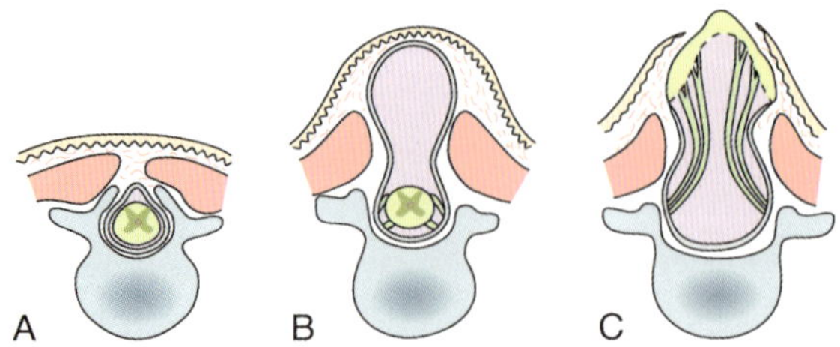

▶그림 16 척추갈림증

A : 잠재척추갈림증, B : 수막류, C : 척수수막류
[戸山芳昭 :등뼈, 허리뼈. 石井清一, 平澤泰介(감수) : 표준 정형외과학, 10판, p.462, 医學書院, 2008에서 일부 변경]

c 클리펠-파일증후군

클리펠-파일증후군(Klippel-Feil syndrome)은 선천성 목뼈유합증이며 짧은목, 날개목(익상경), 목의 가동범위 제한, 목덜미부분 모발선이 낮은 위치의 특징을 나타낸다.

2 허리뼈 기형

태생기에 추궁의 유합부전이 일어나면 척추갈림증(spina bifida)이 발생한다. 척추 갈림이 고도이면 척수나 척수막의 탈출을 수반하는 일이 있어 치료를 필요로 한다.

척추기형 중에는 이 척추갈림증(이분척추)이 가장 많고 호발부위는 제1엉치뼈, 제5허리뼈(lumbar spine)이며 성인의 약 10%에 존재하지만, 대부분은 경증이다. X선 영상으로 비로소 발견되는 일이 많고 병적 의미는 없다[숨은척추갈림증(spina bifida occulta)].

이에 반해서 출생 직후부터 관찰되는 고도의 척추갈림증에서는 허리불기부분에 부풀어 오름이 인지되고 척수의 형성이상을 수반한다. 척추갈림 부위에서부터 수막(meninges)이 부풀어 올라 그 수막류에는 뇌척수액뿐이며 척수나 말총은 박혀있지 않고 신경증상이 관찰되지 않는 수막류(meningocele)도 존재하지만, 수막류에 척수 또는 말총이 탈출한 중증사례는 척수수막류(myelomeningocele)라 불린다(▶그림 16).

a 증상

출생 때부터 신경탈락증상이 인지된다. 다리의 지각장애, 운동장애, 합병증으로서 다리의 변형, 특히 발의 내반변형, 다리의 난치성 궤양, 방광직장장애, 엉덩관절 탈구 등을 열거할 수 있다.

b 치료

척수실질이나 신경뿌리가 완전히 노출되어 있는 경우, 감염은 반드시 일어난다는 것으로부터 생후 1~2일 이내에 피부에 의한 폐쇄를 시행한다. 또한 물뇌증(수두증)에 대해서는 뇌실 배액을 시행한다. 그리고 발 변형의 예방과 교정을 필요로 한다. 다리 변형에 대한 수술로서는 생후 수개월 후에 힘줄의 절단분리나 연장술을 시행한다.

샤란드(Sharrand)의 잔존 신경기능수준 분류 및 호페르(Hoffer)의 이동능력 평가분류는 재활을 시행하는 데에 유익하다.

F 물리치료 · 작업치료와 관련사항

1. 척수분절, 신경뿌리, 말초신경의 각 수준에 따른 증상, 징후를 기억한다.
2. 변형성척추증은 척추뼈, 척추원반, 돌기사이 관절, 인대, 척주옆근육 등의 나이가 듦에 따른 변화에 따라 발생하지만, 어느 부분에 가장 많이 기인하면 어떠한 증상이 나타나는지를 이해 한다.
3. 측만증의 원인에 따라 치료의 대처도 다르다는 것을 안다.

복습의 요점

- 척수신경뿌리의 증상에 대해서 그 지배하는 운동영역과 감각장애영역을 설명하시오.
- 요통을 야기하는 대표적인 질환을 열거하시오.
- 측만증에 대해서 그 원인을 열거하시오.

외상성 질환

제 11 장

골절

학습 목표

- 골절의 치유의 원칙에 대해서 학습한다.
- 골절부위와 특징적인 증상을 파악한다.
- 소아와 성인의 골절의 특징을 이해한다.
- 골절에서 합병증에 대해서 학습한다.

A 개론 — 골절이란?

골절(fracture)의 개관을 파악하기 위해 여기서는 분류방법, 그 증상과 진단, 치료방법에 대해서 언급한다. 또한 골절에 수반하는 합병증에 대해서 아는 것도 치유의 기전을 학습하는 데에 필요하다.

1 골절의 분류

a 원인에 의한 분류

(1) 외상성 골절(traumatic fracture)

정상적인 뼈가 가지는 저항 이상의 힘이 뼈에 가해짐으로써 뼈가 부러지는 것을 말한다. 부상기전으로부터 직접 외력이 가해진 부위에 골절이 일어난 것을 직접외력에 의한 골절(직접골절)이라 하고 외력이 가해진 부위에서부터 떨어진 부위에 골절이 일어난 것을 간접외력에 의한 골절(간접골절)이라 한다.

(2) 병적 골절(pathological fracture)

병적인 상태에 있는 뼈에 보통 생각할 수 없는 경미한 외력이 가해진 것만으로 골절하는 상태를 병적 골절이라 한다. 선천성뼈형성부전증, 대리석병 등의 뼈 계통 질환이나 골연화증, 골다공증, 상피소체 기능항진증 등의 대사성 질환 또는 화농성골수염, 골종양 등에 일어난다. 골절이 일어나서 비로소 뼈의 여러 질환이 발견되는 경우가 적지 않다.

(3) 피로골절(fatigue fracture)

뼈의 어떤 일정 부위에 스트레스가 반복해서 가해져 골절이 일어나는 것을 피로골절이라 한다. 군대에서 격렬한 훈련 중에 일어나는 발허리뼈 골절이 있고, 이것을 행군골절(march fracture)이라 하며 또한 스포츠 등에 의해서 종아리뼈나 정강뼈에 일어나는 골절을 주자골절(runner's fracture)이라 한다.

b 정도에 의한 분류(▶그림 1)

(1) 완전골절(complete fracture)

뼈의 연속성이 전혀 없는 골절을 말한다.

(2) 불완전골절(incomplete fracture)

뼈의 연속성이 유지되어 있는 골절을 말한다. 소아에 관찰되는 생나무골절(greenstick fracture)이나 대나무골절(bamboo fracture 또는 buckle fracture)은 이것에 속한다.

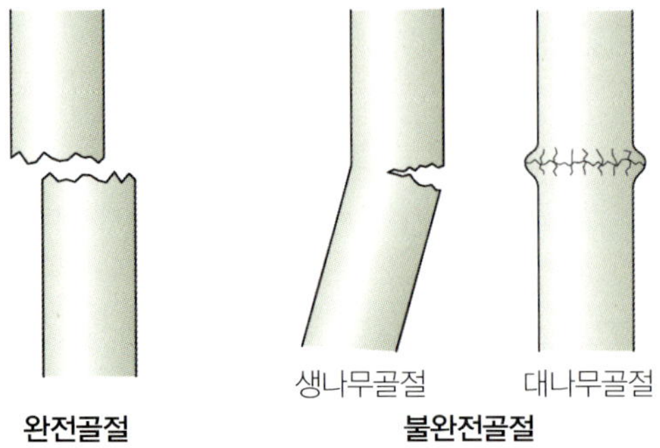

▶그림 1 골절의 정도에 의한 분류

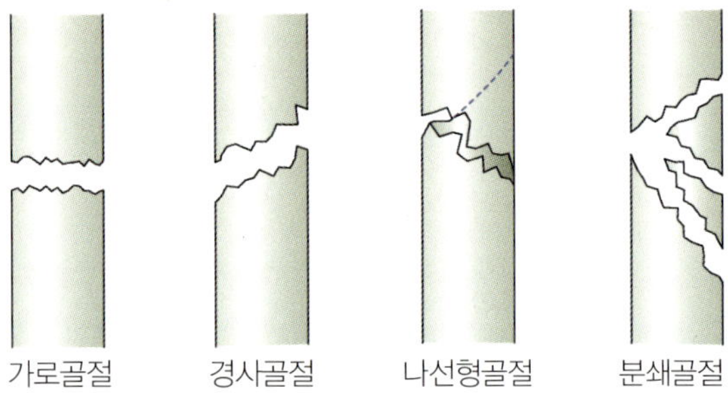

▶그림 2 골절선의 상태에서 분류

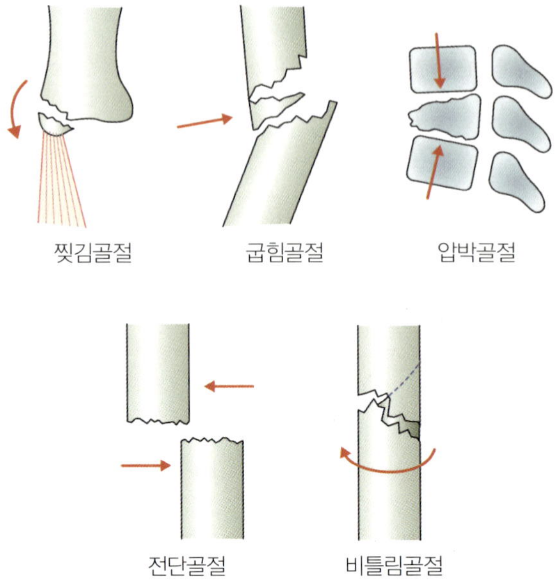

▶그림 3 외력이 가해지는 방법에 의한 분류

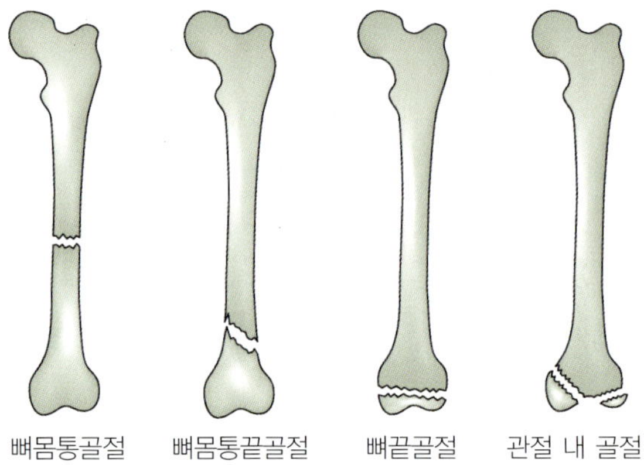

▶그림 4 부위에 의한 골절

c 골절선의 상태에서의 분류(▶그림 2)

골절선이 뻗는 방향에 의해서 다음과 같이 나뉜다.

(1) **가로골절**(transverse fracture)

(2) **경사골절**(oblique fracture)

(3) **나선형골절**(spiral fracture)

(4) **분쇄골절**(comminuted fracture)

d 외력이 가해지는 방법에 의한 분류(▶그림 3)

(1) **찢김골절**(avulsion fracture)

근육의 순간적인 수축에 의해서 부착부분의 뼈가 박리된다.

(2) **굽힘골절**(bending fracture)

뼈에 굽힘의 힘이 가해져 골절하는 것을 가리킨다.

(3) **압박골절**(compression fracture)

축 방향으로 압박하는 힘이 가해져서 일어나는 골절이고 척추 척추뼈몸통 골절이 이에 해당한다.

(4) **전단골절**(shearing fracture)

전단력이 가해져서 일어난 골절이며 넙다리뼈목 안쪽골절이나 발배뼈 골절이 이에 해당한다.

(5) **비틀림골절**(torsion fracture)

뼈에 비틀림의 힘이 들어가 일어나는 골절을 말한다.

e 부위에 의한 분류(▶그림 4)

긴뼈에서는 다음과 같이 부위에 따라 구별된다.

(1) **뼈몸통골절**(diaphyseal fracture)
(2) **뼈몸통끝골절**(metaphyseal fracture)
(3) **뼈끝골절**(epiphyseal fracture)
(4) **관절 내 골절**(intraarticular fracture)

f 골절부위와 외계와의 관계에 의한 분류

(1) 피하골절(closed fracture) 또는 단순골절 (simple fracture)

골절부분이 외계와 교통하지 않는 골절을 말한다.

(2) 개방골절(open fracture) 또는 복잡골절 (compound fracture)

골절부분과 외계가 직접 교통하고 있는 것이며 감염의 위험이 높고 초기의 치료법이 피하골절과는 다르며 또한 뼈의 유합에 불리한 요소가 많다.

2 증상 및 진단

a 전신증상

중증의 골절인 경우, 통증이나 출혈에 의해서 쇼크증상을 일으키는 경우가 있다. 또한 간이나 비장, 콩팥 등의 내장 손상을 합병하는 경우에도 쇼크에 의해서 전신상태의 악화를 초래하기 때문에 주의가 필요하다.

b 국소증상

(1) 통증(pain) 및 압통(tenderness)

골절부위에 격렬한 통증이 있고 게다가 움직이면 통증이 강화된다. 또한 그 골절부위에 일치하여 두드러진 압통이 존재한다. 골절의 통증은 염좌나 타박과 달리 매우 심하며, 이것은 뼈막의 자극 문턱값(역치)의 저하에 의한 것이라 하고 있다. 또한 축 방향으로 두드리면 통증이 골절부위에 있고, 이것을 축압통 또는 간접통증이라 한다.

(2) 종창(swelling)

피하출혈 또는 골수성의 출혈에 의해서 골절부분에 종창이 인지된다. 종창은 부상 후 24~72시간 무렵에 가장 두드러진다.

(3) 변형(deformity)

완전골절에서 전위가 큰 것은 변형이 관찰된다.

(4) 기능장애(dysfunction)

골절이 일어나면 지지기능을 상실하고 또한 통증에 의해서 기능장애가 된다.

(5) 비정상 가동성(abnormal mobility) 및 마찰음 (crepitus)

완전골절에서는 수동적으로 움직이면 비정상적인 가동성이 있으며 골절부위에 일치하여 골절 끝이 서로 스치는 소리가 난다.

c 진단

진단에는 아래의 정보의 파악이 필요하다.

① 외상의 병력정보와 국소증상
② X선 검사 또는 CT, MRI검사

각각의 골절에 대한 상세한 것은 B항 "몸통의 골절"(➡125페이지), C항 "팔다리의 골절"(➡128 페이지)의 각론을 참조할 것.

3 합병증

a 피부 연부조직의 손상과 감염

개방골절에서는 피부의 결손이나 연부조직의 염좌가 고도인 경우가 많고 감염의 위험이 크다.

b 혈관손상

예리한 골편에 의해서 큰 혈관의 손상을 일으키는 일이 드물게 있다. 또한 소아의 위팔뼈 관절융기위골절(과상골절)에 합병하기 쉬운 것에 허혈성구축(ischemic contracture) 또는 볼크만구축(Volkmann' s contracture)(NOTE-1)이 있다. 이것은 심부동맥의 불완전 폐색에 의해서 근육 · 신경에의 혈행장애가 야기되어 일어난다.

c 신경손상

위팔뼈의 중간 1/3부분이나 종아리뼈머리(비골두)부분의 골절에서는 말초신경이 뼈에 접하여 뻗기 때문에 자주 신경손상이 관찰되는 경우가 있다.

d 지방색전증후군

큰 골절 때, 골절부분의 골수에서부터 흘러나온 중성지방이 정맥 내에 들어가, 우선 허파에서 지방색전을 형성하고 이어서 뇌나 기타의 장기에 색전을 야기한다고 일컬어지고 있다. 이것을 지방색전증후군(fat embolism syndrome)이라 한다. 현재는 외상에 의해서 지방대사의 변화가 일어나고, 그것이 직접적인 원인으로서 색전이 일어난다는 설이 유력시되고 있다. 사망에 이르게 되는 것은 10~20% 정도라 일컬어지고 있다.

e 내장손상

골절 끝부분으로 장기를 손상시키는 경우가 있다. 예컨대 갈비뼈 골절에서는 늑막이나 허파 손상을 초래하고, 척추뼈 골절에서는 척수손상의 합병증을 초래하는 일이 있다.

4 골절치료의 기본원칙

치료의 3원칙은 정복(reduction), 고정(immobilization), 및 후치료(after treatment)이다.

a 정복

골절의 전위가 있는 것은 가능한 한 해부학적인 위치로 정복해둔다. 이것이 뼈 유합의 촉진으로 연결된다. 다만 소아의 골절에서는 어느 정도의 전위가 있어도 자가교정력에 의해서 정상적인 형태로 회복된다는 것으로부터 엄밀한 정복은 필요하지 않다. 정복에는 아래의 방법이 있다.

(1) 도수정복 (manipulative reduction)

보통 X선 투시 하에 종창이 커지기 전, 부상 6시간 이내에 정복을 시행하는 것이 바람직하다. 정복은 상냥하게 하여야 하며 필요에 따라서 마취 하에서 시행한다.

(2) 견인에 의한 정복

도수정복이 곤란한 경우, 소아에서 정복위치의 유지 또는 수술적 치료를 시행하기 전의 가급적 정복위치 유지를 위하여 견인(traction)이 시행된다. 견인에 의한 방법은 관절구축의 방지나 관절틈새의 해리로서 효과적이다.

견인에는 반창고나 스피드 트랙 밴드(speed track band) 등을 사용해서 피부를 통해서 시행하는 간접견인(skin traction)과 강선이나 겸자 등을 사용해서 직접 뼈에 찔러 넣어 시행하는 직접견인(skeletal traction)이 있다.

(3) 수술적 정복 (open reduction)

보존적으로 정복이 곤란한 경우나 그 유지가 불안정한 경우에 수술적으로 정복을 시행한다. 이 경우, 정복 후에 내고정을 시행하여 정복위치를 유지한다.

b 고정

고정법(fixation 또는 immobilization)에는 몸 밖에서부터 고정하는 외고정, 수술적으로 고정하는 방법으로서 내고정(▶그림 5), 그리고 창상으로부터 떼어 내어 고정을 시행하는 창외고정이 있다.

c 후치료

고정에 의해서 발생한 관절구축을 제거하기 위해 골절부분의 유합의 확인을 한 다음에 관절가동범위훈련(ROM-exercise)을 필요로 한다. 관절가동범위훈련을 가급적 조기부터 개시함으로써 관절구축을 미연에 방지한다.

NOTE

1 볼크만 구축

볼크만 구축(Volkmann's contracture)은 손목관절 바닥쪽굽힘, 엄지손가락 모음, 집게손가락~새끼손가락 MCP(손허리손가락)관절 폄, IP(손가락사이)관절 굽힘의 변형을 한다. 증상은 통증(pain), 지각장애(paresthesia), 마비(paralysis), 맥박상실(pulselessness), 정중 · 자신경 마비이다.

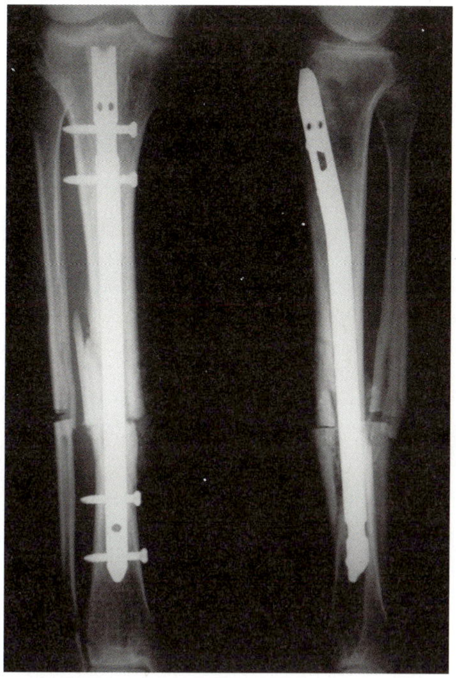

▶그림 5 골절에 대한 고정법
골수내 못(intramedullary nail)에 의한 내고정

최근의 수술법에 의해서 견고한 고정이 시행되고 뼈 유합이 관찰되기 전에 운동을 시작할 수 있게 되었기 때문에 지속적 수동운동기기(continuous passive motion machine; CPM)를 사용함으로써 수술 직후부터 관절가동범위를 증가시키는 방법도 채택되고 있다. 고정에 의해서 폐용성근육위축도 일어난다는 것 때문에 고정 직후부터 근육의 등척성 수축 운동을 시행한다.

5 골절의 치유

a 치유의 기전

골절은 다음과 같은 과정을 거쳐 치유된다 (▶그림 6).

(1) 염증기(inflammatory phase)

골절부위를 중심으로 혈종이 형성되어 염증반응이 야기된다.

(2) 수복기(reparative phase)

혈종 안에 조직구나 섬유모세포의 침윤이 있고

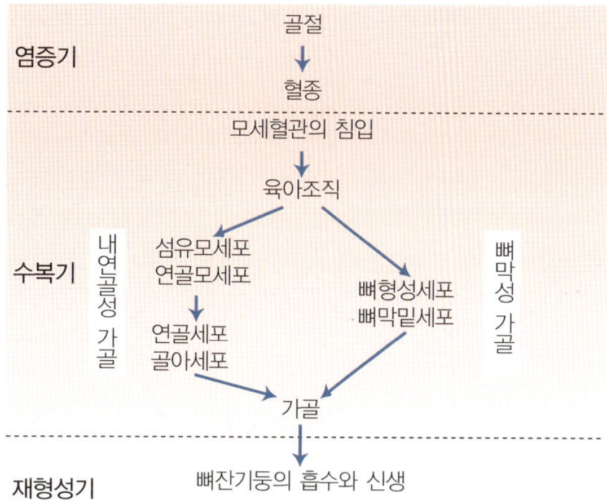

▶그림 6 골절의 치유기전

모세혈관이 들어가 혈종은 육아조직으로 치환되어 간다. 이 육아조직에 골염(bone salt)의 침착이 일어나 가골(callus)이 형성된다. 뼈막 밑에 형성되는 가골은 이대로 직접 뼈의 형성으로 진행한다. 이러한 뼈 형성을 막성 골화라 한다. 한편, 골절간극에 생긴 혈종 내의 육아조직은 우선 연골을 형성한다. 그 중심부분의 연골부분에 혈관이 진입하여 뼈핵을 형성하여 가골이 생긴다. 이러한 뼈 형성을 내연골성 가골이라 한다.

(3) 재형성기(remodeling phase)

가골은 과잉으로 형성되지만, 차츰 뼈잔기둥의 흡수와 신생이 반복되어 본래의 뼈로 재형성된다.

b 골절의 치유조건(▶표 1)

(1) 전신적 인자

영양불량, 비타민 부족, 내분비질환(갑상샘기능

▶표 1 골절의 치유조건

전신적 인자	국소적 인자
• 영양불량 • 비타민 부족 • 내분비질환 • 연령	• 감염의 유무 • 피하골절인가 개방골절인가 • 골절의 부위와 정도 • 골절의 전위의 정도 • 정복, 고정의 좋고 나쁨 • 신경 · 혈관손상의 유무

▶표 2 Gurlt에 의한 골절의 평균 유합기간

골절부위	뼈 유합기간	골절부위	뼈 유합기간
손허리뼈	2주	정강뼈, 위필뼈 목부분	7주
갈비뼈	3주	양 종아리뼈	8주
빗장뼈	4주	넙다리뼈 뼈몸통부분	8주
아래팔뼈	5주	넙다리뼈 뼈목부분	12주
위팔뼈 뼈몸통부분	6주		

저하, 부갑상샘기능항진)이 있으면 뼈 유합이 불량해진다. 또한 연령에도 크게 영향을 받는다.

(2) 국소적 인자

감염의 유무, 골절의 전위, 부위와 정도, 골절의 정복 및 고정 불량, 혈관손상의 유무 등에 의해서 뼈 유합의 지연이 일어난다.

c 골절치유의 경과

(1) 정상적 뼈의 유합기간

골절에 가골이 형성되고 뼈의 유합이 완성되려면 4~12주간을 필요로 한다. 예부터 걸트(Gurlt)의 각 뼈의 평균 유합기간이 있으나 이것을 대략 그 최소기간으로 생각하면 된다(▶표 2).

(2) 천연치유 (delayed union)와 거짓관절 (non-union)

예측되는 치유기간이 지나도 뼈의 유합이 관찰되지 않지만, 더 기간이 소요되면 뼈의 유합을 기대할 수 있는 것을 천연치유라 부른다. 이것은 뼈 유합의 저해인자를 제거하면 다시 뼈 유합이 진행되는 경우를 가리킨다.

그러나 전혀 뼈 유합의 가능성이 없는 것은 거짓관절(➡ 심화학습-1)이라 하고 비정상 가동성을 나타낸다. 거짓관절의 원인은 ① 불충분한 정복과 고정 및 고정기간의 부족, ② 골절부분의 상태(감염, 혈행불량 등)의 불량, ③ 전신상태의 불량, 높은 연령 등이다(▶표 3).

일반적인 치료는 위축된 골절 끝을 절제하고 자가골을 이식하여 충분한 고정을 시행하는 것에 있다.

▶표 3 거짓관절의 원인, 호발부위, 이상소견

원인	호발부위	이상소견
• 고정 불량 • 감염 • 뼈 결손 • 대사장애 • 혈행장애 • 연부조직의 개재 • 연부조직의 큰 결손 • 높은 연령	• 손의 손배뼈, 반달뼈 골절 • 위팔뼈 해부목 골절 • 넙다리뼈목 안쪽 골절 • 정강뼈 중간아래 1/3 골절 • 목말뼈 골절	• 비정상 가동성 • 골절끝의 경화상 • 골절면의 간극

6 골절치유 후 합병증

a 관절구축

관절주위나 관절 내의 골절에서는 관절구축(joint contracture)이 일어나기 쉽다. 구축은 고도의 연부조직의 좌멸이나 장기간의 외고정의 경우에 두드러진다. 이 때문에 과도한 관절고정은 중지하고 조기부터 관절운동을 시행시킬 필요가 있다.

심화학습

❶ 거짓관절과 천연치유

거짓관절이 발생하기 쉬운 골절은 정강뼈의 중·하 1/3 골절 및 넙다리뼈목 안쪽골절이다. 거짓관절을 일으키기 어려운 골절은 발꿈치뼈 등의 해면뼈가 주된 것이 되는 뼈이다.

치료상의 관점에서 골절치유에 예측되는 기간(4~6개월)이 지나도 뼈 유합이 관찰되지 않지만, 장기간이 소요되면 뼈 유합을 기대할 수 있는 것을 천연치유(유합)라 하고 부상 후 8개월을 경과해도 뼈 유합이 인지되지 않는 것을 거짓관절이라 한다.

일반적으로 천연치유와 거짓관절은 부상 후의 기간과 X선 사진에 의해서 판정되지만, 양자를 감별하는 것은 어렵다.

❷ 이소성골화

골절 등의 외상 이외에 척수손상이나 뇌손상 환자의 마비된 팔다리에 발생하는 일이 있으며 그 생성원인에 대해서는 불명이다.

b 골화성근염 또는 이소성골화

골절 후에 손상부위 또는 관절주위의 근육 내에 골화(➡ 심화학습-2)가 일어난다. 골화성근염(myositis ossificans) 또는 이소성 골화(ectopic ossification)는 외상이나 정복 시의 근육의 손상 또는 관절구축에 대해서 과도한 관절가동범위훈련을 시행한 경우에 일어난다.

증상으로서 가골 형성이 시작될 무렵부터 급속히 증가하는 비정상적인 경결과 압통이 발생하고 거듭 관절운동장애를 초래한다. 호발부위는 엉덩관절(엉덩근, 모음근), 무릎관절(안쪽 · 가쪽 · 중간넓은근), 팔꿉관절(위팔근)이다. 예방법으로서 정복의 처치나 관절가동범위훈련은 상냥하게 시행하는 것이 중요하다. 치료는 우선 국소의 안정을 유지하는 것이 중요하며 골화를 억제하는 에티드론산디나트륨(Etidronate Disodium, EHDP)의 내복으로 효과적인 경우가 있다.

c 수덱 뼈 위축

일반적으로 골절의 경우, 무부하를 장기간 취하기 때문에 부동성 뼈 위축이 관찰되지만, 외상에 의해서 현저한 종창과 순환장애를 초래하면 두드러진 뼈 위축(반사성교감신경성디스트로피)이 발생하는 경우가 있다. 이것을 수덱(Sudeck) 뼈 위축이라 하고 반사성의 혈관운동신경장애에 의한 것이라 생각되고 있다.

증상으로서 심한 통증, 부종, 청색증을 수반하고 X선 영상에서는 고도의 뼈 위축이 인지된다. 콜리스골절(Colles fracture), 양 아래팔뼈 골절, 발목뼈 골절 등의 후에 급속하게 일어난다. 치료는 온열치료와 운동치료, 난치병에서는 교감신경차단을 시행한다.

d 변형치유

변형치유(malunion)란 골절부위가 전위한 채로 유합한 것을 가리키고 내번, 외반, 굽힘 또는 회전 변형이 일어나는 경우가 있다. 소아에서는 자가교정 능력이 있기 때문에 문제가 되지 않는 경우가 많지만 뼈끝선부분의 위팔 가쪽관절융기 골절에서는 박굽이팔꿈치(cubitus valgus)의 변형이 자주 관찰된다[이 단원 C. 4항 "위팔뼈 가쪽관절융기 골절" (➡130페이지) 참조].

e 외상 후 관절증

관절 내 골절, 변형치유, 뼈연골편의 결손, 현저한 관절구축에서는 변형성관절증으로 진전하는 경우가 있다. 이들을 총칭하여 외상 후 관절증(posttraumatic osteoarthritis)이라 한다.

B 몸통의 골절

1 빗장뼈 골절

부상기전 낙하하여 어깨를 부딪쳤을 때 간접 외력에 의해서 빗장뼈를 골절하는 경우가 많다. 직접 외력에 의해서도 빗장뼈 골절(fracture of the clavicle)이 일어나는 일이 있다.

호발부위 · 연령 골절 호발부위는 빗장뼈의 중간 1/3이고 호발연령은 소아이지만 어느 연령층에서도 빈도가 높은 골절이다. 유아에서는 불완전 골절인 경우가 많다.

전위 안쪽 골편은 목빗근에 의해서 위쪽으로 잡아당겨지고 가쪽 골편은 큰 · 작은가슴근에 의해서 앞쪽 동시에 팔의 중량에 의해서 아래쪽으로 당겨진 전위이며 골절부분은 위쪽 볼록한 변형을 나타낸다. 또한 골절부분이 서로 겹쳐 단축이 일어난다.

합병증 때로는 위팔신경얼기의 손상을 합병하는 일이 있다. 드물게 혈관손상이 있다.

치료 보존적 치료가 원칙이며 유아에서는 8자 붕대 또는 데소 붕대(Desault's bandage)법을 시행한다. 고정기간은 2~3주간으로 된다. 성인에서는 가급적 빗장뼈의 단축을 교정하고 정복 후 석고붕대를 감거나, 시판되고 있는 빗장뼈 밴드로 고정한다. 고정기간은 4주간을 필요로 한다(▶그림 7).

뼈의 유합은 비교적 양호하다는 것으로부터 수술 적응은 적지만, 제3골편의 전위가 큰 경우나 위팔 신경얼기 압박이 관찰된 경우는 수술을 시행한다(▶그림 8).

2 갈비뼈 골절

부상기전 갈비뼈 골절(fracture of the rib)은 직접 외력 또는 간접 외력에 의한다.

호발부위 갈비뼈의 중간 1/3부분의 골절이 많다.

전위 직접 외력에서는 골편의 절단 끝이 안쪽으로 전위한다.

합병증 직접 외력에 의한 골절에서는 골편의 절단 끝에 의해서 흉막 손상, 허파 손상을 합병하고 기흉이나 피하기종(subcutaneous emphysema)을 수반한다. 기관 삽관을 필요로 하는 경우가 있다. 고령자에서는 흉곽의 통증 때문에 객담 배출이 곤란해져 폐렴을 병발하기 쉽다.

다수의 갈비뼈 골절이 있는 경우, 골절부분의 흉벽이 호흡운동과 반대의 방향으로 움직이고 유효 환기량의 현저한 감소를 초래한다. 이 움직임을 동요흉곽(flail chest)이라 하고 기관 삽관을 시행하여 호흡관리를 필요로 한다.

치료 반창고, 가슴밴드, 표백한 무명 등으로 고정을 시행한다. 고정기간은 3주간을 필요로 한다.

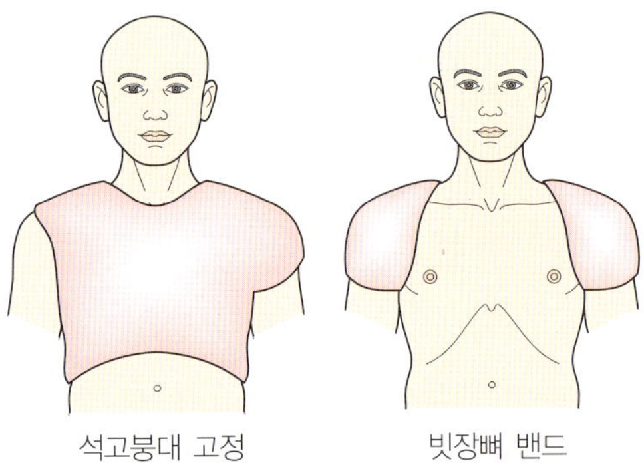

▶그림 7 빗장뼈 골절의 보존치료

3 척추뼈 골절

부상기전 높은 곳으로부터의 떨어짐, 추락, 중량물의 낙하, 스포츠 외상, 교통사고 등에 의해서 척추에 압박, 굽힘, 회전, 폄의 힘 등 외력이 복합적으로 작용하여 척추뼈 골절을 일으킨다.

호발부위 · 연령 등 · 허리뼈 이행부분에 호발하고 청년 · 장년 남자에 많은 외상이지만, 골다공증(➡ NOTE-2)을 가진 노부인에서도 가벼운 외상으로 골절을 일으키는 경우가 많다.

전위 척추뼈 골절은 주로 다음의 3가지로 분류된다(▶그림 9).

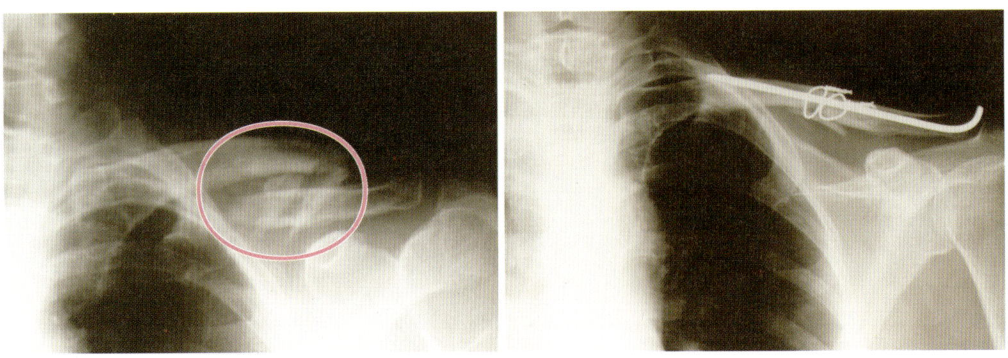

▶그림 8 빗장뼈 골절

A : 제3골편이 있어 전위가 크다. B : 키르슈너(Kirschner) 강선과 와이어에 의한 고정

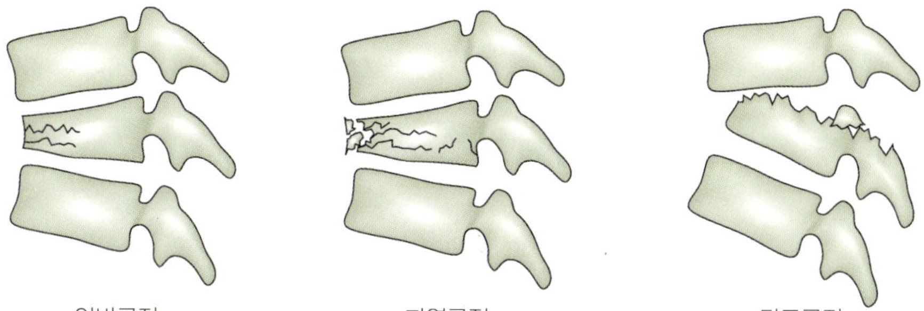

▶그림 9　척추뼈 골절

① 압박골절(compression fracture) : 굽힘 외력에 의해서 전방 지주의 손상이 일어나 척추뼈몸통 앞쪽의 척추뼈몸통이 압박되어 쐐기모양 변형이 관찰된다.

② 파열골절(burst fracture) : 수직압박력에서는 앞쪽과 중앙지주의 손상에 의해서 척추뼈몸통의 앞뒤부분의 압궤, 분쇄 및 골편의 척주관 내 전위가 관찰된다.

NOTE

2 골다공증

골다공증은 원발성과 유발성(2차성)의 두 가지로 크게 분류된다.

원발성 골다공증은 폐경 후의 여성에 발병하는 것과 노년기(70세 이상)에 발병하는 것으로 나뉜다. 폐경 후의 골다공증은 뼈의 감소율이 항진하고 주로 해면뼈의 뼈 감소, 특히 척추의 뼈의 양의 감소가 두드러지며, 골절부위는 척추뼈(압박), 노뼈에 많다. 한편 노인성 골다공증은 뼈의 감소부위는 해면뼈와 겉질뼈이며 뼈의 감소율은 정상이거나 저하하고 골절부위는 척추뼈(쐐기형 다발), 넙다리뼈 목부분에 많다.

이들 원발성 골다공증의 병태는 명백하지는 않지만 나이가 듦에 따른 칼슘 섭취량의 저하나 흡수능력의 저하, 비타민 D의 작용부전, 여성호르몬의 상실 등을 들 수 있으며, 이들에 부수하는 위험인자로서 운동부족, 조기폐경, 야윔, 흡연, 음주 등이 있다고 일컬어지고 있다.

유발성 골다공증은 갑상샘기능항진증, 뼈형성부전증, 쿠싱증후군(Cushing syndrome) 등의 질환에 관찰되는 것이다.

③ 탈구골절(fracture dislocation) : 중복 외력에서는 척추뼈몸통의 앞쪽으로의 전위가 인지되는 일이 있다.

합병증　전신증상으로서 쇼크가 되는 일이 있다. 후만 및 척주운동장애를 초래하는 경우도 있다. 중증인 척추뼈 골절에 의해서 척수손상을 합병하면 사지마비(tetraplegia)나 하반신마비(paraplegia)를 일으킨다.

치료

① 목뼈 손상 : 지속적 견인에 의한 slow reduction 법이고 경증사례에서는 글리슨(Glisson) 견인, 일반적으로는 머리뼈 직접 견인을 시행하여 정복한다. 그리고 할로장구에 의한 정복고정법도 있다. 보존적 정복이 불가능한 경우는 수술적으로 정복하여 척추고정술을 시행한다.

② 등뼈 이하의 손상 : 보존적 정복방법으로서 몸통을 젖힘(반장)위치로 하여 정복하는 방법이며 압박골절은 좋은 적응이고 매달아 올리는 방법 등이 그것이다. 탈구골절에는 halo-pelvic 장구를 장착하여 정복한다. 보존적 고정방법에는 석고붕대, 코르셋장구, halo-pelvic장구, 할로장구에 의한 고정이 있다. 약 3개월간 고정한다.

불안정한 골절사례에서는 수술적으로 정복 · 고정을 시행한다. 척추전방고정술(자가뼈, 드물게 인공뼈 이식)이나 척추후방고정술(Harrington 수술, pedicle screw system 등)을 시술하고 수술 후는 석고붕대 내지는 장구에 의한 고정을 2~3개월간 시행한다.

척추뼈 골절의 운동치료는 몸통근육의 폐용성 위축의 예방과 증진, 척추 가동성의 회복이 목적이다. 몸통장구 장착 중인 몸통근육의 근력강화를 등척성 운동으로 시행한다. 몸통 석고붕대 고정 하에 있는 등 · 허리뼈 압박골절에서는 뵐러(Böhler)체조가 시행된다.

고령자의 압박골절에서는 가벼운 통증, 골절이라면 부상한 날부터 간이 코르셋을 장착하여 일어나 앉기, 앉은 자세, 및 휴대용 변기의 사용을 허가한다.

중등도의 통증 및 골절에서는 간이 코르셋을 장착하고 1~2주간 침대 위 안정을 하며 침대 올리기는 통증추이를 보아 서서히 시행한다.

통증이 고도이고 파열골절 등의 증상사례에서는 침대 위에서의 안정 기간은 3주간 이상에 이르고 침상에 누워있을 때도 코르셋을 장착하여 체위변환을 자주 시행한다.

4 골반골절

부상기전 직접 또는 간접 외력에 의해서 골반골절(fracture of the pelvis)이 일어난다. 교통사고나 추락사고 등에서 관찰된다.

호발부위 엉덩뼈날개(장골익), 두덩뼈(치골), 궁둥뼈(좌골)의 단독골절 또는 골반고리의 골절로서 두덩뼈~궁둥뼈의 골절이 많다.

전위 단독골절에서는 정복을 필요로 할 만큼의 전위는 일으키지 않는다. 한쪽 골반고리의 골절은 위쪽으로 전위한다. 또한 두덩결합(치골결합) 절단분리나 엉덩뼈 수직골절의 2중 골절에서는 골반고리가 좌우로 확대한다.

합병증 골반 내장기관 손상을 합병하기 쉽다.

치료 골반고정 장구나 말게뉴(Malgaign)골절(전방 골반고리와 후방 골반고리의 골절)에서는 캔버스(canvas)천으로 해먹모양으로 매달아 올리고 환부 쪽의 넙다리뼈 관절융기 위로부터의 직접 견인을 가한다. 전위가 큰 골절에는 수술적 정복과 판이나 나사로 내고정을 시행한다. 뼈의 유합은 양호하다.

C 팔다리의 골절

1 위팔뼈 몸쪽끝 골절

부상기전 넘어져서 손을 펴서 짚은 경우, 또는 직접 어깨 가쪽을 부딪친 경우에 일어난다.

호발부위 · 연령 대부분이 외과목(surgical neck)의 골절이며 해부목(anatomical neck)의 골절은 드물다. 큰결절의 골절도 외과목골절에 부수하여 일어나는 경우가 많다. 고령자, 특히 여성에서 골다공증이 있는 예에 많다.

전위 니어(Neer)의 분류[1975]가 있으며, ① 해부목, ② 외과목, ③ 큰결절, ④ 작은결절 및 탈구골절(전방, 후방)의 범주로 나누고 거듭 이들을 골편 수에 의해서 세 부분으로 나누고 있다.

합병증 겨드랑신경(액와신경) 내지 겨드랑동정맥의 손상을 드물게 합병하는 일이 있다. 또한 탈구를 합병하는 경우가 있다.

치료 전위가 적은 경우 또는 골절부분이 박혀 있는 경우는 정복을 필요로 하지 않고 삼각붕대로 매달아 2~3주간의 고정으로도 된다. 조기부터 운동치료를 개시하는 것이 바람직하다. 전위가 있는 것으로 정복이 용이하지 않은 경우에는 현수석고붕대(hanging cast)나 삼각붕대로 고정하며 고정 중에 흔들이운동을 시행하여 어깨관절의 구축을 방지한다(▶그림 10).

전위가 심하고 벌림 위치가 아니면 정복되지 않는 경우는 영점(zero position)에서의 견인을 시행한다. 수술의 적응은 탈구를 수반하는 골절이나 전위가 큰 골절이다.

2 위팔뼈 뼈몸통부분 골절

부상기전 위팔뼈 뼈몸통 골절(fracture of the humeral shaft)에는 직접 외력에 의한 골절 이외에 비트는 힘에 의한 골절이 있다.

호발부위 위팔뼈의 중간 1/3이다.

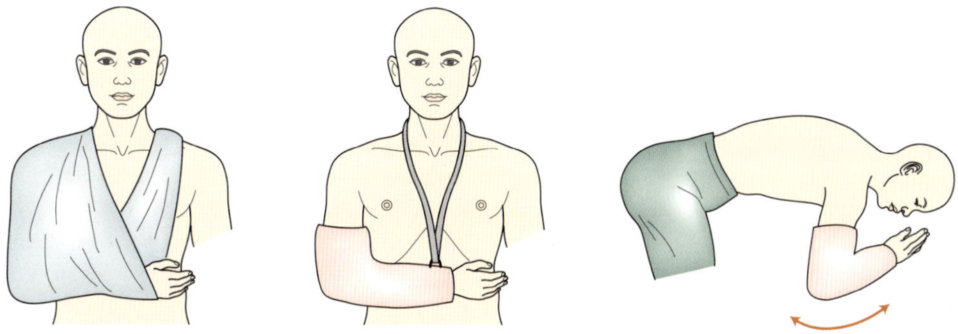

▶그림 10 위팔뼈 몸쪽끝 골절의 치료방법

전위 골절선과 근육부착부분, 팔의 중량에 의해서 전위의 방향이 결정된다. 어깨세모근과 큰가슴근 닿는곳(정지부) 사이의 골절에서는 중추골편은 안쪽, 말초골편은 바깥쪽으로 전위한다. 골절이 어깨세모근보다 말초이면 중추골편은 바깥 위쪽으로 전위한다.

합병증 위팔뼈의 중간 1/3 골절에서는 노신경이 그 부분을 회전하여 뻗고 있으므로 신경마비를 일으키는 일이 있다. 또한 수술을 시행하는 경우에는 노신경에 주의가 필요하다.

치료 합병증이 없으면 보존적 치료가 원칙이다. 전위가 적은 경우는 삼각붕대만의 고정으로 조기부터 운동치료를 시행한다. 전위가 존재해도 팔을 아래로 늘어뜨려 고정성이 양호한 경우에는 hanging cast법이 좋은 적응이다.

3 위팔뼈 관절융기위 골절

부상기전 위팔뼈 관절융기위 골절(supracondylar fracture)에는 팔꿉관절을 펴고 넘어졌을 때에 일어나는 폄 골절과 드물게 팔꿈치를 굽히고 골절하는 굽힘골절이 있다. 철봉, 미끄럼대, 뜀틀 등에서 부상하는 일이 많다.

호발연령 소아에서 가장 빈도가 높은 골절의 하나이며 5~10세 무렵에 많다.

전위 폄 골절에서는 골절선이 앞 아래쪽에서부터 뒤 위쪽으로 뻗고 말초골편은 뒤 위쪽으로 전위한다. 굽힘골절은 골절선이 뒤 아래쪽에서부터 앞 위쪽으로 뻗고 말초골편은 앞쪽으로 전위한다.

합병증 골절 직후에 노신경과 정중신경의 신경마비를 합병하는 일이 있으나 정중신경에 많다. 또한 아래팔의 순환부전이 일어나면 아래팔 특히 굽힘 쪽의 근육이 괴사에 빠져 흉터화, 섬유변성이 일어나 구축이 발생한다. 이것을 볼크만 구축이라 하고 근막 밑의 혈종이나 동맥폐색이나 자율신경의 관여가 생각되고 있으나 본태는 아직 확실하지 않다.

팔꿉관절의 가동범위 개선 목적을 위한 강력한 훈련은 이소성 골화를 형성하고 골성 강직을 초래한다. 이러한 것으로부터 소아의 관절구축 예방은 통증범위 내의 능동운동만으로 시행하는 것이 중요하다. 이 밖에 합병증으로서 내반 변형을 남기는 일이 많지만, 기능장애는 거의 없다.

치료 원칙적으로는 보존적으로 전신마취 하에서 도수정복을 시행한다. 위팔에서부터 손목관절까지 석고붕대 고정을 한다. 고정 후 24시간은 환부 팔의 순환장애에 충분히 주의를 기울일 필요가 있다. 석고붕대 고정기간은 4주간이다. 정복이 곤란한 경우는 견인치료로 바꾼다. 견인치료에는 간접견인법과 직접견인법이 있다. 합병증으로서의 신경손상, 순환장애가 의심되는 경우나 정복이 곤란한 것에는 수

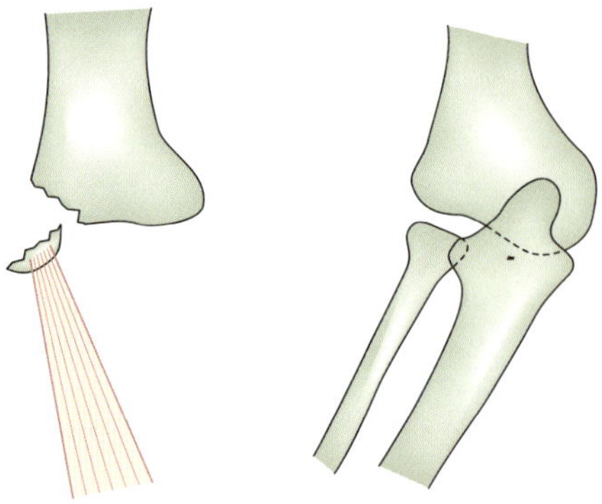

▶그림 11 위팔뼈 가쪽관절융기 골절의 전위 및 성장 후 외반

술적으로 정복하여 고정이 시행되고 고정에는 키르슈너(Kirschner) 강선이 사용된다.

4 위팔뼈 가쪽관절융기 골절

부상기전 위팔뼈 가쪽관절융기 골절(fracture of the lateral condyle)에서는 관절융기위 골절과 같고 손을 편 위치로 하여 넘어져 팔꿈치에 외반력이 가해져서 가쪽관절융기에서부터 위팔뼈작은머리(상완골소두)의 뼈끝부분과 도르래가 골절한다.

호발연령 발육기의 유소아에 일어나기 쉽다.

전위 가쪽관절융기부분에 부착하는 팔꿈치근육, 손목폄근, 손가락폄근에 의해서 견인되어, 골편이 90° 이상 회전하고 위팔뼈의 골절 면에 대해서 관절연골이 서로 마주보는 전위가 일어난다.

합병증 정복을 하지 않고 방치하면 거짓관절이 되고 뼈끝선의 장애에 의해서 가쪽관절융기의 발육장애를 초래하여 팔꿉관절은 외반(cubitus valgus)을 한다. 따라서 골절 후 10~20년을 거쳐 지발성자신경마비가 일어날 가능성이 있다(▶그림 11).

치료 전위가 적은 경우는 석고붕대 고정을 하지만 대부분은 수술적으로 정복을 시행할 필요가 있다 1~2본의 키르슈너 강선이나 나사로 고정한다. 팔꿉관절을 약간 굽힘 위치에서 삼각붕대로 3주간 고정한다.

5 위관절융기 골절

부상기전 팔꿉관절 폄 위치에서 넘어져 외반방향으로 힘이 가해져 골절한다. 위팔뼈 안쪽위관절융기 골절(fracture of the medial epicondyle)은 가쪽관절융기 골절에 비하면 빈도는 낮다.

호발 연령발육기의 유소아에 일어나기 쉽다.

전위 손의 굽힘근힘줄군에 잡아당겨져 전위한다.

합병증 정복이 불량하면 안굽이팔꿈치(cubitus varus)를 초래하는 일이 있다.

치료 골편이 팔꿉관절 내에 박히면 수술로 정복을 필요로 한다.

6 팔꿈치머리 골절

부상기전 팔꿈치머리 골절(fracture of the olecranon)에는 외력이 직접 가해져서 분쇄골절을 하는 경우와 위팔세갈래근의 강력한 견인력에 의해서 가로골절이 일어나는 경우가 있다.

호발연령 연령은 불문이다.

전위 가로골절에서는 위팔세갈래근에 의해서 중추골편이 몸쪽 방향으로 전위한다.

합병증 특필할 만한 것은 없다.

치료 전위가 관찰되지 않는 경우는 팔꿈치 폄 위치에서 3주간의 석고붕대 고정을 필요로 한다. 가로골절에서 전위가 있는 경우는 수술을 필요로 하고 키르슈너 강선과 강선을 사용한 끌어당기기 체결방법(tension band wiring)을 시행하여 수술 직후부터 운동을 시작한다.

7 노뼈 · 자뼈 뼈몸통 골절

부상기전 아래팔에 직접 외력이 작용한 경우에는 가로골절이 되지만 넘어졌을 때, 비틀림의 간접 외

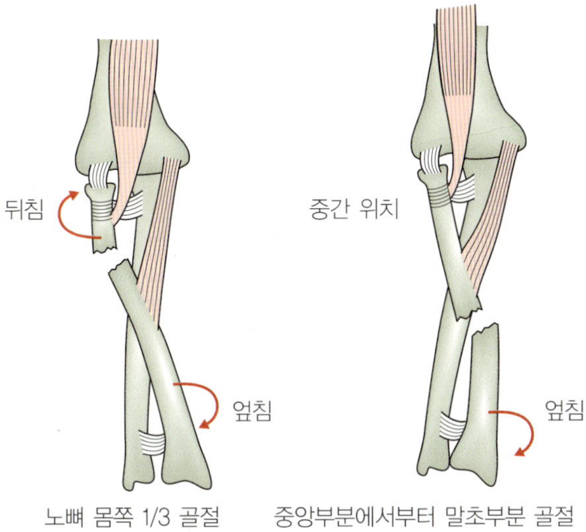

▶그림 12 아래팔뼈 골절의 부위에 따른 전위

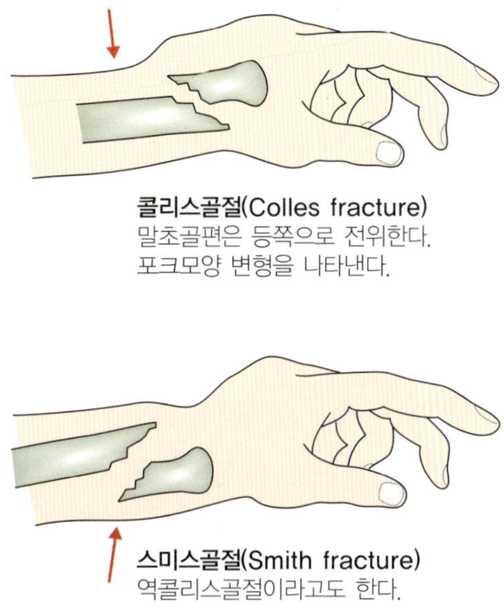

▶그림 13 아래팔 먼쪽부분 골절의 전위

력이 작용하면 노뼈와 자뼈가 상이한 부위에서 골절하여[노뼈 · 자뼈 뼈몸통 골절(fracture of the radius and ulna)], 경사골절 또는 나선골절이 된다. 또한 골절에 수반하여 탈구를 합병한다(➡ 심화학습-3).

호발연령 각 연령층에 걸쳐 비교적 흔히 관찰되는 골절이다.

전위 아래팔은 노뼈와 자뼈에 의해서 엎침 · 뒤침 운동을 시행하지만 회전축은 노뼈머리와 자뼈 하단을 연결하는 선에 있다. 노뼈 몸쪽 1/3 골절에서는 중추골편은 뒤침근의 작용으로 뒤침을 하고 말초골편은 엎침근에 의해서 엎침위치로 전위한다. 중앙부분보다 말초부분에서의 골절에서는 뒤침근과 원엎침근(원회내근)이 길항하여 골편은 중간위치에 있고, 말초골편은 네모엎침근(방형회내근)에 의해서 엎침을 한다(▶그림 12).

합병증 볼크만 구축이 발생할 위험성이 있다. 변형치유한 경우는 엎침 · 뒤침 구축이 일어난다. 또한 거짓관절이 되기 쉽다.

치료 전위하기 쉽고 정복은 곤란한 경우가 많아 부득이 수술적으로 정복 · 고정을 하게 된다. 노뼈는 금속판, 자뼈는 골수내 못으로 고정하는 것이 일반적이다. 수술 후 4주간은 위팔에서부터 MCP관절까지 석고붕대 고정을 시행한다.

심화학습

❸ 탈구골절

- 갈레아치(Galeazzi)형 탈구골절: 노뼈가 골절하여 단축 전위를 일으켜, 자뼈 먼쪽 끝의 탈구를 합병한 것을 말한다.
- 몬테기아(Monteggia)형 탈구골절: 아래팔 엎침의 힘이 작용하여 자뼈 골절 후에 팔꿉관절에서부터 노뼈 뼈머리가 탈구한 것을 말한다.

8 아래팔 먼쪽부분 골절

a 콜리스골절

부상기전 콜리스골절은 손바닥을 짚고 넘어졌을 때에 일어나는 골절이며 골절 중에서 빈도가 높은 것이다.

호발부위 고령자에 많은 골절의 하나이다.

전위 골절선은 노뼈 먼쪽 끝에서부터 약 1㎝의 부분에서 바닥 쪽에서부터 비스듬히 등쪽 중추방향으로 뻗고 말초골편은 등쪽으로 전위한다. 겉보기에 포크모양 변형을 나타낸다(▶그림 13).

합병증 자뼈 붓돌기 골절이나 손목뼈의 골절을 수반하는 경우가 있다. 종창에 의한 압박으로부터 오는 정중신경마비가 있다. 또한 긴엄지폄근힘줄의 피하파열을 초래하는 경우가 있다. 수덱(Sudeck) 뼈위축이 관찰되는 경우가 있다.

치료 이 골절의 치료방법은 골절의 유형이나 연령에 따라서 여러 가지의 방법이 채택된다. 일반적으로 도수정복은 먼쪽 골편을 강하게 바닥쪽 자쪽 방향으로 압박하지만, 특히 고령자의 경우는 손가락의 구축을 일으키기 쉬우므로 가볍게 시행하여야 한다. 또한 전위가 적은 안정형은 외고정으로 좋은 결과가 얻어지지만, 정복위치의 유지가 어려운 골절이나 정복이 곤란한 경우는 창외고정이나 수술적 정복고정이 시행된다.

b 스미스골절

부상기전 스미스골절(Smith fracture)은 콜리스골절과는 반대이고 손목관절을 바닥쪽굽힘을 하여 손의 등쪽을 짚고 넘어진 경우에 일어나는 골절이다. 콜리스골절과 비교하여 드물다.

호발연령 고령자에 많다.

전위 골절선은 콜리스골절과 반대의 방향으로 뻗고 말초골편은 바닥쪽으로 전위한다(▶그림 13).

합병증 정중신경마비를 합병하는 일이 있다.

치료 손목관절을 등쪽굽힘/노쪽굽힘을 시켜 말초골편을 등쪽으로 압박하여 석고붕대 고정을 시행한다.

9 손의 골절

a 손배뼈 골절

부상기전 손목관절을 등쪽굽힘, 노쪽굽힘 위치에서 넘어져 손배뼈 골절(fracture of the carpal scaphoid)을 일으킨다.

호발부위 골절부위는 먼쪽부분, 중앙부분, 몸쪽부분의 3개로 나눌 수 있고 중앙부분에서 일어나는 골절이 약 절반을 차지한다.

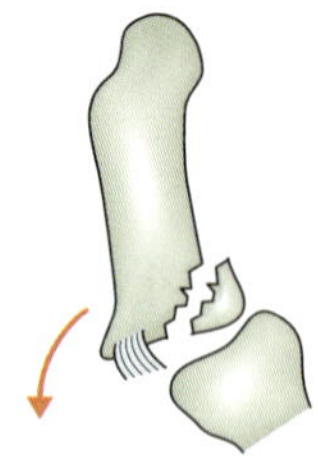

▶그림 14 손의 골절의 전위

베넷골절(Bennett's fracture). 먼쪽 골편은 노쪽 몸쪽 방향으로 전위한다.

전위 X선에서 골절선을 간과하기 쉬운 경우가 있다.

합병증 천연치유가 되거나 중추골편이 괴사에 빠진다. 손배뼈에의 혈행은 먼쪽부분 및 중앙부분에서부터 공급되고 몸쪽에서부터는 공급되어 있지 않기 때문에 괴사에 빠지기 쉽다. 넙다리뼈목 안쪽골절에서도 이러한 예는 볼 수 있다.

치료 석고붕대 고정에 의해서 6~12주의 고정기간을 필요로 한다. 뼈 유합의 천연이나 뼈 괴사가 관찰된 경우는 뼈 이식술을 시행한다.

b 손허리뼈 골절

부상기전 손허리뼈 골절(fracture of the metacarpal bones)에서는 직접외력에 의한 골절이 많다.

호발부위 많은 골절의 하나이며 제1손허리뼈 골절은 밑동부분 골절이 많다.

전위 뼈몸통부분의 골절에서는 전위가 적다. 목부분의 골절에서는 말초부분의 골편은 바닥쪽굽힘을 한다. 제1손허리뼈 밑동부분 관절 내 골절은 말초골편이 등의 가쪽으로 전위하고 손가락은 모음위치를 취한다[베넷 탈구골절)(▶그림 14).

합병증 제1손허리뼈 밑동부분 골절에서는 전위한 채로 뼈 유합이 되면 엄지맞섬 장애를 초래한다.

치료 정복이 용이한 경우는 석고붕대 고정을 시행한다. 정복이 곤란한 경우는 수술적 정복, 내고정을 시행한다.

c 손가락뼈 골절

부상기전 직접외력 또는 간접외력으로 손가락뼈 골절이 일어난다.

호발부위 매우 많이 관찰되는 골절이며 첫마디뼈 골절은 뼈몸통부분에 많다.

전위 끝마디뼈의 밑동부분 등쪽의 박리골절은 망치손가락(mallet finger)에 변형이 일으키고, 중간마디뼈의 먼쪽부분 골절에서는 바닥쪽 볼록 변형을 일으키며, 몸쪽부분 골절에서는 등쪽 볼록 변형을 초래한다. 첫마디뼈 골절은 바닥쪽 볼록 변형을 일으킨다.

합병증 끝마디뼈의 뼈몸통부분 가로골절은 손톱의 박리를 수반하여 변형하는 경우가 있다. 또한 손가락 골절은 자주 개방골절로 힘줄손상을 합병한다.

치료 관절 내 골절은 관절 면의 전위가 있으면 정복위치로 하고 골편을 내고정하거나 작은 골편을 적출하는 경우가 있다.

10 넙다리뼈 목부분 골절

부상기전 고령자는 넘어져서 골절하는 일이 많으며 특히 골다공증이 심한 노년 여성에 그 빈도가 높다. 외상을 알아차리지 못하고 넙다리뼈 목부분 골절(fracture of the femoral neck)을 일으키는 일이 있다. 젊은이에서는 외력이 작용하지 않으면 이 부분의 골절은 관찰되지 않는다.

호발부위 넙다리뼈 목부분의 안쪽(관절 내)과 가쪽(관절 밖)의 2개의 부위이다.

전위 안쪽골절의 분류에는 뼈머리의 전위의 정도에 의한 가든(Garden)의 stage분류가 있다(▶그림 15).

가쪽골절에는 보이드(Boyd)와 글리핀(Griffin)의 분류가 있으며 돌기부분(전자부)에서부터 돌기 밑에 이르는 골절도 이 분류에 포함된다.

합병증 안쪽골절은 뼈 유합의 가장 나쁜 골절(뼈머리 괴사 및 거짓관절)의 하나이다. 관절 내 골절이며 골절부분에는 뼈막이 없다. 넙다리뼈 뼈머리부분에의 혈행은 주로 목부분 쪽에서부터 공급된다. 이 부분의 골절은 혈행이 두절된다. 그리고 골절선이 비스듬한 방향으로 뻗고 골절 면에 전단력(shearing force)이 작용하는 등의 이유에 의한다[제7장의 그림 1(➡87페이지) 참조].

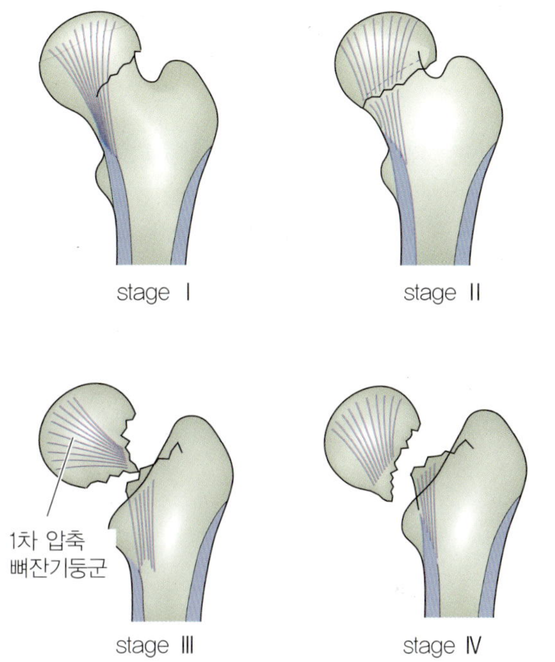

▶**그림 15 넙다리뼈 목부분 안쪽골절의 가든(Garden) 분류**

stage Ⅰ : 불완전골절(안쪽에서 골성 연결이 잔존하여 있는 것)
stage Ⅱ : 완전감합골절(연부조직의 연속성은 잔존하여 있다)
stage Ⅲ : 완전골절. 뼈머리 회전전위(Weitbrecht의 지지띠의 연속성이 잔존하여 있다)
stage Ⅳ : 완전골절. 뼈머리 회전전위 없음(모든 연부조직의 연속성이 단절된 것)

[*J. Bone Joint Surg.*, 43-B : 647, 1961 및 糸満盛憲 : 골절 · 탈구(각론). 石井清一, 平澤泰介(감수) : 표준 정형외과학, 10판, p.689, 医學書院, 2008에서 일부 변경]

치료 골절부위, 연령, 성별, 합병증 등을 고려한 다음에 치료수단을 선택하야야 한다. 안쪽골절에서는 젊은이는 고령자와 구별하여야 하며 젊은이의 경우 전위가 크고 또한 연부조직의 손상도 중증이라 생각되지만, 일단 뼈 접합술을 도모해야 한다.

고령자에서는 뼈 유합의 불량 및 장기와상에 의한 합병증의 발생 · 악화를 고려하여 인공뼈머리치환술을 시행하는 것이 바람직하다. 가쪽골절에서는 안쪽골절과 비교하면 뼈 유합의 조건은 양호하며 보

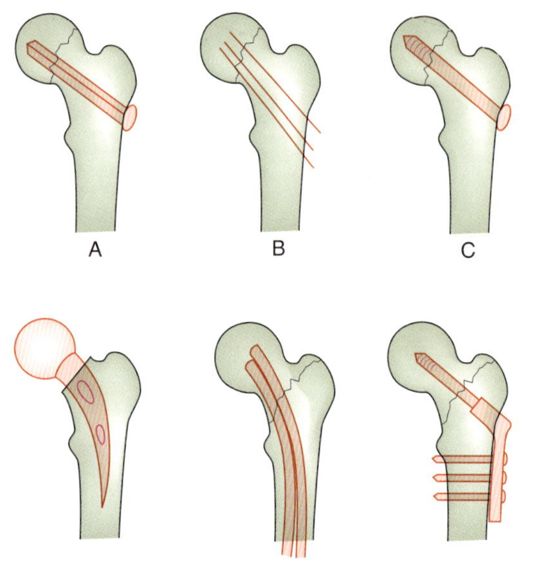

▶그림 16 여러 가지의 뼈 접합술

A : Smith–Petersen 세 날개 못, B : multiple–pinning(Kirschner 강선), C : 골수나사, D : 인공뼈머리, E : Ender pin, F : compression hip screw

존적 치료로도 뼈의 유합을 바랄 수 있지만 고령자에서는 조기기상을 생각하여 뼈 접합술이 시행된다(▶그림 16).

11 넙다리뼈 뼈몸통부분 골절

부상기전 교통사고나 산업재해 사고에 의해서 강력한 외력으로 넙다리뼈 뼈몸통부분 골절(fracture of the femoral shaft)을 일으키는 일이 있다.

호발부위 넓적다리 중앙부분의 골절에 가장 많으며 차례로 위 1/3, 아래 1/3이다.

전위 골절 후, 주로 근육의 부착부분과 골절부분에 관계한다. 뼈몸통의 위 1/3에서의 골절에서는 중추골편은 가쪽회전근육에 의한 가쪽회전, 엉덩허리근에 의한 굽힘과 중간 · 작은볼기근에 의해서 가쪽회전 위치를 취한다. 중앙 1/3의 골절에서는 중추골편은 약간 굽힘위치이고 말초골편은 단축하여 그 뒤쪽에 위치한다. 뼈몸통의 아래 1/3에서의 골절에서는

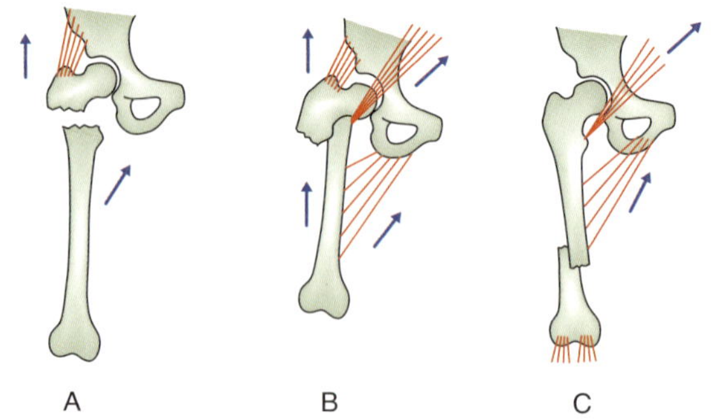

▶그림 17 넙다리뼈 뼈몸통부분 골절의 전위

A : 뼈몸통의 위 1/3, B : 중앙 1/3, C : 뼈몸통의 아래 1/3

말초골편이 장딴지근에 의해서 뒤쪽으로 회전 전위한다(▶그림 17).

합병증 외상이 크기 때문에 혈압저하나 쇼크 등의 전신증상을 초래하는 일이 있다. 정복불량이나 고정기간이 불충분한 경우에는 거짓관절이나 변형유합골절이 관찰된다.

치료 도수정복을 하여 그 위치에서 고정하는 것은 곤란하기 때문에 3~4세의 소아에서는 간접견인을 시행한다. 성인에서는 강선을 넙다리뼈 관절융기 상부 또는 정강뼈 거친면에 찔러 넣고 엉덩관절, 무릎관절을 약간 굽힘위치로 하여 견인을 시행한다. 그러나 성인의 경우, 보존적 치료는 장기간을 필요로 한다는 것으로부터 수술적 치료방법이 선호된다. 종전부터 골수내 못, 그것도 가로고정방법을 추가하는 일이 많다. 또한 분쇄골절이나 개방골절에는 창외고정이 좋은 적응이 된다.

12 넙다리뼈 관절융기위 · 관절융기부분 골절

부상기전 직접외력이 넙다리뼈 먼쪽부분에 가해지거나, 높은 부분에서부터의 굴러 떨어지는 것에 의해서 관절융기위 골절(supracondylar fracture of the femur)이 일어난다. 좌우방향으로부터의 외력

이 가해지면 안쪽관절융기 골절 또는 가쪽관절융기 골절(condylar fracture of the femur)이 된다.

호발부위 넙다리뼈 관절융기위 및 안쪽관절융기 · 가쪽관절융기부분이다.

전위 융기위 골절에서는 장딴지근의 작용에 의해서 말초골편이 뒤쪽으로 전위하기 쉽다. 또한 소아의 경우, 넙다리뼈 먼쪽 끝 뼈끝선 절단분리가 일어나면 뼈끝부분은 넙다리뼈몸통부분에 대해서 바깥쪽에서부터 앞쪽으로 전위한다.

합병증 이 부위는 무릎위주머니(슬개상낭)나 넙다리네갈래근의 손상이 일어나기 쉽고 무릎관절 구축을 초래하기 쉽다.

치료 무릎관절의 구축을 일으키지 않기 위해 일반적으로 수술적으로 확실한 정복과 고정을 필요로 한다.

13 무릎뼈 골절

부상기전 무릎뼈 골절(fracture of the patella)에는 무릎부분에 직접외력이 가해져 일으키는 골절과 넙다리네갈래근이 강하게 긴장하여 무릎뼈를 억지로 떼어놓는 것 같은 간접외력에 의한 골절이 있다.

호발부위 가로골절의 경우에는 무릎뼈의 중앙부분에서 골절하는 일이 많다.

전위 가로골절에서는 중추골편은 넙다리네갈래근의 작용으로 중추로 전위한다.

합병증 가로골절에서 골절 끝이 절단 분리하여 있는 경우, 옆지지띠(측지대)가 파열하여 있다는 것으로부터 장력이 커져 보존적으로는 뼈 유합은 바랄 수 없다.

치료 골편의 절단 분리가 적은 경우는 무릎관절 폄위치에서 넓적다리에서부터 발끝까지 석고붕대 부목을 대고 고정한다. 그 후 10일이 경과하여 넓적다리 상부에서부터 발목관절 상부까지의 석고붕대 고정을 시행하여 보행을 허가한다. 수술치료는 강선에 의한 표면 체결방법이나 끌어당기기 체결방법(tension band wiring)을 시행한다(▶그림18).

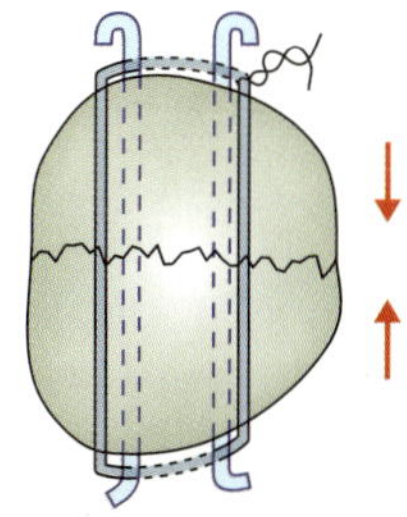

▶**그림 18 무릎뼈 골절에 대한 끌어당기기 강선체결방법**
넙다리네갈래근의 장력은 반대로 골절부분에 압박력으로서 작용한다.

14 정강뼈 몸쪽 끝 골절

부상기전 무릎관절부분의 가쪽에서부터 외력이 가해져 넓적다리와 정강뼈 관절융기가 부딪혀 정강뼈 몸쪽 끝 골절(fracture of the tibial proximal end)이 일어난다.

호발부위 정강뼈 가쪽관절융기 골절의 빈도가 높다.

전위 골절은 외력의 크기, 외력이 작용한 방향에 따라 전위는 여러 가지로 일어난다.

합병증 안쪽곁인대의 파열이나 십자인대의 파열을 수반하는 경우가 있다. 관절 내에 골절선이 미치고 있는 것은 무릎관절 구축을 일으키기 쉽다. 장래에 있어서 변형성관절증으로 이행하는 경우가 있다.

치료 전위가 없는 경우는 넓적다리에서부터 발끝까지 석고붕대 고정을 시행한다. 관절 면의 함몰을 수반하는 경우는 정복 후 뼈의 결손부분에 골편을 이식한다.

15 종아리뼈 골절

부상기전 교통사고에 의한 직접 외력이나 스키 등에 의한 염전력이 작용하여 종아리뼈 골절(fracture of the leg)을 일으킨다.

호발부위 종아리 중앙부분 및 나선형골절은 정강뼈 밑 1/3부분에 골절이 일어나기 쉽다.

전위 경사골절에서는 굽힘 쪽으로 세모꼴의 제3골

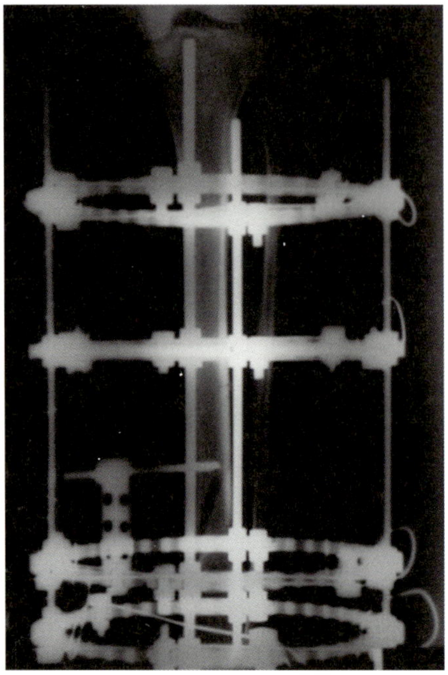

▶그림 19 종아리뼈 골절의 창외고정

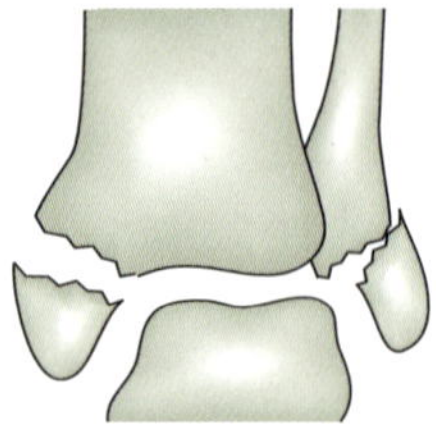

▶그림 20 복사부분 골절
세 복사골절(Cotton 골절)

편을 형성한다. 또한 경사골절과 나선형골절에서는 정강뼈와 종아리뼈의 골절부분의 높이가 다르다.

합병증 정강뼈는 연부조직의 피복이 적기 때문에 개방골절이 되기 쉽다. 중하 1/3의 골절에서는 혈행장애 때문에 천연치유나 거짓관절이 되기 쉽다. 발목관절의 2차성 변형성관절증을 일으키는 경우가 있다.

치료 종아리 피하골절의 대부분은 보존적으로 치료가 가능하다. 도수정복 후, 장하지석고붕대를 약 10일간 시행한 후 무릎힘줄지지석고붕대[patellar tendon bearing(PTB) cast]로 변경한다. PTB 석고붕대란 무릎힘줄부분에서 체중을 받는 석고붕대이며 뼈 유합을 기다리지 않고 뒤꿈치를 붙여서 하중보행을 할 수 있는 고정법이다. 수술적 치료는 종전부터 금속판을 사용해서 고정하는 방법이 흔히 채택되고 있다. 뼈몸통부분의 가로골절에서는 퀸쳐(Küntscher)의 골수내 못에 의한 고정법이 있다. 개방골절의 경우 창외고정법이 최근에 흔히 사용된다(▶그림19).

16 복사뼈 골절

부상기전 넘어짐이나 추락에 의해서 안쪽복사 · 가쪽복사 또는 양 복사부분에 걸치는 복사뼈 골절(fracture of the malleolus)이 일어난다.

발목관절의 모음이 강제되면 안쪽복사가 목말뼈에 부딪혀 안쪽복사는 수직방향으로 골절(모음골절)을 한다. 반대로 가쪽복사가 목발뼈로 눌리면 종아리뼈가 약간 중추 쪽에서 골절(벌림골절)을 한다. 그리고 발이 고정되어 가쪽회전이 강제된 경우는 가쪽복사가 나선모양으로 골절하고 이것을 가쪽회전골절이라 한다. 안쪽복사 · 가쪽복사 골절 이외에 정강뼈 관절 뒤 모서리(때로는 앞 모서리)의 골절을 수반하는 경우를 세 복사골절(Cotton's fracture또는 trimalleolar fracture)이라 한다(▶그림 20).

호발부위 빈도가 높은 골절이다.

전위 골편의 전후좌우의 전위가 인지되지만 단독골절에서는 전위가 적다. 세 복사골절에서는 종아리뼈(비골) 말초골편과 뒤복사(후과)는 뒤정강종아리인대(후경비인대)로 결합하여 있기 때문에 일체가 되어 후방으로 전위한다.

합병증 관절 내골절 때문에 정복 · 고정이 부적절하면 변형을 남겨 기능장애를 초래한다.

치료 전위가 적은 경우는 보존적으로 치료를 시행한다. 석고붕대 고정 후 약 10일째에 PTB형 석고붕대로 변경하고 하중보행을 시작한다. 전위가 있는 것은 수술적으로 정복 · 고정을 시행한다. 내고정은 나사, 키르슈너 강선을 사용한다.

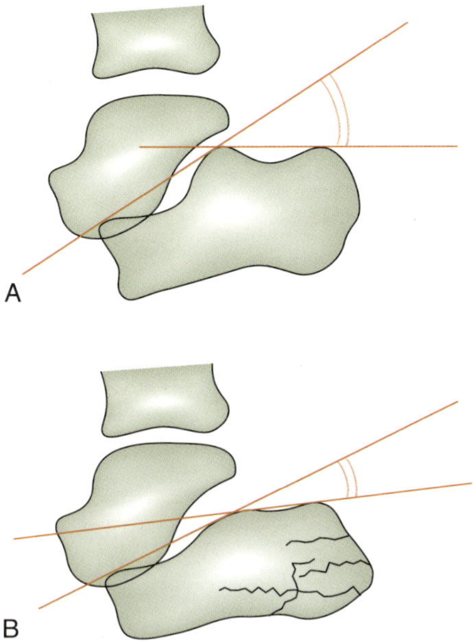

▶그림 21 Böhler각
A : 정상 20~30°, B : 발꿈치뼈 골절

17 발꿈치뼈 골절

부상기전 높은 곳에서부터의 추락에 의해서 발꿈치를 짚어 발꿈치뼈 골절(fracture of the calcaneus)을 일으키는 것이 대부분이다.

호발부위 압박골절이며 양쪽성의 경우도 많다.

전위 발꿈치뼈 몸통부분 골절에서는 발꿈치뼈는 편평화한다. 뵐러(Böhler)각(X선 좌우 영상에서 발꿈치뼈융기의 상단과 발꿈치뼈의 위쪽 정점을 연결하는 선과 이 위쪽 정점과 앞목말뼈관절면의 끝을 연결하는 선이 이루는 각도)은 정상에서는 20~30° 이지만, 이 골절에서는 이 각도가 감소한다(▶그림 21, 22).

합병증 골절부분의 거짓관절은 드물지만 변형치유는 일어나기 쉬우며, 또한 외상성 평발이 되어 발의 통증을 호소한다.

치료 정복 후 탄성붕대로 압박하고 수일 후부터 능동운동을 시작한다. 하중은 발바닥판을 장착하여 6~8주일째에서 시행한다. 수술적인 치료는 해면뼈용 나사나 키르슈너 강선으로 고정한다. 고령자에서는 발목관절의 구축을 일으키기 쉬우므로 조기부터 운동치료를 시작한다.

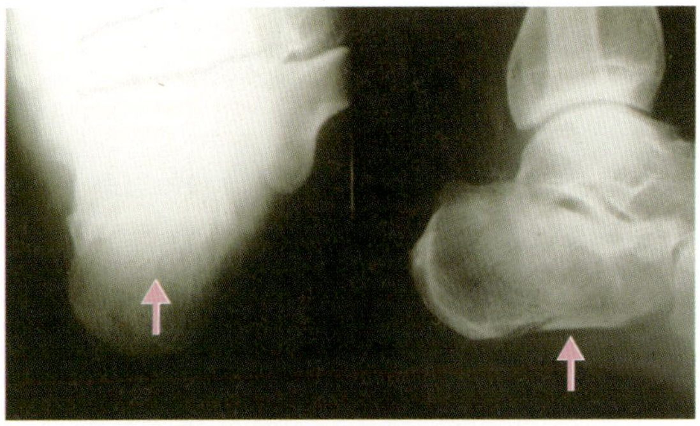

▶그림 22 발꿈치뼈 골절(화살표)의 X선 영상

18 발허리뼈 · 발가락뼈 골절

부상기전 직접외력으로서 하중물의 낙하나 간접외력으로서 기계 등에 끼이어 비틀림(torsion)이 강제되어 일어나는 발허리뼈 · 발가락뼈 골절(fracture of the metatarsus and phalanx)이 있다. 직접외력에서는 발허리뼈의 가로골절, 분쇄골절이 일어난다. 또한 개방골절의 빈도가 높다. 발허리뼈 골절에는 피로골절이 있다.

호발부위 비틀려 골절한 경우는 발목뼈와의 사이에서 탈구를 수반하고 발허리뼈의 몸쪽 끝의 골절을 일으키기 쉽다. 또한 앞발부분의 모음에 의해서는 제5발허리뼈 밑동부분의 가로골절이 많다. 피로골절은 제3, 4발허리뼈 뼈몸통부분의 골절이 많다.

전위 발허리뼈 골절에서는 옆쪽 전위, 발등 또는 발바닥으로 전위한다.

합병증 직접외력에서는 자주 개방골절이 있다.

치료 전위가 적은 것은 석고붕대 고정, 전위가 큰 발허리뼈 골절에서는 발허리뼈 먼쪽부분에 가로방향으로 키르슈너 강선으로 견인하여 정복한다. 발가락 골절에서는 정복 후 키르슈너 강선을 먼쪽부분으로부터 찔러 넣어 고정한다.

D 물리치료 · 작업치료와 관련사항

1. 골절에서의 전위의 기전(근육의 이는곳, 닿는곳)을 이해하는 것이 물리치료 · 작업치료를 시행하는 경우 금기, 적응과의 연관성이 높다.
2. 최근 판이나 골수내 못 등에 의한 견고한 내고정이나 창외고정을 시행하게 되어 수술 후 환부 다리에 더 하중을 가한 보행이 가능해졌으며 고정법의 목적을 충분히 이해하는 것이 필요하다. 이에 따라서 물리치료 · 작업치료를 시행하여야 한다.
3. 골절에서의 합병증을 파악하고 물리치료 · 작업치료를 시행하는 데에 인위적인 합병증을 일으켜서는 안 된다는 것을 명심할 것.

복습의 요점

- 골절의 발생부위에 따른 전위, 정복의 특징을 열거하시오.
- 소아와 고령자에 다발하는 골절을 열거하시오.
- 뼈 유합이 일어나기 어려운 조건과 뼈의 명칭을 열거하시오.
- 골절에서 일어나기 쉬운 신경손상을 요약하시오.

제 12 장

척수손상

학습 목표

- 척수손상의 신경학적 수준을 파악한다.
- 척수손상의 척수증상을 학습한다.
- 척수손상의 기능장애, 능력장애를 학습한다.

A 개론 — 척수손상이란?

1 부상기전

척추의 골절, 탈구를 원인으로 하는 척수손상(spinal cord injury)의 발생이 많고 전체 척추손상 중 40~60%에 척수손상이 관찰된다. 부상원인에서는 교통사고에 의한 발생이 가장 많고 이어서 높은 곳에서부터의 전락사고가 많으며 양자에서 약 3/4를 차지한다.

2 병태

호발부위는 척추손상이 많이 발생하기 쉬운 제 5~6목뼈 및 등뼈 · 허리뼈 이행부분이다. 외상성 척수손상은 기계적 파괴에 의한 척수실질의 손상과 출혈에 의한 순환장애, 대사장애, 생화학적 장애로부터 오는 기질적 변화이다.

임상적으로는 마비의 정도에 따라 완전마비와 불완전마비, 그리고 손상의 신경학적 수준에 따라 사지마비와 하반신마비로 대별된다. 또한 운동, 감각의 장애의 정도에 따른 프랑켈(Frankel)의 분류(▶표 1)가 있으나 American Spinal Injury Association(ASIA)의 기능장애 분류(▶표 2)에서는 운동부전 손상(ASIA 분류의 C 또는 D)으로서 분류되기 위해서는 "항문조임근의 수의수축이 있는" 또는 "손상의 신경학적 수준보다도 3개 척수분절(myelomere)이상의 꼬리 쪽에서의 운동이 유지되어 있는" 상태이고 동시에 "엉치척수분절의 감각이 잔존하여 있을" 것으로 결정되었다.

a 완전마비

손상부위 이하의 척수분절 지배영역의 완전 또는 지속적인 지각탈실(analgesia 또는 anesthesia), 수의운동 및 심부반사의 소실을 완전마비라 한다. 엉치척수분절 지배영역의 지각 운동이 완전히 소실하고 구해면체반사(bulbocavernous reflex)나 음경지

▶표 1 Frankel의 분류

분류	장애의 정도
A (complete)	손상부위 이하의 운동 · 지각의 완전마비
B (sensory only)	손상부위 이하의 운동의 완전마비, 지각은 약간 잔존
C (motor useless)	손상부위 이하의 운동은 약간 잔존하지만 실용성은 없다
D (motor useful)	손상부위 이하의 실용적인 운동이 잔조
E (recovery)	운동, 지각, 방광직장장애가 인지되지 않지만 심부반사는 항진

▶표 2 ASIA 기능장애 분류

분류	장애의 정도
A = 완전마비 (complete)	S_4–S_5 영역의 운동과 감각기능의 완전상실
B = 부전마비 (incomplete)	손상수준 이하의 운동기능은 완전 상실하지만, 감각기능은 손상수준 이하부터 S_4–S_5 영역을 포함하여 잔존
C = 부전마비 (incomplete)	손상수준 이하의 운동기능은 잔존하고 마비영역의 열쇠가 되는 근육의 절반이상이 근력 3 미만
D = 부전마비 (incomplete)	손상수준 이하의 운동기능은 잔존하고 마비영역의 열쇠가 되는 근육의 절반이상이근력 3 이상
E = 정상(normal)	운동과 감각기능이 정상

유발기증(priapismus)이 있으면 완전마비라 진단하는데 도움이 된다.

b 불완전마비

손상부위 이하의 척수분절 지배영역의 지각, 운동 및 심부반사가 부분적으로 잔존하여 있는 것을 불완전마비라 한다. 비대칭성의 지각 또는 지각해리, 운동마비, 일시의 경과에 수반하는 회복경향이 있으면 불완전마비라 판단할 수 있다. 불완전 손상에서는 적어도 6개월의 경과관찰이 바람직하다고 하고 있다.

불완전마비에는 브라운-세카르증후군(Brown-Séquard syndrome) (➡NOTE-1), 중심성 목뼈 손상 (➡NOTE-2), 앞쪽 목척수 손상(anterior cervical cord injury)이 있다.

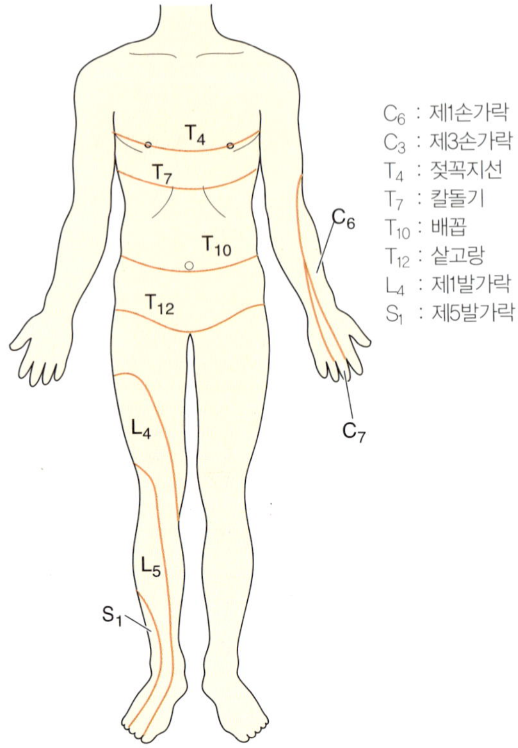

▶그림 1 팔다리 · 몸통의 피부분절

지각 지배영역의 표적이 된다.

c 사지마비와 하반신마비

목 척수손상에 의해서 사지 및 몸통의 지각, 운동기능의 소실을 초래한 것을 사지마비(tetraplegia) 또는 quadriplegia)라 한다. 가슴척수, 허리척수 내지 엉치척수의 손상에 의해서 초래된 다리 및 몸통의 지각, 운동기능의 장애를 하반신마비(paraplegia)라 한다.

NOTE

1 브라운-세카르증후군 (Brown-Séquard syndrome)

척수의 반쪽이 장애된 경우에 관찰되고 장애된 같은 쪽의 척수분절 이하의 완전지각장애, 운동마비와 장애를 받고 있지 않는 쪽의 온통각의 탈실 및 촉각의 장애가 인지된다.

NOTE

2 중심성 목척수손상 (central cervical cord injury)

고령자에 많으며 경미한 외력으로 발생한다. 목의 젖힘에 의해서 부상하고 부전사지마비(운동마비가 주이다. 다리보다도 팔의 운동마비가 심하다. 특히 손의 정교성운동장애, 지각마비는 경증), 골상이 명백하지 않다. 제5척수분절 이하의 마비가 많으며 예후는 반드시 양호한 것은 아니라는 특징이 있다.

d 지각장애

지각은 피부분절(dermatome)에 따라 장애를 받는다(▶그림 1).

몸통에서의 피부분절의 주된 부위는 T_4가 젖꼭지선(유두선), T_7이 칼돌기(검상돌기), T_{10}이 배꼽, T_{12}가 샅고랑부분이며 표적이 된다.

3 척수증상

척수손상 직후, 중증이라면 척수쇼크(spinal shock)에 빠지고 모든 반사는 소실하여 이완성마비(flaccid paralysis)가 된다. 또한 이 시기에는 방광도 이완성 마비가 되어 요폐(anuresis)를 초래한다.

척수쇼크기를 지나면 강직마비(spastic paralysis)가 되어 힘줄반사 항진, 병적 반사의 출현이 관찰된다. 그러나 말총의 손상에서는 시종 이완성마비이다.

지각, 운동기능장애만이 아니라 자율신경장애도 초래하여 아래와 같은 합병증을 일으킨다.

- 순환기장애 : 서맥, 혈압저하, 순환혈액량의 감소, 정맥환류장애, 전신부종, 폐수종
- 소화기장애 : 마비창자막힘증(paralytic ileus), 급성위확장, 소화성궤양, 췌장염, 숙변
- 호흡장애 : 객담 등에 의한 환기장애, 가슴의 기이운동, 무기폐, 폐렴
- 배뇨장애 : 요로감염증, 요도게실, 샛길(fistula), 요로결석, 물콩팥증(수신증), 방광요로역류

그리고 척수손상의 합병증에는 과도한 고열, 저체온, 욕창, 이소성골화, 구축, 경축, 척주변형, 외상성 척수공동증 등이 있다.

이들의 증상이나 합병증은 손상 수준에 따라 아래와 같은 특징이 있다.

(1) 목척수 손상

상위목뼈($C_{1\text{-}3}$)에서는 호흡근의 마비를 수반하여 치명적이다. 중 · 하위 목뼈부분($C_{4\text{-}8}$)에서는 사지마비와 흉곽운동장애를 초래하고 팔다리의 운동장애에서는 신경학적 수준에 따라 팔의 특징이 있는 운동장애를 초래한다는 것으로부터 척수손상의 하위기능척수분절을 예측할 수 있다.

(2) 가슴척수 이하의 손상

상위 등뼈부위에서는 갈비사이근 마비에 의한 호흡장애를 수반한다. 그리고 몸통 · 양 다리의 마비를 초래한다.

(3) 등 · 허리뼈 이행부분의 손상

척수, 신경뿌리와 함께 손상된 사례에서는 양 다리의 마비를 초래하지만 허리척수 신경뿌리 및 엉치척수 신경뿌리의 일부나 대부분이 손상으로부터 면제된 경우에는 복잡한 신경증상이 관찰된다.

(4) 허리뼈부위의 손상

말총 손상이 관찰되지만 양 다리의 완전마비를 초래하는 일은 적다.

B 척수손상에 대한 치료

1 기능장애에 대한 치료

a 응급처치와 전신관리

목척수 손상에서는 기도의 확보에서부터 인공호흡관리를 시행하고 객담의 흡인이나 두드림(tapping), 폐렴 등의 예방을 필요로 한다. 순환관리에서는 기립성저혈압에 대비하여 체위변환이나 기립훈련을 시행한다.

요로관리에서는 요폐가 발생하기 때문에 도뇨가 필요하게 된다. 도뇨에는 지속도뇨법과 간헐도뇨법이 많이 시행되고 있다. 또한 목척수 · 가슴척수 손상은 핵상형 손상이라 하고(▶그림 2), 배뇨반사경로는 장애되어 있지 않기 때문에 배뇨반사가 출현하는 이른 시기에 배뇨훈련을 시작한다. 그러나 엉치척수나 말총 손상에서는 핵장애 또는 핵하형 장애이기 때문에 배뇨반사는 일어나지 않고 강한 복압이나 수압에 의한 배뇨법을 터득한다. 잔뇨가 많이 존재하는 경우는 자기도뇨법을 습득할 필요가 있다. 약 50㎖ 이하의 잔뇨량이라면 catheter free라할 수 있다.

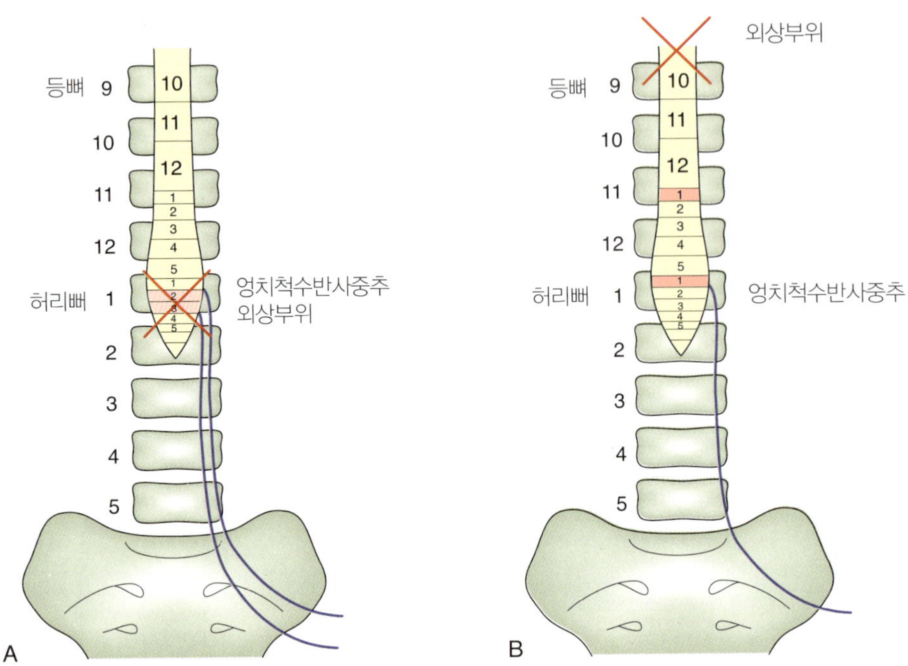

▶그림 2 마비에 의한 배뇨장애

A : 핵하형 손상, B : 핵상형 손상

b 척추의 정복 · 고정

목척수의 탈구골절의 보존적 치료로서는 크러치필드(Crutchfield) 머리뼈 직접견인, 등 · 허리 이행부분에서는 반장자세로 침상에 눕는다[제 3장의 그림 10(49페이지) 참조]. 수술적 치료는 척수정복술이나 척수압력제거술이고 그 대부분은 척추고정술을 시행한다.

c 합병증 예방

욕창은 엉치뼈부분, 큰돌기부분, 발꿈치뼈부분, 궁둥뼈결절부분에 잘 발생한다(▶그림 3). 국소적으로는 2시간마다 체위변환, 매트나 쿠션의 고안, 피부의 청결이 필요하고 전신적으로는 저단백질혈증의 방지를 고려한다 (➡ 심화학습-1).

관절구축의 호발부위는 어깨관절, 엉덩관절, 발목관절(첨족변형), 손가락(엄지모음근 굽힘구축, 갈퀴손 변형) 및 발가락(굽힘위치 변형)에 있고 매일 적어도 1회의 가동범위훈련과 안정 시의 양호한 자세의 유지가 필요하다.

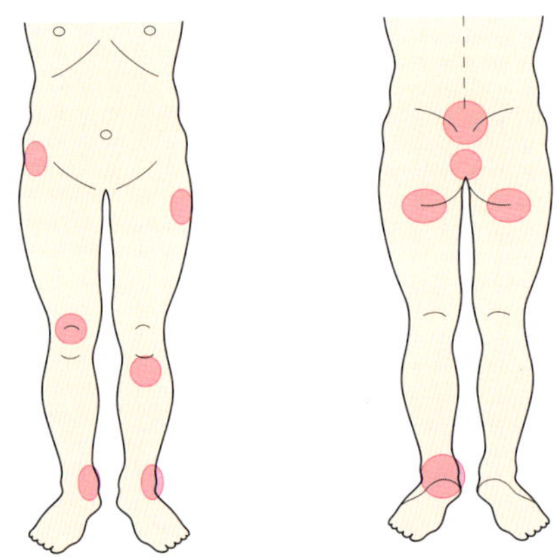

▶그림 3 욕창의 호발부위

심화학습

❶ 욕창(pressure ulcers, decubitus)

욕창의 정의는 "신체에 가해진 외력은 뼈와 피부 표층 사이의 연부조직의 혈류를 저하 또는 정지시킨다. 이 상황이 일정시간 지속되면 조직은 불가역적인 허혈성 장애에 빠져 욕창이 된다"이다[일본욕창학회].

요인은 ① 허혈성 장애, ② 재관류장애, ③ 림프계 기능장애, ④ 세포 · 조직의 기계적 변형의 네 가지가 복합적으로 관여한다고 여겨진다[Beriowitz에 따름].

고령자의 욕창의 대부분은 보존적 치료의 적응이 되며 창상을 보호하면서 병기와 창상의 깊이를 고려한 wound bed preparation과 moist wound healing에 유념한다. 창상만이 아니라 창상주위나 전신의 피부관리(skin care)는 중요하며 특히, 창상주위의 비누세정에 의해서 창상부분의 균의 양을 감소시킴으로써 감염예방 및 창상치유의 촉진으로도 될 수 있다. 또한 지속적 압박이 가해지지 않는 것 같은 자세지도가 중요하며 특히 bed up이나 옆으로 누운 자세인 경우는 뒤틀림응력이 가해지지 않도록 하고, 앉은 자세의 경우는 보통의 좌석 면에서는 압력의 분산이 불가능하기 때문에 몰드형 시트를 사용한다.

수술적 치료의 적응은 자연히 상피화를 바랄 수 없는 깊은 욕창이나 포켓이 있는 것이다. 수술방법은 창상을 일시적으로 봉합 폐쇄하는 봉축법, 피부만을 이식하는 피부이식술, 피부와 피하조직을 이식하는 피판성형술이 있다. 수술에 앞서서 욕창표면의 괴사조직이나 불량 육아조직을 모두 절제하는 외과적 데브리망(debridement)을 시행한다. 수술 후는 창상부분에 가해지는 외력(압력, 뒤틀림응력)을 철저히 제거하는 것이 중요하다.

욕창의 대책은 팀 접근이 중요하며 재활부문(재활과 의사, 물리치료사), 간호사, 피부과 의사, 영양사(NST) 등의 여러직종의 관여가 필요하다.

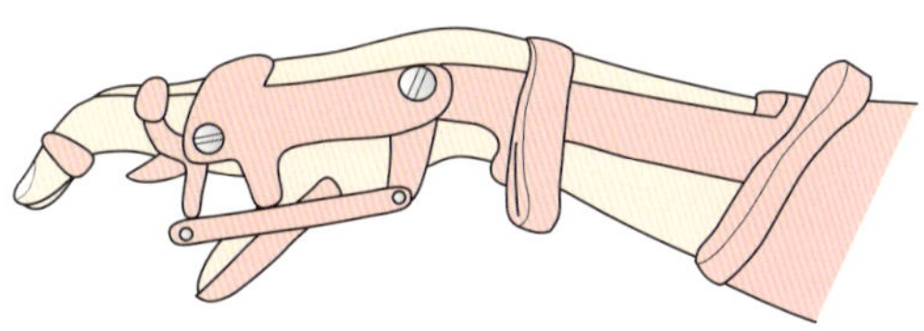

▶그림 4 장구

C_6 척수손상 환자에 대한 flexor hinge splint

2 능력장애에 대한 치료

조기부터 잔존근력의 유지 및 강화가 주된 치료가 된다. 몸통근육에서는 등척성 운동부터 시작하여 점증적 저항운동을 추가하여간다. 훈련은 침대 위의 몸 구르기, 앉은 자세, 침대 위에서의 이동, 휠체어 이동 등, 서서히 이동 동작을 추가하여간다. 기립훈련에서는 기립성저혈압에 주의한다. 척수손상이 높은 수준의 경우 저절로 운동능력은 제한되지만, 장구 및 보조장구 등의 사용에 의해서 그 능력을 최대한으로 활용할 수 있다(▶그림 4, 표 3, 4).

3 만성기에서의 합병증의 예방과 치료

요로에서의 합병증은 많으며 세균감염, 고압배뇨에는 항상 주의해야 한다. 이 밖에 합병증으로서 부상 후 3개월 전후에 발생하는 일이 많은 이소성골화가 있고 호발부위는 마비영역인 무릎관절 · 엉덩관절 · 팔꿉관절 주변이다(▶그림 5). 원인은 불명이지만 관절가동범위훈련을 조심스럽게 시행할 필요가 있다.

손상 이하의 척수 앞뿔세포에 근방추로부터의 구심성 자극이 가해져 강직(spasticity)이 일어나지만 유발인자로서 관절구축, 욕창, 요로결석, 변비 등이

▶표 3 목척수 손상에서의 운동기능

장애를 면하고 있는 척수분절		가능한 운동기능	운동동작
C_4	팔의 근육은 전혀 움직이지 않는다.	자발호흡(다만 호흡 예비력의 저하). 어깨를 움크릴 수 있다.	
C_5	어깨세모근과 위팔두갈래근의 일부	어깨의 벌림, 굽힘, 폄, 팔꿈치의 굽힘 (다만 근력은 저하), 호흡은 예비능력 저하	휠체어 구동의 불가
C_6	위팔두갈래근과 어깨회전근개근군, 긴 · 짧은노쪽손목폄근	어깨관절, 팔꿈치 굽힘, 아래팔 뒤침, 손목관절 등쪽굽힘, 호흡예비능력 저하	평탄한 곳이라면 휠체어 구동은 가능하다.
C_7	위팔세갈래근, 손목굽힘근, 온손가락폄근	물건을 잡을 수 있으나 악력은 매우 약하다.	전신운동을 위해 평행봉 내에서 장구를 장착하고 보행연습. 휠체어
C_8	손바닥 내 고유근 이외의 팔의 모든 근육	엄지손가락, 집게손가락, 가운데손가락의 손가락 벌림, 손가락 모음, 맞섬을 제외한 모든 팔의 동작은 가능하다.	휠체어, intrinsic minus (손바닥 내 고유근 기능상실 자세)
T_1	팔의 근육	팔의 기능은 모두 정상.	목발과 장구로 질질 끌면서 하는 보행, 이동에는 휠체어가 실용적이다.

▶표 4 L_1 이하의 척수손상에서 운동기능

	장애를 면하고 있는 척수분절	가능한 운동기능	운동동작
L_1	엉덩허리근이 약간 효력이 있다.	어느 정도의 엉덩관절 굽힘	휠체어
L_2	엉덩허리근, 모음근군의 근력저하	엉덩관절의 굽힘, 약간 모음	장하지장구, 휠체어 병용
L_3	엉덩허리근, 모음근군, 넙다리네갈래근의 약간의 근력저하	엉덩관절의 굽힘, 모음, 가쪽회전, 무릎은 폄	단하지장구
L_4	넙다리네갈래근, 앞정강근	발목관절의 등쪽굽힘, 내번	단하지장구로 보행
L_5	중간볼기근의 근력저하, 발가락폄근	발목관절의 등쪽굽힘, 내번	종족(pes calcaneus)(등쪽굽힘) 변형, 단하지장구로 보행
S_1	큰볼기근은 약간 약하지만, 엉덩관절주위근은 정상이다. 가자미근, 장딴지근의 근력저하	무릎의 굽힘/폄	갈퀴발가락 변형, 발끝보행 불가능

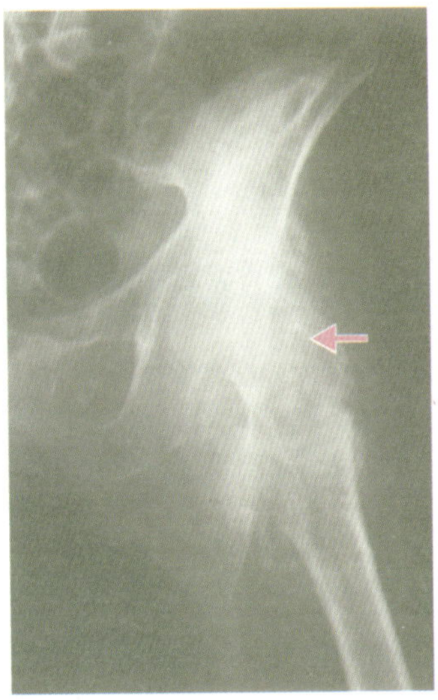

▶그림 5 척수손상에서의 합병증

이소성골화의 X선 영상. 위앞엉덩뼈가시에서부터 작은돌기에 걸쳐서 엉덩허리근의 아래쪽으로 석회화가 확산되어 있다.
[岸谷 都, 立野勝彦, 染矢富士子 : 뇌손상 환자의 엉덩관절 주위에 발생한 이소성골화의 두 가지 사례. 종합재활, 18(12):976, 1990에서 게재]

있다. 치료로서 페놀차단, 약물치료, 신장운동, 전기 자극이 있으나 이 치료법에는 일시적인 것이 많다. 근육 · 힘줄 절단분리술이나 신경뿌리 절단분리술 등의 수술치료도 채택된다.

C 물리치료 · 작업치료와 관련사항

1. 손상부위 이하의 척수분절 지배영역의 운동 및 지각장애의 지식을 갖는다.
2. 조기부터 잔존근력의 유지와 강화, 장구 및 보조장구에 의해서 ADL(일상생활활동) · QOL(생활의 질)의 향상을 지향한다.
3. 방광직장장애에 대해서 이해한다.

복습의 요점

- 척수손상의 기능장애를 요약하시오.
- 척수손상의 합병증을 열거하시오.
- 척수의 어느 부위의 손상에서 어떠한 증상이 발현하는지를 요약하시오.

제 13 장

관절에서 외상성 질환

학습목표
- 염좌, 탈구의 차이를 학습한다.
- 대표적인 탈구의 질환에 대해서 학습한다.

A 개론 — 염좌와 탈구

1 염좌

염좌(sprain)란 외상에 의해서 본래의 관절이 움직이는 범위 이상으로 강제되어 움직이는 것을 말한다. 관절주머니, 관절인대의 손상은 수반하지만 관절의 적합성은 정상적으로 유지되어 있다[인대손상에 대해서는 제 15장 A. 3항(➡ 158페이지) 참조].

인대 등의 손상이 심한 경우에는 이상동요성이 인지된다. 염좌의 호발부위는 발목관절, 무릎관절이다.

2 탈구

서로 마주보는 관절면이 완전히 서로 물려있지 않는 상태를 탈구(dislocation)라 한다. 골절을 수반하면 이것을 탈구골절(fracture dislocation)이라 한다. 비교적 가벼운 외력이나 관절운동으로 용이하게 관절이 반복하여 탈구를 일으키는 것 같은 상태를 반복성 탈구(recurrent dislocation)라 한다.

B 관절의 외상성 질환 각론

1 어깨관절 탈구

부상기전 팔을 펴고 낙하나 넘어진 경우에 어깨관절 탈구(dislocation of the shoulder)가 일어난다. 이것은 어깨관절에 벌림과 가쪽회전력이 동시에 강하게 작용한 것에 의한다. 외상성 탈구 중에서 가장 많은 탈구의 하나이다.

전위 탈구한 뼈머리의 위치에 따라 전방탈구, 후방탈구, 하방탈구가 있으나 전방탈구가 대부분이다.

합병증 골절(위팔뼈 큰결절, 어깨뼈 절구모서리), 신경손상(겨드랑신경)을 합병하는 일이 있다.

치료 정복은 히포크라테스(Hippocrates)법이 있으며 전신마취 하에 환자의 겨드랑이에 시술자의 발을 걸고 양손으로 환부 쪽 팔을 당기면서 가쪽회전을 시키면 정복된다. 정복 후, 어깨관절 모음, 안쪽회전 위치에서 약 3주간 고정한다. 그 후 능동운동부터 시작하지만, 초기의 단계에서는 가쪽회전운동은 조심스럽게 시행한다.

2 봉우리빗장관절 탈구

부상기전 어깨를 아래로 하여 넘어져 봉우리를 아래로 강하게 미는 것 같은 힘이 작용한 경우에 봉우리빗장관절 탈구(dislocation of the acromioclavicular joint)가 일어난다.

전위 어깨뼈와 빗장뼈의 연결인 봉우리빗장관절과 부리빗장인대의 파열에 의해서 빗장뼈 끝이 위쪽으로 전위한다.

치료 인대의 파열이 경증이라면 환부 쪽 팔을 삼각붕대로 매달고 빗장뼈끝을 반창고로 정복고정을 한다. 수술로서는 키르슈너 강선을 찔러 넣음으로써 고정하지만 경과를 거쳐도 고정되지 않고 재탈구하는 일도 많다. 고령자에서는 운동통증이 있는 것은 빗장뼈끝을 2㎝ 정도 절제하는 경우도 있다. 기능장애를 남기는 일은 적다.

3 봉우리밑증후군(견봉하증후군)

부상기전 어깨관절 벌림에 의해서 어깨 회전근개와 봉우리밑윤활주머니가 봉우리와 위팔뼈머리 사이에서 오랜 세월 반복하여 계속해서 눌리면 회전근개, 특히 가시위근힘줄의 만성염증과 만성봉우리밑윤활주머니염이 발생한다. 이것을 봉우리밑충돌증후군(subacrominal impingement syndrome)이라 한다.

증상 통증은 야간에 강화된다. 통증에 의해서 어깨관절을 움직이지 않기 때문에 구축을 수반하는 일이 있고 어깨관절주위염(이른바 오십견)과 유사하다. 검사자는 약간 벌림을 시킨 환자의 위팔을 잡고 안쪽회전을 시키고 검사자의 한쪽 손으로 봉우리를 눌러 어깨뼈를 움직이지 않도록 하여 위팔을 급격히 벌려 올리게(외전거상) 한다. 위팔뼈머리가 봉우리 아랫면에 충돌할 때에 통증이 재현되면 충돌검사(impingement test) 양성이라 한다.

치료 봉우리밑윤활주머니에 스테로이드제제의 주입이나 때로는 봉우리성형술을 시행한다.

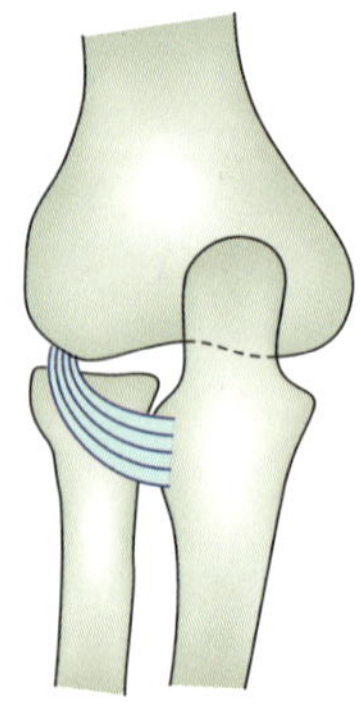

▶그림 1 주내장
고리인대가 노뼈작은머리부분에서부터 불완전 탈구를 하고 있다.

4 팔꿉관절 탈구

부상기전 폄 위치로 팔꿉관절을 강제하고 아래팔 뒤침위치에서 장축방향으로 힘이 작용하여 팔꿉관절 탈구(dislocation of the elbow)를 일으킨다.

전위 태반은 후방으로 팔꿈치머리가 전위하는 후방탈구이다.

치료 가급적 조기에 정복을 하는 것이 바람직하다. 석고붕대 고정은 3주간을 하고 그 후 능동운동을 시작한다. 그러나 운동장애를 남기기 쉬운 관절이다. 폭력적으로 관절가동범위훈련을 시행하면 골화성근염을 일으키기 쉬우므로 주의를 필요로 한다.

5 팔꿈치의 내 이상

부상기전 소아(2~6세)의 손이나 손목을 팔꿉관절 폄 위치에서 강하게 잡아당긴 결과, 불완전 탈구를 일으켜 팔꿈치의 내 이상(subluxation of head of radius 또는 internal derangement of the elbow)이 된다.

전위 노뼈머리부분이 고리인대로부터 불완전 탈구를 한 상태이다(▶그림 1).

치료 정복은 환아의 위팔 아랫부분을 회전하지 않도록 고정하고 아래팔을 가볍게 잡아당기면서 뒤침을 한다. 때로는 정복 시에 잡음 또는 염발음이 들린다. 정복 후는 고정의 필요는 없으나 자주 재발하는 일이 있다.

6 엉덩관절 탈구

부상기전 교통사고나 높은 곳에서부터의 낙하에 의해서 엉덩관절 탈구(dislocation of the hip joint)를 일으킨다. 어깨관절, 팔꿉관절에 이어서 많으며 전체 탈구의 약 10%이다.

전위

① 후방탈구 : 엉덩관절 과다굽힘 위치에서 전방으로부터 넙다리뼈 축의 방향으로 큰 외력이 가해져 넙다리뼈 뼈머리가 관절주머니를 찢고 후방으로 탈출한다. 엉덩관절은 모음, 안쪽회전, 약간의 굽힘 자세를 취한다. 합병증으로서 궁둥신경 마비증상을 나타내는 것이 있다. 엉덩관절 탈구의 약 80%가 이 탈구이다.

② 전방탈구 : 엉덩관절 젖힘(과신전) 위치에서 큰 벌림의 힘이 가해지면 넙다리뼈 뼈머리가 전방으로 탈구한다. 빈도는 낮다.

③ 중심성 탈구 : 넙다리뼈 큰돌기부분에 큰 외력이 가해지거나, 엉덩관절 벌림 위치에서 넙다리뼈 축의 방향으로 강력한 외력이 작용한 경우에 넙다리뼈 뼈머리가 볼기뼈절구(관골구) 바닥을 찢고 골반 내로 탈출한다.

치료 정복은 전신마취 하에 도수적으로 시행한다. 정복 후, 약 3주간 환부 쪽 다리에 견인을 시행하고 2주째부터 능동운동을 시작한다. 체중부하에 대해서는 뼈머리 괴사가 발생하는 것을 고려하면서 약 3개월은 부하량을 한정할 필요가 있다. 중심성 탈구에서는 넙다리뼈 관절융기 상부 또는 큰돌기부분에 강선을 통과시켜 견인을 시행한다. 2~3일에서 정복되지만, 약 6주간은 견인을 필요로 한다. 체중부하는 약 12주 이후가 바람직하다.

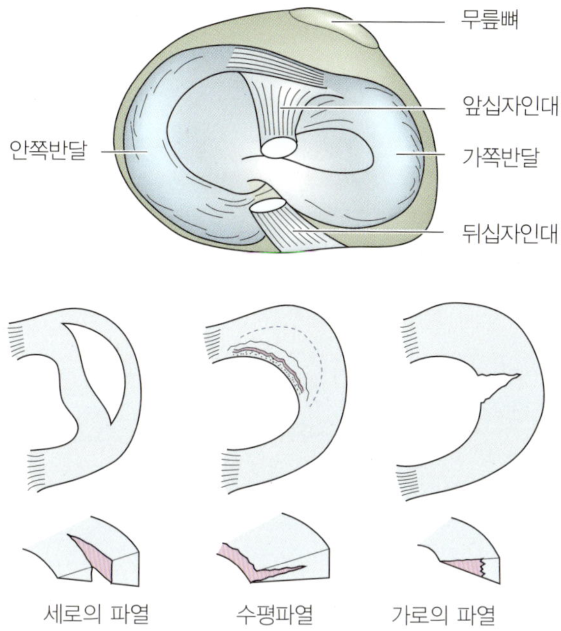

▶그림 2 반달의 해부와 반달의 파열형태

7 무릎반달 손상

부상기전 무릎관절을 굽힌 상태에 비정상적인 회전력이 가해졌을 때 반달의 일부가 정강뼈와 넙다리뼈의 사이에 끼이어 무릎반달 손상(meniscus injury)을 일으킨다.

반달 파열의 형태로부터 **그림** 2와 같이 분류된다. 젊은이의 스포츠에 의한 외상에서는 반달 가장자리의 세로의 파열을 일으키는 일이 많다. 소아기에서는 대부분은 원반모양 반달의 손상으로 수평파열이다.

일본에서는 가쪽반달의 손상이 많고 구미에서는 안쪽으로 발생하는 일이 많다.

증상 반달의 손상부분에 일치한 관절틈새에 통증이 있다. 반달이 융기사이오목(과간와)에 박히면 (➡ NOTE-1) 무릎을 굽힌 채로 폄의 불능이 되는 경우가 있다. 계단 오르내리기 등의 동작 때의 통증이나 무릎의 비정상 소리가 발생하는 경우가 많다.

넙다리네갈래근의 근육위축과 관절틈새에 압통,

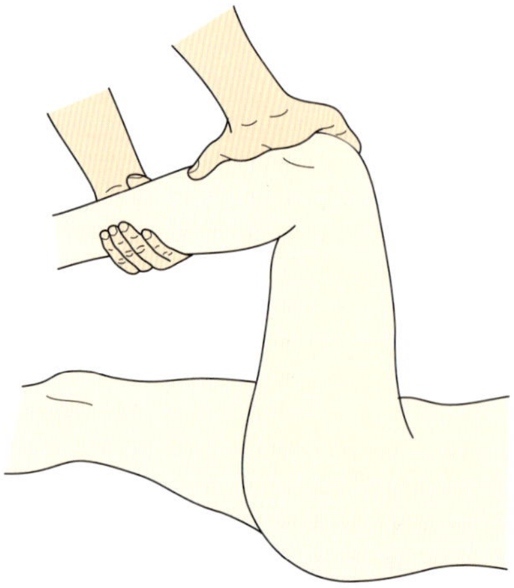

▶그림 3 McMurray test

무릎 · 엉덩관절을 90° 로 유지하고 종아리를 안쪽회전, 외반(가쪽반달), 가쪽회전, 내번(안쪽반달)을 가하여 펴게 한다.

NOTE

1 감돈증상

가장자리부분의 세로의 파열에서는 파열된 반달이 융기사이오목에 박혀 폄의 불능이 되는 것 같은 상태를 감돈증상(incarceration symptom)이라 한다. 이러한 파열형태를 양동이자루 파열이라 부르고 가장 많은 원인의 하나이다.

무릎의 젖힘이나 과도한 굽힘을 시행시키면 통증이 유발된다. 흔히 사용되고 있는 유발검사에는 Mc Murray test가 있다(▶그림 3). 최근에는 MRI나 관절내시경검사에 의해서 진단이 확실해지고 있다.

치료 반달은 혈관이 부족하고 재생능력이 나쁘다고 하며 일단 손상을 받으면 수복이 어렵고 안정으로는 치유하기 어려워 일반적으로 관절내시경 하에서의 반달봉합이나 부분절제를 시행한다.

C 물리치료 · 작업치료와 관련사항

어깨관절, 팔꿉관절, 엉덩관절의 탈구의 부상기전, 전위, 치료 및 합병증에 대해서 이해하여둔다.

복습의 요점

- 봉우리밑증후군의 검사기법을 터득한다.
- 탈구를 일으키기 쉬운 관절은 어느 것인가?

제 14 장

말초신경에서 외상성 질환

학습목표

- 신경손상의 분류를 이해한다.
- 말초신경 손상의 진단을 학습한다.
- 말초신경 손상의 특징, 병태상을 파악한다.

A 개론 — 신경손상이란?

1 신경손상의 원인과 분류

a 부상기전

(1) 좌멸창(crush wound), 절창(incised wound), 열창(laceration) 등에 의한 신경손상

무디게 신경이 손상된 경우는 절단끝 문합은 곤란해진다. 날붙이나 유리 등의 예리한 것으로 신경이 손상을 받은 경우는 절단끝 봉합은 가능하다. 그런데 열창의 경우는 감염의 가능성이 높고 2차적으로 신경봉합을 시행하는 경우가 많다.

▶표 1 골절에 유발하는 말초신경장애

골절부위	말초신경장애
위팔뼈 가쪽관절융기 골절	지발성자신경마비
위팔뼈 관절융기위 골절	노 · 정중신경마비
위팔뼈 뼈몸통 골절	노신경마비
위팔뼈 외과목 골절	겨드랑신경마비
노뼈 먼쪽끝 골절	정중신경마비
노뼈 몸쪽 골절	노신경마비
엉치뼈 · 골반 골절	허리신경얼기마비
넙다리뼈 골절	궁둥신경마비
종아리뼈 뼈머리 골절	종아리신경마비

(2) 골절 · 탈구, 약물주사 등에 의한 신경손상

위팔뼈 골절에서의 노신경 손상, 팔의 급격한 올림에 의한 위팔신경얼기의 손상, 부적당한 석고붕대에 의한 압박으로 일어나는 온종아리신경(총비골신경) 마비, 약물이 직접 신경에 닿아 일어나는 신경마비 또는 방사선 조사에 의한 방사선 신경장애 등이 있다(▶표 1).

b 신경손상의 분류

신경손상의 병태를 알기 위해 임상에서 흔히 사용되고 있는 것에 세돈(Seddon)의 분류가 있다(▶그림 1).

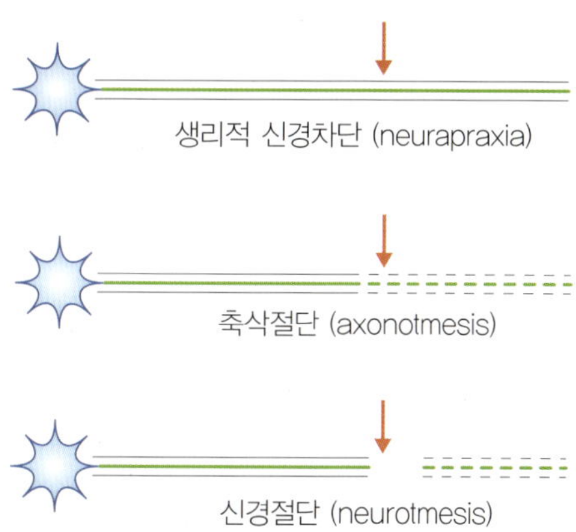

▶그림 1 Seddon의 신경손상의 분류

(1) 생리적 신경차단(neurapraxia)

말이집(수초)이 부분적으로 변성하여 일시적으로 신경섬유의 전도가 저해된 상태이지만 축삭, 신경내막에는 손상이 없다. 임상적으로는 일시 완전한 운동마비가 관찰되고 지각장애는 경증이며 보존적 치료로 조기에 회복한다.

(2) 축삭절단(axonotmesis)

축삭 및 말이집이 손상을 받아 말초에 왈러변성(Wallerian degeneration)이 일어난다. 그러나 신경내막, 신경주막은 손상되지 않고 재생섬유는 본래의 축삭 중을 말초로 뻗는다. 임상적으로는 운동마비 및 지각마비는 완전하지만 보존적 치료로 양호한 회복을 기대할 수 있다.

(3) 신경절단(neurotmesis)

신경줄기의 연속성이 두절된 것으로 임상적으로는 완전한 운동, 지각마비가 존재하고 보존적 치료로는 회복은 전혀 기대할 수 없다.

2 임상증상과 검사법

a 운동마비

손상을 받은 말초신경의 지배영역의 수의운동이 장애되어 운동마비(motor paralysis)가 일어난다. 신경의 장애정도에 따라서 지배근육의 근력저하 내지 소실을 초래하고 경과와 더불어 근육긴장(tonus)의 저하 및 근육위축이 나타난다. 또한 힘줄반사 약화나 소실이 관찰된다. 말초신경 손상의 진단 및 근력의 평가에는 도수근력검사법이 있다. 그러나 운동검사를 시행할 때, 비정상 신경지배(anomalous innervation)나 속임운동(trick movement)에 주의를 필요로 한다.

b 지각장애

손상된 말초신경의 지배영역의 피부에 지각장애가 나타난다. 신경의 장애정도에 따라서 이상지각, 지각둔마, 지각탈실이 일어난다. 척수신경의 피부

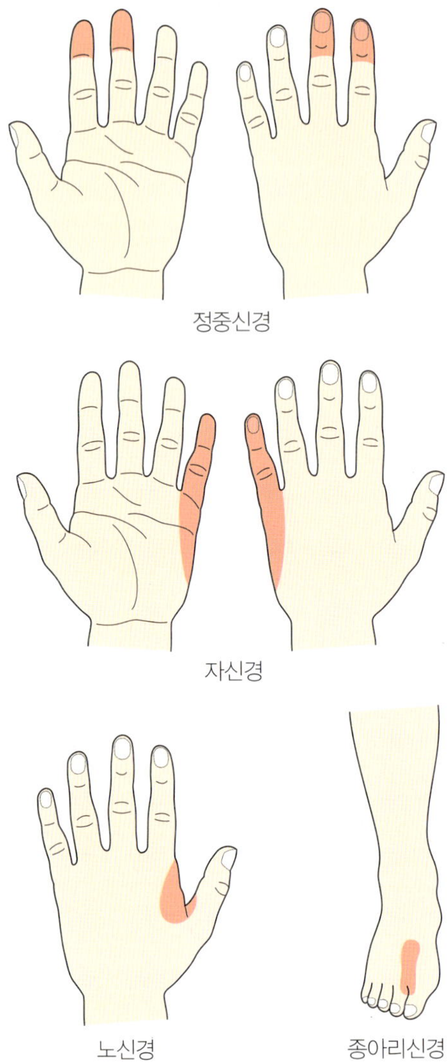

▶그림 2 손 및 발에서의 지각고유영역

지각띠 즉, 피부척수분절 지배(dermatome)를 따라서 말초신경 손상의 부위를 진단한다. 지각마비의 평가는 촉각, 통각, 2점 식별감각의 검사를 시행할 필요가 있다. 이 때, 말초신경의 지각고유영역(autonomous sensory zone)을 파악해두는 것이 중요하다(▶그림 2).

임상적으로 신경재생의 유무와 부위를 확인하는 데에 티넬 징후(Tinel's sign)가 있다. 이것은 감각신경이 재생되어가는 과정이며 재생축삭이 말초로 뻗어갈 때 약간 늦게 신경내막이 재생되기 때문에

재생축삭 끝부분이 피막이 되지 않아 비정상적으로 외부의 자극에 대해서 감수성이 높은 그 부분을 두드리면 방산통이 일어난다.

c 자율신경장애

말초신경이 손상되면 운동신경, 감각신경과 마찬가지로 교감신경도 장애를 받는다. 지각장애영역과 일치하여 발한의 정지가 일어나는 발한이상(dyshidrosis)이나 혈관운동장애로서 현관의 확장이나 피부온도의 상승이 관찰된다. 그러나 혈관운동장애는 신경손상 직후에 일어나고 경과와 더불어, 반대로 피부가 창백해지는 것과 피부온도가 내려가는 것이 관찰된다. 또한 이 밖에 영양장애나 뼈 위축도 관찰된다.

3 신경손상의 치료

a 보존적 치료

마비가 회복되기까지는 합병증의 예방이 취해진다. 관절구축의 예방이나 변형예방을 위한 보조장구, 그리고 동적 부목(dynamic splint)의 장착이 시행된다.

b 수술치료

신경봉합술이 시행된다. 신경의 일부가 결손이 되어 절단끝 봉합이 불가능한 경우에는 신경을 이식하는 경우가 있다. 신경의 회복을 시도한 수술로도 기능장애의 개선을 기대할 수 없는 경우는 마비근육에 대신하여 작동할 수 있는 근육힘줄의 이행술을 시행한다.

B 말초신경의 외상성 질환 각론

1 위팔신경얼기 마비

위팔신경얼기는 제5 목신경뿌리에서부터 제1가

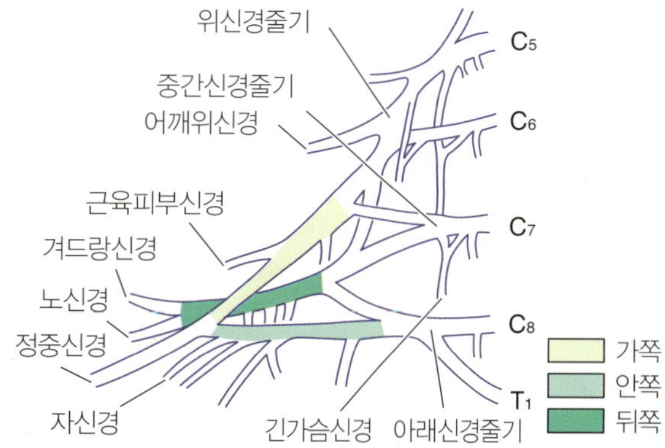

▶그림 3 위팔신경얼기

슴신경뿌리에 의해서 구성되어 있다. 이 신경뿌리는 위·중간·아래의 신경줄기(trunk)로 합성되고 다시 분지하여 가(등)쪽, 뒤(노)쪽, 안(자)쪽의 신경다발(cord)로 합성된다(▶그림 3).

분류 위팔신경얼기마비(brachial plexus palsy)는 손상 수준 및 부위에 따라 아래와 같이 분류할 수 있다.

- **손상 수준에 의한 분류**
  ① 상위형(Erb-Duchenne형) : 제5, 6, 7목신경뿌리의 손상이며 팔의 올림, 팔꿉관절 굽힘의 불능이 인지된다.
  ② 하위형(Klumpke형) : 제7, 8목신경뿌리 및 제1가슴신경뿌리의 손상이며 주로 손가락의 마비가 인지된다.
  ③ 전체형 : 위팔신경얼기의 전체의 손상이다.
- **손상부위에 따른 분류**
  ① 신경절 이전 손상(preganglionic injury) : 뒤뿌리신경절의 중추 쪽에서의 손상을 말하며 신경뿌리가 척수의 밑동에서부터 뽑힌 발인손상(root avulsion)이고 회복의 가망이 없다. 척주옆근육의 마비(척수신경 뒷가지의 손상), 호너 징후(Horner's sign)(눈꺼풀처짐, 축동, 안구함몰)의 양성, 혈관운동신경의 온존이나 자연발한(신경뿌리에는 교감신경섬유가 포함되어 있지 않다)이 있다. 척수조영에서 경질막의 찢어짐으로부터 조영제의 누출이나 낭종모양

의 음영이 관찰된다.

② 신경절 이후 손상(postganglionic injury) : 뒤뿌리신경절의 말초 쪽에서의 손상이며 예후는 비교적 양호하고 수술적으로도 봉합이 가능하다.

부상기전 위팔신경얼기에 견인력이 가해진 외상에서는 교통사고, 특히 오토바이사고에 의한 것이 많다. 또한 분만 시에서의 손상도 많고 출산 시에 어깨가 산도에 걸려 머리가 강하게 당겨졌을 때에 일어난다. 이것을 분만마비(birth palsy)라 한다.

치료 말초신경 손상 중에서 위팔신경얼기 마비는 외과치료의 어려움 중의 하나이며, 보존적 치료에 집중시키지 않을 수 없다. 관절구축이나 근육위축의 예방이 주체가 된다. 회복의 가망이 없는 것에서는 기능재건술이 시행된다.

상위형에서는 팔꿉관절을 굽히게 하려는 수술에 슈타인들러(Steindler)법이 있다. 팔꿉관절 굽힘에 대해서 손목관절 손가락 굽힘근군, 엎침근의 이는 곳을 위팔뼈 안쪽위관절융기(내측상과)에서부터 중추로 이행시키는 방법이다. 또한 위팔두갈래근의 지배신경인 근육피부신경에 갈비사이신경을 이행하는 방법도 있다. 하위형에 대해서는 손의 기능재건술이 시행된다.

분만마비에서는 영아를 위해 보존적 치료가 주가 된다. 위팔신경얼기의 긴장을 제거하기 위해 환부팔을 올림과 동시에 관절구축의 예방이 중요하다. 상위형은 비교적 예후가 좋지만, 하위형 및 전체형은 회복이 나쁘다.

2 노신경마비

노신경은 주로 제 6, 7 목신경뿌리에서부터 시작되고 뒤신경다발로 구성되며 위팔뼈 가쪽 아래 1/3의 노신경고랑을 지나 전방을 돈다. 노신경은 뒤침근, 노쪽 · 자쪽손목폄근, 온손가락폄근, 엄지폄근, 긴엄지벌림근을 지배한다.

부상기전 위팔부분의 노신경마비(radial nerve palsy)는 위팔뼈 뼈몸통부분 골절에 의한 손상, 주사마비, 팔베개에 의한 위팔부분의 압박 등에 의해서 일어난다. 팔꿉관절에서는 소아에서의 위팔뼈 관절융기위 골절이나 뒤침근부분을 지날 때의 압박에 의한 노신경 깊은가지의 손상인 뒤침근증후군(supinator syndrome)이 있다.

기능장애 위팔부분에서의 노신경 손상에서는 손목관절의 등쪽굽힘이 불능이 되고 손처짐(drop hand)을 나타내며 지각장애는 아래팔 폄쪽에서부터 엄지손가락, 집게손가락, 가운데손가락의 등쪽에 있고 고유영역은 엄지손가락 · 집게손가락의 등쪽에 있다. 뒤침근증후군에서는 지각장애는 없으며 손가락의 폄 장애만이 일어난다.

치료 신경마비에 의한 구축의 예방이 주체이며 장구를 필요로 하는 경우가 있다. 신경회복을 기대할 수 없는 것은 손목관절 굽힘근을 폄근으로 이행하는 힘줄이행술이 시행된다. 손목관절 등쪽굽힘 위치를 유지하기 위한 장구[cock-up splint]나 동적 부목(dynamic splint)을 장착한다(▶그림 4).

3 자신경마비

자신경은 주로 제 8목신경뿌리, 제 1가슴신경뿌리에 발하며 안쪽신경다발로 구성되고 위팔뼈 안쪽위관절융기에 있는 자신경고랑을 지나, 자쪽손목굽힘근 이는곳의 사이를 뻗어 말초에 이른다. 자쪽손목굽힘근, 엄지모음근, 뼈사이근, 반지손가락 · 새끼깊은손가락굽힘근 및 벌레근을 지배한다.

부상기전 위팔부분에서의 팔꿉굴(cubital tunnel) 부근에서 자신경이 손상되는 경우를 팔꿉굴증후군(cubital tunnel syndrome)이라 하고 소아의 위팔뼈 가쪽관절융기 골절에서 정복되지 않고 외반에 의해서 일어나는 지발성의 자신경마비(ulnar nerve palsy)가 있다. 손목관절부분에서는 콩알뼈(두상골), 갈고리뼈(유구골) 등의 외상으로 자굴(ulnar tunnel)에서 자신경이 압박을 받아 손상된다. 이것을 자굴증후군(ulnar tunnel syndrome)이라 한다 [C항 "포착성 신경장애" (➡ 154페이지) 참조].

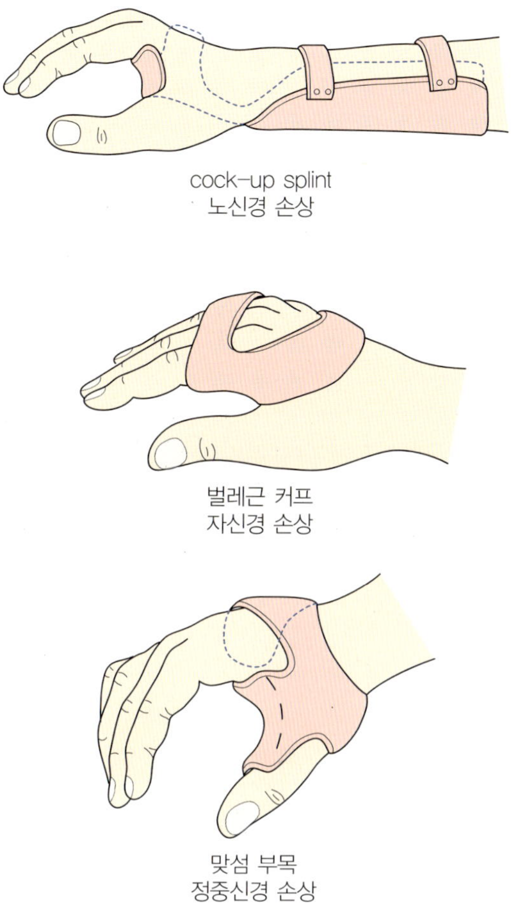

▶**그림 4 말초신경 손상에 사용되는 대표적 부목**

기능장애

① 저위 마비 : 아래팔 먼쪽부분에서의 자신경 손상은 뼈사이근, 엄지모음근, 자쪽 벌레근의 마비이고, 반지손가락 · 새끼손가락은 완전히 펼 수 없다. 이것을 갈퀴손(claw hand)이라 부른다. 특히 PIP · DIP(몸쪽 · 먼쪽 손가락뼈사이)관절은 펼 수 없고 가벼운 굽힘위치를 취하는 변형을 intrinsic minus position이라 한다. 또한 엄지손가락, 집게손가락 사이로 종이를 집으면 엄지모음근이 작용하지 않기 때문에 긴엄지굽힘근을 작용시켜 엄지손가락 DIP관절을 굽힌다. 이러한 움직임을 프로망 징후(Froment' s sign)라 한다.

② 고위 마비 : 팔꿉관절부분에서의 자신경 손상은 저위 마비에 더하여 손목관절의 바닥쪽 굽힘과 반지 · 새끼손가락의 DIP관절의 굽힘장애를 초래한다. 자쪽 손등 · 손가락 등면의 지각장애가 인지된다.

치료 신경에 대해서 압력제거술이나 갈퀴손이나 엄지모음에 대해서는 기능재건술이나 부목이 처방된다(▶그림 4).

4 정중신경마비

정중신경은 주로 제 5목신경뿌리에서부터 제 1가슴신경뿌리까지 폭넓게 신경섬유를 받는다. 안쪽신경다발과 가쪽신경다발로부터의 섬유가 합류하여 형성되고 위팔의 대략 중앙부분을 뻗어 두갈래근 널힘줄(건막)의 아래를 지나 팔오금(주와)에 이른다. 아래팔의 바닥쪽에서부터 손목관절의 손목굴(carpal tunnel)을 지나 손바닥 내에 들어간다. 지배근육은 엎침근, 노쪽손목굽힘근, 긴 · 짧은엄지굽힘근, 얕은손가락굽힘근, 집게손가락 · 가운데손가락의 깊은손가락굽힘근, 엄지맞섬근, 집게손가락 · 가운데손가락의 벌레근이다.

부상기전 팔꿉관절에서 좌멸을 수반한 골절로 정중신경마비(median nerve palsy)가 일어나는 경우가 있다. 또한 원엎침근을 뚫고 지나가는 부위나 손목관절부분에서 압박되어도 신경마비가 일어나며 각각 원엎침근증후군(pronator teres syndrome), 손목굴증후군(carpal tunnel syndrome)이라 한다 [C항 "포착성 신경장애"(➡ 154페이지) 참조].

기능장애 집게손가락 · 가운데손가락의 벌레근과 엄지맞섬근이 마비하고 엄지두덩은 납작해져 엄지손가락과 다른 손가락에서 맞섬(대립)장애를 초래하여 집기(pinch)동작을 할 수 없다. 이 형태를 원숭이손(ape hand)이라 한다. 지배영역에 지각장애가 인지된다.

치료 압박에 대한 압력제거, 엄지맞섬 재건술 등의 수술을 시행한다. 또는 보조장구로서 원숭이손에 대해서 엄지손가락의 모음구축의 예방과 기능적 자세인 엄지맞섬 위치의 보조장구를 필요로 한다(▶그림 4).

5 온종아리신경마비

주로 제4, 5 허리신경뿌리에서부터 궁둥신경을 통해서 정강신경이 되고 정강신경에서부터 분지한 온종아리신경은 종아리뼈머리(비골두)의 뒤쪽을 돌아서 깊은·얕은종아리신경, 무릎관절가지로 갈린다. 깊은종아리신경은 앞정강근, 손가락폄근을 지배하고, 얕은종아리신경은 긴·짧은종아리근을 지배한다. 손상되면 모두 지각장애가 일어난다.

부상기전 직접 신경손상을 일으키는 외상이나 골절의 치료에서의 석고붕대 고정에 의한 신경압박 등에 의해서 온종아리신경마비(common peroneal nerve palsy)가 일어난다. 종아리뼈머리에서의 압박에 의한 마비의 빈도가 높다.

기능장애 앞정강근의 마비에 의해서 발처짐(drop foot)이 발생한다.

치료 발처짐에 대해서 단하지장구(ankle foot orthosis; AFO)의 장착[제3장의 그림 5(➡46페이지) 참조]이나 신경박리술, 발목관절고정술, 뒤정강근힘줄의 앞쪽으로의 이행술이 시행된다.

C 포착성 신경장애(▶표 2)

1 가슴문증후군

앞목갈비근(전사각근)과 중간목갈비근(중사각근)의 사이, 빗장뼈와 갈비뼈의 사이, 작은가슴근(소흉근)의 아래층을 위팔신경얼기와 빗장뼈밑동맥(쇄골하동맥)이 뻗고 있는데 각각의 부위에서 포착되어 발병하는 증후군을 가슴문증후군(thoracic outlet syndrome)이라 한다. 일반적으로 팔을 올리면 빗장뼈가 회전하여 갈비빗장 사이가 협착함과 동시에 신경과 혈관다발은 목갈비근 삼각부분을 중추로 이동한다.

포착의 원인 C_7 목뼈에서부터 나와 있는 목갈비 또는 C_7 목뼈 가로돌기를 들 수 있다. 또한 목갈비에서부터 일고 가슴문부분의 섬유성 끈모양의 물체도 원인이라 할 수 있다. 이 증상은 목이 길고 동그스름한 어깨의 20대 여성에 많다.

기능장애 팔의 통증, 저림, 탈력감 등의 신경혈관

▶표 2 포착성 신경장애

질환명	신경	발생부위	증상·기능장애
가슴문증후군	위팔신경얼기	가슴문부분	팔의 통증, 저림, 탈력감
팔꿉굴증후군	자신경	자쪽팔꿉굴	갈퀴손, 프로망징후 양성
원엎침근증후군	정중신경 (앞뼈사이신경)	원엎침근힘살부분	이상감각, 엄지·집게손가락 사이의 집기동작이 장애
뒤뼈사이신경마비	노신경	뒤침근 얕은 층 밑	엄지손가락 폄, 벌림근, 온손가락폄근의 마비, 아래팔부분의 통증
손목굴증후군	정중신경	손목굴	엄지두덩근의 위축, 맞섬장애, 집기동작 장애, 가운데손가락의 저림
궁둥구멍근증후군	궁둥신경	궁둥구멍근과 위쌍동이근의 사이	궁둥신경 지배영역의 통증·지각이상
지각이상성 넓적다리 통증	가쪽넙다리 피부신경	앞엉덩뼈가시 안쪽의 샅고랑인대 부근	넓적다리 앞면에서부터 가쪽부분의 통증, 저림
발목굴증후군	정강신경	정강뼈 안쪽복사 위 아래쪽에서 굽힘근지지띠에 의해서 에워싸인 뼈섬유성 터널(발목굴)	발바닥부분에서부터 발가락에 걸친 방사통, 발목굴통증, 티넬 징후 양성.

압박증상을 야기한다. 자쪽에 많다. 빗장위오목(쇄골상와)에서 위팔신경얼기를 손가락으로 압박하면 압통, 앞가슴분에의 방산통이 일어나는 [Morley test], 앉은 자세에서 양 어깨관절을 벌림 90°, 가쪽회전 90°, 팔꿈치 90° 굽힘 자세를 취하게 하면 노동맥(요골동맥)의 맥박이 약화되는[Wright test], Wright test의 자세에서 양 손가락의 굽힘/폄을 3분간 시행시켜 손가락의 저림, 아래팔의 나른함 때문에 계속하는 것이 불가능한[Roos test] 등의 유발테스트가 있다.

치료 항염증제의 투여 이외에 증상의 악화를 일으키게 하는 것 같은 ADL(일상생활활동)을 피하도록 주의한다. 그리고 팔이음뼈의 근력을 강화하는 운동치료, 팔의 들어올리기 장구의 장착이 있다. 또한 수술치료로서 제 1갈비뼈 절제가 있다.

2 팔꿉굴증후군

자신경은 위팔에서 안쪽 근육사이 중격의 등쪽을 먼쪽으로 뻗고 팔꿉관절 안쪽에서 팔꿉굴(주부관)이라 불리는 뼈와 인대로 형성된 터널을 통과한다. 이곳은 자신경이 압박을 받기 쉽고 포착성 신경장애를 일으키기 쉬우며, 일련의 기능장애인 팔꿉굴증후군(cubital tunnel syndrome)이 일어난다.

기능장애 팔꿉관절을 굽히면 팔꿉굴의 압력은 약 3배로 증가한다고 일컬어지고 있다. 밖굽이팔꿈치(외반주)나 변형성관절증에 의한 뼈돌기(골극) 형성, 결절종(ganglion) 등이 자신경을 압박하는 요인이 된다. 자신경 마비는 반지 · 새끼손가락의 갈퀴손변형(claw deformity)이나 프로망징후(Froment sign)가 양성이 된다.

치료 보존적으로는 팔꿉관절을 90° 이상 굽히지 않도록 한다. 운동마비, 근육위축, 전도속도 저하 중 하나라도 명백하다면 신경의 압력제거나 안쪽위관절융기의 절제, 피하전방이행법, 근육층 아래 전방이행술 등의 수술을 시행한다.

3 앞뼈사이신경마비 · 뒤뼈사이신경마비

앞뼈사이신경은 정중신경으로터의 분지이며 위팔뼈 안쪽위관절융기의 말초를 뻗고 제 2 · 제 3깊은손가락굽힘근, 긴엄지굽힘근, 네모엎침근에 근육가지를 보내고 있다. 원인은 원엎침근의 깊은갈래, 얕은손가락굽힘근의 이는곳에 의한 압박이나 신경염을 생각할 수 있다.

뒤뼈사이신경은 노신경으로부터 분지한 깊은가지이며 엄지폄근과 온손가락폄근에 근육가지를 보내고 있다. 원인은 뒤침근의 섬유성 아치(프로제의 아케이드), 결절종이나 탈구한 노뼈머리 등에 의한 압박이나 신경염이다.

양 신경의 특발성이라 일컬어져왔던 마비는 신경다발에 "모래시계모양 잘록함"이 생기는 일이 많다.

기능장애 앞뼈사이신경마비는 엄지손가락사이관절과 집게먼쪽손가락사이관절의 굽힘을 할 수 없기 때문에 엄지손가락 · 집게손가락 사이의 집기운동이 불가능하다. 보통, 지각장애는 인지되지 않는다.

뒤뼈사이신경마비는 긴노쪽손목폄근을 지배하고 있지 않기 때문에 손목관절 등쪽굽힘은 가능하지만 엄지손가락 폄근, 벌림근과 온손가락폄근이 마비를 일으키면 운동가지이지만 아래팔부분의 통증을 호소하는 일이 있다.

치료 자연 완화(remission)도 보고되어 있으나 6개월 지나서 회복의 징조가 없는 경우, 신경박리술이나 힘줄이행술을 필요로 한다.

4 손목굴증후군

포착성 신경장애 중 가장 빈도가 높은 손목굴 내의 정중신경마비이다. 원인은 손의 과도한 사용, 노뼈나 손목뼈의 골절 후의 변형, 굽힘근힘줄윤활막염, 혈액투석 후의 아밀로이드 침착, 임신 등에 의한 전신부종, 결절종 등에 의한다. 중년 이후의 여성에 발병하는 일이 많다.

기능장애 통증과 저림은 노쪽 손가락, 때로는 엄지손가락의 탈력감을 호소한다. 손목관절 바닥쪽굽힘 위치의 유지에 의한 정중신경 지배영역의 통증이나 저림이 강화된다(손목관절 굽힘검사 : Phalen test). 엄지두덩근의 근육위축과 맞섬운동 장애(원숭이손)가 일어나 엄지손가락이 집게손가락의 손가락 끝에 대한 방향으로 향할 수 없다.

치료 경증사례에서는 맞섬부목[그림 4(➡153페이지) 참조]을 처방한다. 보존치료가 효과가 없는 경우는 굽힘근지지띠를 절단 분리하여 정중신경의 압박을 제거한다.

D 기타의 말초신경장애

1 구획증후군

뼈, 근막, 뼈사이막, 근육중격 등에 의해서 에워싸인 구획의 내압상승에 의해서 급성으로는 격통을 수반하고 허혈에 의한 근육, 신경의 변성 및 괴사에 이르며 최종적으로는 근육이 흉터화하는 병태이다. 볼크만 구축(Volkmann's contracture)[제 11장의 NOTE-1(➡122페이지) 참조], 앞정강뼈 구획증후군이 잘 알려져 있으나 넓적다리나 종아리의 가쪽근육군이나 후방 깊은 부분의 근육에도 관찰된다.

이 병태가 의심된 경우는 조급히 근막절개에 의해서 감압을 시행하여야 한다. 포착성 말초신경장애, 피로골절 등과의 감별이 필요하다.

2 반사성교감신경성디스트로피

골절이나 염좌 등의 팔다리의 외상 후, 부상부위에서부터 광범위하게 지속적으로 통증, 부종, 혈행장애가 일어나고, 차츰 피부, 근육, 뼈의 위축이 일어나는 병태를 반사성교감신경성디스트로피(reflex sympathetic dystrophy; RSD)라 한다. 말초신경이 외상 등의 손상 후, 그 지배영역에 타는 것 같은 통증을 호소하는 신경장애를 작열통(causalgia)이라 부르는데, 말초신경 손상의 유무에 관계없이 팔다리 먼쪽부분의 골절, 작은 외상, 작은 수술 등의 유발요인에 의해서 작열통과 마찬가지의 증상을 초래하는 질환을 말한다. 그 중, 어깨 · 목의 외상, 뇌혈관장애, 심근경색 등에도 일어나고 어깨손증후군이라 한다(➡심화학습-1).

척수분절을 통한 반사성교감신경성 자극이 부상부위에 미치는 것에 의한다고 하며, 치료는 통증유발점(trigger point)의 차단, 소속 신경학적 수준의 교감신경 차단이 있다. 또한 통증제거와 기능유지를 위해 온열치료나 운동치료가 필요하다.

E 물리치료 · 작업치료와 관련사항

1. 말초신경 손상의 임상증상과 검사법을 이해하는 것은 물리치료 · 작업치료의 치료효과를 판정하는 데에 관련성이 높다.
2. 각 말초신경에 의한 변형의 특징을 파악하는 것은 물리치료 · 작업치료를 시행하는 경우, 부목이나 장구의 대상이 되는 경우가 많고 그 적응을 아는 데에 중요하다.

심화학습

① 어깨손증후군(shoulder hand syndrome)

어깨의 완고한 통증과 손의 종창, 청색증, 냉감, 발한항진을 수반한 손의 통증, 관절구축을 나타내는 증후를 말한다. 편마비, 어깨의 외상 등에 부수하여 일어나는 경우가 많다.

복습의 요점

- 노신경, 정중신경, 자신경 마비의 각각의 근육지배, 감각영역을 파악한다.
- 기타의 말초신경이 지배하는 근육을 충분히 습득한다.
- 말초신경마비에 의한 특징적인 변형을 습득한다.

제 15 장

힘줄 · 인대에서 외상성 질환

학습 목표

- 어깨, 무릎관절의 기본적인 구조를 알고 외상을 이해한다.
- 손의 근육, 힘줄이 뻗는 것을 충분히 파악함으로써 외상의 이해를 심화시킨다.
- 손가락의 폄근힘줄 손상에서의 손의 변형에 대해서 학습한다.

A 개론 — 근육 · 힘줄 · 인대 손상

1 개방성 근육 · 힘줄 손상

근육에 개방성의 손상이 가해지면 근육의 절창(incised wound), 타박상(contused wound) 등이 발생한다. 힘줄의 개방성 손상도 절창이나 좌상 등 피부의 손상을 수반해서 일어나는 일이 많다. 특히 손의 외상에서 자주 경험하는 것이다. 손가락의 굽힘근힘줄 손상이나 손목관절 바닥쪽의 치료에는 힘줄의 유착이라는 점에서 올바른 지식과 치료를 필요로 한다.

2 폐쇄성 힘줄 손상

폐쇄성 힘줄 손상이란 피하에서 손상을 받는 것이며 급격한 근육의 수축에 의해서, 또는 근육, 힘줄에의 둔기에 의한 외력이 가해져 발생한다. 근육의 파열에서는 근육의 연속성이 인지되지 않는 것을 완전이라 하고 부분적으로 파열한 것을 부전이라 하여 구별할 수 있다. 후자는 이른바 "근육 부분파열(muscle strain)"이다. 잘 발생하는 근육은 넙다리네갈래근, 뒤넙다리근(hamstrings), 장딴지근이다.

힘줄파열은 스포츠에 의한 것 이외에 퇴행변성질환, 관절류마티스나 골절 등에 의해서 발생한다. 잘 발생하는 힘줄은 어깨회전근개, 위팔두갈래근의 긴갈래힘줄, 무릎힘줄, 아킬레스힘줄, 손가락에서의 힘줄[손가락의 종말힘줄(terminal tendon), 긴엄지폄근힘줄 등]이다.

3 인대손상

관절에 생리적 운동영역을 넘어선 운동이 강제된 경우, 여러 가지 인대손상이 일어난다. 이것을 일반적으로 염좌(sprain)라 하고 골절이나 탈구를 수반하지 않는다.

연좌의 정도는 다음과 같이 3가지로 분류된다.

① 제 1도 : 인대의 일부의 파열이고 관절주머니는 온존하다. 자발통증, 압통, 가벼운 종창이 인지되지만 관절혈증은 없다.

② 제 2도 : 인대의 부분파열이고 관절주머니도 일부 손상되어 있다. 관절혈증, 종창, 운동제한, 경증의 비정상 가동성이 인지된다.

③ 제 3도 : 인대의 완전파열이고 관절주머니 파열을 수반한다. 제 2도의 증상이 모두 심하고 관절의 불안정성이 두드러진다.

B 힘줄 · 인대의 외상성 질환 각론

1 어깨 회전근개 파열

부상기전 투구동작에서의 앞쪽 · 뒤쪽 올림, 수직 방향으로의 압박, 중량물 들어올리기 · 회전 등, 거의 모든 운동을 할 때의 간접외력에 의한 압박, 견인, 마모를 받아 회전근개(➡ NOTE-1)가 파열한다. 또한 어깨관절 회전근개 부착부분에의 직접외력에 의해서도 어깨 회전근개 파열(rotator cuff tears 또는 ruptures of the musculotendinous cuff)이 일어난다.

증상 통증과 탈력이 주된 증상이다. 큰결절의 가시위근 부착부분에 압통, 그리고 이 부분에 삐걱하는 소리가 청취된다. 어깨관절 벌림은 어깨세모근, 어깨뼈의 회전으로 약 45° 까지는 가능하지만, 그것 이상의 올림은 불가능하다. 환부 쪽 팔을 수동적으로 벌리고(외전) 지지를 떼면 환부 쪽은 갑자기 처진다. 이것을 drop arm sign이라 한다.

치료 완전손상 사례에서는 수술적 수복술을 시행하고 약 3주간의 벌림위치에서의 석고붕대 고정을 하며, 그 후 관절가동범위훈련 및 점증저항운동을 시행한다. 보존적 치료에서는 국소의 안정과 진통제의 투여 또는 스테로이드제제의 관절 내 주입을 병행해서 시행한다.

NOTE

1 회전근개 (rotator cuff)

회전근개를 구성하는 근육은 가시위근(supraspinatus), 가시아래근(infraspinatus), 작은원근(teres minor), 어깨밑근(subscapularis)이다. 앞의 3개의 근육은 어깨뼈, 위팔뼈 큰결절에 부착하고 위팔의 가쪽회전과 동시에 뼈머리를 절구에 끌어당긴다. 나머지 하나의 어깨밑근은 작은결절에 부착하여 위팔의 안쪽회전에 관여하는 역할을 수행하고 있다.

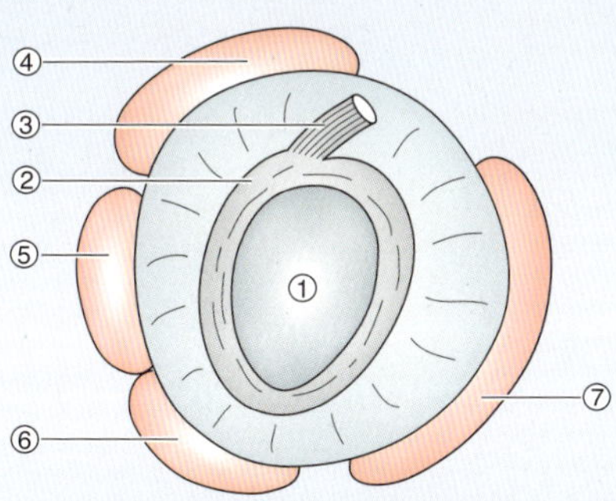

어깨관절 회전근개
① 관절오목, ② 관절테두리, ③ 위팔두갈래근 긴갈래힘줄, ④ 가시위근, ⑤ 가시아래근, ⑥ 작은원근, ⑦ 어깨밑근

2 손의 힘줄 손상

a 손가락의 굽힘근힘줄 손상

손가락의 굽힘운동에 관여하는 것은 얕은손가락 · 깊은손가락굽힘근, 벌레근, 뼈사이근이다. MCP관절(metacarpophalangeal joint ; 손허리손가락관절)의 굽힘에서 가장 강력한 굽히는 힘을 갖는 것은 벌레근과 뼈사이근이며 PIP관절(proximal interphalangeal joint : 몸쪽손가락뼈사이관절)의 굽힘에서는 얕은손가락굽힘근이다. DIP관절(distal interphalangeal joint : 먼쪽손가락뼈사이관절)에서는 깊은손가락굽힘근만이 작용한다. 이 작용으로부터 힘줄의 어느 부분이 손상되어 있는지를 판단할 수 있다.

또한 집게손가락에서부터 새끼손가락까지의, MCP관절에서부터 PIP관절까지의 범위에는 인대성 힘줄집이 있고, 이 부분에서의 얕은손가락 · 깊은손가락굽힘근힘줄의 손상은 유착하기 쉽다. 이 때문에 이 부위를 no man's land라 부르고 있었으나 최근의 봉합술의 진보에 따라 이 명칭은 사용하지 않게 되었다.

부상기전은 유리나 날붙이에 의한 절창(incised wound)이 많다. 신선한 힘줄파열은 1차 봉합을 원칙으로 한다. 그러나 no man's land에서는 유리힘줄이식술, 또는 특수한 수술이나 조기운동치료를 필요로 한다.

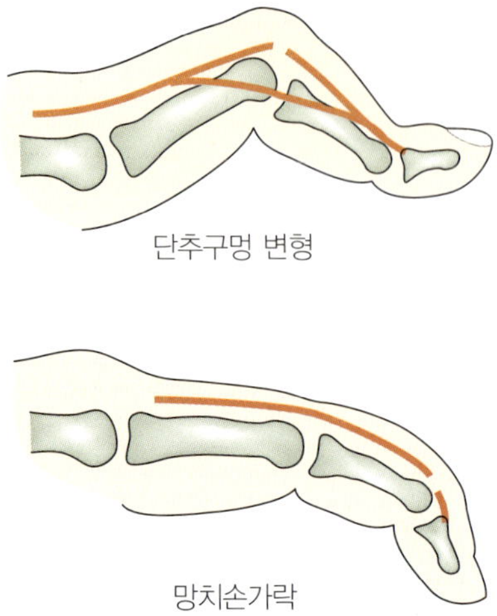

▶그림 1 손가락의 폄근힘줄 손상에서 변형

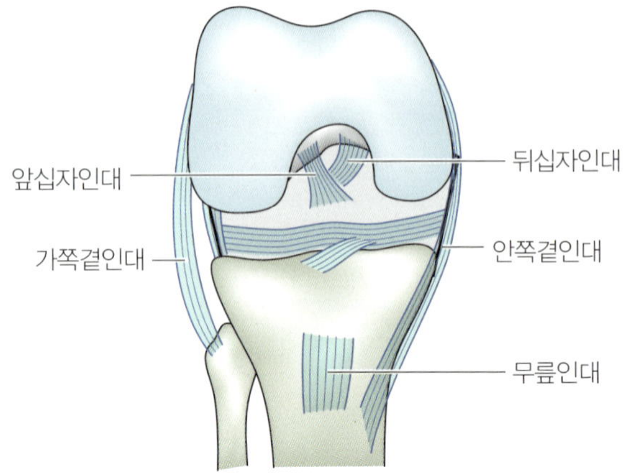

▶그림 2 무릎에서의 인대 (오른쪽 앞면)

b 손가락의 폄근힘줄 손상

우선 MCP관절의 폄에 관여하는 것은 손가락폄근이다. PIP 및 DIP관절의 폄을 시행하는 것은 주로 뼈사이근과 벌레근이다. 다만 MCP관절이 굽혀져 있을 때에는 손가락폄근이 PIP관절의 폄에 강력하게 관여하고 있다. 손가락의 폄 운동은 근육힘줄 및 힘줄집이 서로 복잡한 균형을 유지하면서 운동을 하고 있기 때문이다.

손가락의 폄근힘줄을 손상한 경우의 대표적인 변형을 그림 1에 나타냈다.

(1) 단추구멍 변형 (button hole deformity 또는 boutonnière deformity)

손가락등널힘줄의 중간마디뼈 밑동부분 등면에의 부착부분, 즉 정중폄근힘줄부분이나 정중삭(central band)에서 절단되면 양쪽의 측삭(lateral band)이 옆쪽으로 전위하여 PIP관절 굽힘, DIP관절 젖힘 위치를 취하게 되는 변형을 나타낸다.

(2) 망치손가락 (mallet finger)

끝마디뼈 밑동부분 등쪽에의 폄근힘줄이 부착하는 부분에서의 파열이나 끝마디뼈 밑동부분의 힘줄부착부분의 박리골절이 있는 경우, DIP관절의 굽힘 변형을 나타낸다.

(3) 용수철손가락 (snapping finger)

상세한 것은 제4장 C.2.c항 "손의 비감염성 질환" (➡70페이지)을 참조할 것.

3 무릎인대 손상

무릎에서의 인대를 그림 2에 나타냈다. 아래에 무릎의 주된 인대손상에 대해서 언급한다.

a 앞십자인대 손상

병태생리 넓적다리 굽힘위치에서의 종아리의 가쪽회전 굽힘 강제에 의해서 앞십자인대 손상(injury of the anterior cruciate ligament)이 일어난다. 부상 직후는 관절 내에 격심한 통증이 인지된다. 무릎관절 90° 굽힘 위치에서 정강뼈 상단을 앞쪽으로 끌어내면 정강뼈는 앞쪽으로 이동한다[앞쪽전위징후(anterior drawer sign)]. 또한 무릎을 20° 굽혀서 굽힘에서 앞뒤동요를 보는 Lachman test도 양성이 된다(▶그림 3).

오래된 사례에서는 스포츠 외상 시에 무릎관절이 갑자기 꺾이는 무릎 무너짐 현상이 일어난다. 이 손상에 더하여 안쪽곁인대, 안쪽반달을 합병한 것은 불행한 3개의 조합(unhappy triad)이라 일컬어지고 있다.

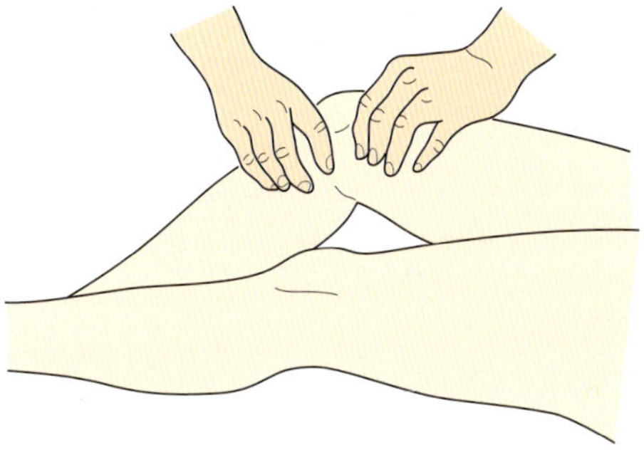

▶그림 3 Lachman test
무릎을 약 20° 굽히게 하여 굽힘 위치에서의 앞뒤동요를 본다.

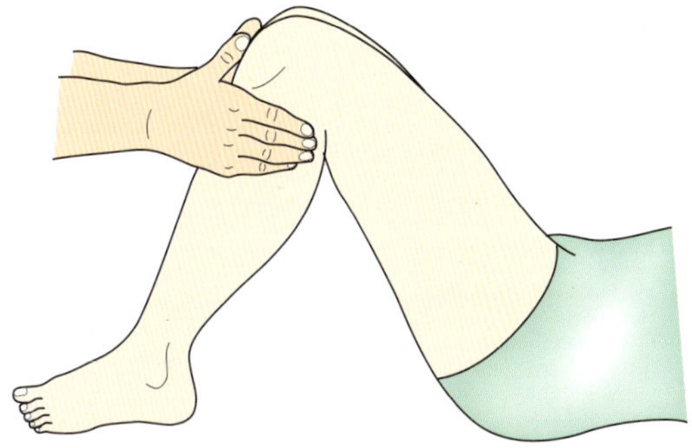

▶그림 4 전위징후
무릎관절 90° 굽힘 위치에서 앞쪽전위, 뒤쪽전위를 시행한다.

치료 정강뼈 부착부분 박리골절을 수반하는 것에 있어서 전위가 적은 것은 무릎을 약간 굽힌 위치에서 6~8주간의 고정을 하고 전위가 큰 것은 뼈 조각을 강선으로 고정한다. 인대 중앙부분에서의 손상사례에서는 봉합이 어려우며, 중년에서 스포츠 활동을 원하지 않는 사람에게는 장구 장착에 의한 보존적 치료가 된다. 스포츠 활동을 원하는 젊은 사람에게는 앞십자인대 재건술을 시행한다. 인대재건에는 자가힘줄, 동종힘줄, 인공인대 등이 사용되고 수술은 관절내시경 하에 시행된다.

후치료는 재건인대에 과도한 부하가 걸리지 않도록 관절가동범위훈련과 근력강화훈련을 시행한다.

b 뒤십자인대 손상

병태생리 젖힘(과신전)이나 무릎 굽힘위치에서의 정강뼈 앞쪽으로의 외력 등에 의해서 뒤십자인대 손상(injury of the posterior cruciate ligament)이 일어난다. 오금(슬와)부분의 통증과 종창이 인지된다. 무릎관절 90° 굽힘 위치에서 정강뼈를 뒤쪽으로 밀면 정강뼈는 뒤쪽으로 이동한다[뒤쪽전위징후(posterior drawer sign)](▶그림 4).

치료 정강뼈 부착부분 박리골절을 수반하는 것은 뼈 조각을 정복 후 나사로 고정한다. 인대 중앙부분에서의 손상에서는 보존적 치료가 제1선택이 되지만, 인대재건술도 시행되고 있다.

c 안쪽곁인대 손상

병태생리 무릎의 인대손상에서 가장 빈도가 높은 손상이 안쪽곁인대 손상(injury of the medial collateral ligament)이다. 무릎관절의 가벼운 굽힘 위치에서의 무릎 외반, 종아리 가쪽회전 강제에 의해서 파열한다. 압통과 무릎 외반에 의한 격통이 발생한다. 폄 위치에서의 외반 동요성이 있으면 십자인대 파열을 합병하고 있다는 것을 상상할 수 있다. 앞뒤의 X선 촬영에서 외반 스트레스를 가하면 안쪽관절틈새의 벌어짐이 인지된다.

치료 신선한 사례에서는 무릎관절 폄 위치에서 샅고랑부분에서부터 복사뼈부분까지 4~6주간의 석고붕대 고정을 시행한다. 인대가 관절 내에 들어가 버린 경우는 수술적으로 봉합을 한다. 오래된 사례에서 불안정성을 남기는 경우는 반힘줄모양근힘줄 등을 사용한 재건술을 시행한다.

d 가쪽곁인대 손상

병태생리 가쪽곁인대 단독손상(injury of the lateral collateral ligament)은 드물며 무릎의 내번이 강제되어 손상된다. 그러나 가쪽의 불안정성은 일어나기 어렵다. 이것은 엉덩정강근막띠(장경인대), 넙다리두갈래근힘줄, 오금근힘줄 등의 지지구조가 곁인대 이외에 존재하기 때문이다.

치료 부전파열에서는 석고붕대 고정, 완전파열에

서는 수술적으로 수복술을 시행한다.

4 아킬레스힘줄 파열

병태생리 최근의 가정주부의 스포츠 참여의 증가에 따라 30세 이후의 여성에 많이 발생하는 경향에 있다. 발목관절 등쪽굽힘 위치에서 급격한 근육수축이 일어나 발생한다. 증상은 아킬레스 부분에 격통이 있고 파열음이 들린다. 바닥쪽굽힘은 발가락굽힘근의 수축에 의해서 가능하지만, 근력은 약하여 발끝서기는 불가능해진다. 파열부분에 함몰을 촉지할 수 있다.

치료 수술적으로 힘줄을 봉합한다. 이 때 힘줄옆조직(paratenon; 힘줄집 사이의 윤활액 조직)을 충분히 수복할 필요가 있다. 수술 후 3주간은 꿈치들린휜발(첨족) 위치에서 석고붕대 고정을 시행하고 차츰 발목관절을 등쪽굽힘 위치로 한다.

5 발의 인대손상

a 가쪽곁인대 손상

병태생리 발목관절이 심하게 내반이 되면 앞목말종아리인대(전거비인대), 발꿈치종아리인대(종비인대)의 손상 즉 가쪽곁인대 손상(injury of the lateral collateral ligament)이 일어난다. 가쪽복사의 앞쪽에서부터 아래쪽에 걸쳐서 종창과 압통이 있다. 완전파열에서는 목말뼈의 앞쪽전위징후가 관찰된다. 끌어낸 상태에서 측면 X선 촬영을 시행하면 목말뼈의 앞쪽 부분탈구가 인지된다.

치료 불완전 파열에서는 2~3주간의 반창고 고정을 시행하고, 완전파열에서는 종아리에서부터 발끝까지 6주간의 석고붕대 고정을 시행하거나 수술적으로 수복을 한다.

b 세모인대 손상

병태생리 발목관절의 외반이 강제되어 세모인대(삼각인대) 손상(injury of the deltoid ligament)이 일어난다. 세모인대의 단독 손상은 드물며 정강종아리인대 손상이나 가쪽복사 골절을 합병하는 일이 많다. 안쪽복사의 통증, 종창, 압통이 있다.

치료 경증인 경우는 6~8주간의 석고붕대 고정을 하고 정복이 불가능한 사례에서는 수술적으로 수복한다.

C 물리치료 · 작업치료와 관련사항

1. 회전근개를 구성하는 근육의 이는곳, 닿는곳, 그리고 작용을 잘 이해하는 것이 운동치료에 연관된다.
2. 손가락의 힘줄손상에서의 변형의 특징을 안다는 것은 작업치료에서 부목장착을 하는데 중요 하다.
3. 무릎인대 손상에서의 물리치료는 손상 및 치료방법을 잘 이해하여 안 다음에 시행하여야 한다.

복습의 요점

- 어깨관절 회전근개를 구성하는 4개의 근육을 열거하시오.
- 손가락의 변형에 대해서 왜 그러한 변형을 초래하는지를 언급하시오.
- 무릎관절의 십자인대, 곁인대 손상의 각각의 검사방법을 설명하시오.

제 16 장

스포츠 손상

학습 목표

- 스포츠 손상의 예방, 응급처치방법을 학습한다.
- 스트레칭의 의미를 이해한다.
- 발육기에 잘 발생하는 스포츠 손상에 대한 지식을 얻는다.

A 개론 — 스포츠 손상이란?

최근에 관람하는 스포츠에서 스스로 시행하여 즐기는 스포츠로의 전환, 특히 고령자의 스포츠 참여에 대한 관심이 높아지고 있다. 또한 프로 스포츠선수의 증가에 수반하여 프로를 지향하는 젊은이의 격렬한 트레이닝 등에 의한 스포츠 손상이 증가하고 있다.

스포츠에 의해서 일어나는 손상은 급격한 큰 힘이 뼈, 관절, 인대에 작용하여 골절, 탈구, 파열이 일어나는 "스포츠 외상"(급성외상)과 운동의 반복에 의해서 뼈, 관절, 근육이나 인대를 손상하는 "스포츠 장애"(만성손상)로 구별할 수 있다.

1 손상이 일어나기 쉬운 부위

"스포츠 외상"을 일으키기 쉬운 부위는 빈도가 높은 순서로 무릎, 발목관절, 어깨 · 빗장뼈, 손가락, 발, 아래팔~손 등으로 되어 있다.

무릎관절은 다른 관절과 달리 굽힘/폄의 운동에 한정되기 때문에 골성의 안정성이 결여되어 있다. 게다가 다리의 중심이므로 외력에 노출되기 쉽고 또한 가해진 외력의 작용이 크다는 것 때문에 무릎관절의 외상이 자주 발생한다. 그 외상의 대부분은 인대나 반달에 집중하여 있다.

발목관절은 염좌가 많으며 무릎관절보다도 많이 발생하고 있다고 생각되지만, 경증인 경우는 자기가 찜질 등으로 상태를 살핀다는 것 때문에 스포츠 클리닉에 진료를 받는 비율은 낮다. 어깨 · 빗장뼈는 넘어짐을 수반하는 경기에서의 타박 등이 많고, 그것이 심해지면 봉우리빗장관절 탈구 · 부분탈구, 회전근개 손상이 된다. 손가락은 세게 부딪힌 것이 많고 발 · 발가락은 타박, 염좌, 발가락의 세게 부딪힘 등 다양하다.

"스포츠 장애"의 호발부위는 허리, 무릎 이어서 발 · 발가락, 어깨 · 빗장뼈이다. 요통은 격투기나 중량물 들어올리기만이 아니라 온갖 스포츠에 발생한다. 무릎의 장애에는 무릎뼈 주변의 만성통증이 많으며, 대표적인 것에 점프선수 무릎(jumper' s knee)이나 달리기선수의 무릎(runner' s knee)이라 불리는 것이 있다. 발 · 발가락의 장애에는 편평발장애, 발꿈치뼈 부분의 통증 등이 있다.

2 스포츠 장애의 예방

스포츠에 의한 외상, 장애를 예방하려면 올바른 진단과 적절한 개인지도가 중요하다. 또한 치료로서는 개개의 신체특성, 종목특성에 따른 테이핑 지도, 보조기(brace), 깔창(insole)의 제작이 필요하다. 그리고 스포츠 지도자, 트레이너, 각종 경기단체 등에 대해서 손상의 발생요인이나 부상기전의 피드백을 하는 것이 중요하다.

3 건강검진

스포츠 외상, 스포츠 장애를 예방하고 또한 운동처방을 작성하기 위해 평소부터 신체를 의학적으로 체크하는 것이 중요하다. 정형외과영역에서는 근골격계를 대상으로 건강검진(medical check-up)을 시행한다. 특히 발육기, 중년의 스포츠를 하는 사람들에 대한 건강검진은 운동처방을 작성하는 데에도 반드시 필요한 것이다. 본인 및 가정, 주위의 환경인자, 신체의 체크(다리의 정렬, 관절유연성, 관절가동성, 통증부위, 척추의 체크, 근육의 체크, X선 검사와 뼈 연령의 측정, 골다공증 등)가 필요하다.

4 응급처치방법

응급처치를 할 때, 의식장애가 관찰되는 것 같은 중증의 경우에는 우선 상황과 원인을 정확히 판단할 필요가 있다. 쇼크에는 대량의 출혈에 의한 출혈성 쇼크, 강타에 의한 외상성 쇼크, 정신적 충격에 의한 정신성 쇼크가 있고 그 어느 것인가를 판정한다.

의식이 없다면 1차 응급처치인 A(airway; 기도확보), B(breathing; 인공호흡), C(circulation; 심장 마사지)가 필요하다. 더욱이 상황에 따라서 다음의 2차 응급처치를 시행한다. D(drug; 약물), E(ECG; 심전도), F(defibrillation; 제세동)이다.

의식장애의 기준에는 3-3-9도 방식(Japan Coma Scale; JCS)이나 글라스고 코마 스케일(Glasgow Coma Scale; GCS)을 사용한다.

국소적인 경우의 응급처치는 다음과 같이 대처한다. 가슴, 배를 심하게 부상당했을 경우는 내장의 손상도 일어날 수 있다는 것을 고려하여 안정과, 필요에 따라서 냉각을 시행하고 쇼크증상이 인지되는지 충분히 관찰한다. 피부손상의 경우는 지혈을 완전히 시행하고 창상부위를 충분히 세정하며, 또한 이물질을 제거한다. 팔다리 외상에서는 RICE치료 [R(rest; 안정), I(icing; 냉각, C(compression; 압박), E(elevation; 올림)]가 원칙적인 응급처치이다.

5 스포츠 능력의 향상을 위하여

스포츠선수의 능력 및 기록을 신장시키기 위해서는 5가지의 S가 중요하다 할 수 있다. 근력(Strength), 지구력(Stamina), 유연성(Suppleness), 스피드(Speed), 기술(Skill)이다. 훈련부하는 그 과제, 내용, 각각의 강도나 양에 따라서 끊임없이 변화하는 것이다.

a 스트레칭

스트레칭은 유연성을 높여 스포츠 손상의 발생을 예방하고 이에 더해서 근력을 효율적으로 발휘시키는 훈련이나 기술습득의 향상에 도움이 된다.

b 후치료

스포츠 외상 · 손상에서부터 스포츠 복귀까지의 후치료는 athletic rehabilitation이라 일컬어진다. 근력훈련, 관절가동범위훈련(관절이나 근육의 스트레칭, 온열치료의 사용, 고유수용성신경근육촉진법 등), 항중력근의 훈련(달리다, 뛰어오르다, 걷어차다, 던지다)을 시행한다.

B 스포츠 손상의 부위별 질환

1 급성외상

a 어깨관절 주변

(1) 봉우리빗장관절 탈구

자전거, 유도, 레슬링, 럭비, 야구, 배구, 하키 등의 스포츠에서 일어나기 쉽다. 부상기전으로서 넘어짐 등에 의해서 봉우리에 직접적으로 외력이 가해져서 일어난다[전위 및 치료에 대해서는 제13장 B. 2항 : "봉우리빗장관절 탈구"(➡146페이지) 참조].

(2) 어깨관절 탈구

어깨관절 탈구는 전체 관절의 탈구 중 약 1/4을 차지하고 그 중에서도 스포츠 활동 중에 일어나는 사례가 가장 많다. 호발연령은 15~24세이고 그 95% 이상이 전방탈구이다.

스키에서 넘어진 것 같은 강력한 외력으로 탈구한 경우와, 공을 던지거나 하여 탈구하는 경우가 있다[전위 및 치료에 대해서는 제13장 B. 1항 "어깨관절 탈구"(➡145페이지) 참조].

b 손가락

(1) 권투선수골절

주먹에 의한 타격 때에 일어나는 반지손가락, 새끼손가락 손허리뼈 목부분 골절을 말한다. 등쪽 볼록 변형을 초래한다. MCP관절(metacarpophalangeal joint; 손허리손가락관절)이 젖힘 위치를 취하고 PIP관절(proximal interphalangeal joint; 몸쪽손가락사이관절)의 완전한 폄은 곤란해진다.

정복 고정에는 도수정복, 피부경유 핀 고정(pinning), 수술적 정복이 있다. 수술 후 3주간은 외고정을 사용하고 운동은 삼간다. 4주째부터 능동운동을 허가하여 MCP · PIP관절의 구축을 제거하는 치료를 시작한다. 수술 후 6주째부터 뼈 유합을 확인한 후, 악력을 강화한다.

(2) 베넷골절

엄지손가락 CM관절(carpometacarpal joint; 손목손허리관절)의 탈구골절이며 뼈 조각은 제1손허리뼈 밑동부분 노쪽으로 전위한다. 엄지손가락의 축압 외력이 가해졌을 때에 발생한다. 엄지손가락 CM관절은 부어오르고 강한 압통이 있으며 엄지손가락은 모음 위치를 취한다[제11장의 그림 14(➡132페이지) 참조].

치료는 도수정복을 한 후, 피부경유 핀 고정을 시행한다. 일반적으로 핀의 제거는 6주 정도가 좋으며 후치료는 파라핀욕이나 온욕 내의 능동운동만으로 충분하다.

(3) 손가락의 삠(baseball finger 또는 mallet finger)

끝마디뼈 밑동부분의 등쪽에서 폄근힘줄이 파열하거나, 또는 박리골절에 의해서 DIP관절(distal interphalangeal joint; 먼쪽손가락사이관절)의 폄부전을 초래한 것이다. 구기 등의 경기에서 일어나는 빈도가 높은 외상이다. 폄근힘줄 파열에 의해서 깊은손가락굽힘근힘줄의 견인작용이 증가하여 DIP관절에 굽힘변형이 일어난다. 폄근힘줄에 연속하여 있는 lateral band를 이완하고 central slip은 긴장하여 PIP관절은 젖힘(과신전)을 나타낸다. 이것이 백조목변형(swan-neck deformity)이다. 치료는 DIP관절을 약간의 젖힘 위치로 6주간 이상 고정한다. 고정에는 각종의 장구나 부목이 사용된다.

c 목

(1) 목뼈 염좌

목뼈에 굽힘, 폄, 회전 등, 다양한 외력이 생리적 범위 이상으로 작용한 경우에 일어난다. 특히 과다굽힘 손상이 많다. 체조에서의 공중제비의 실패, 수영의 다이빙 등에 의해서 목뼈가 앞쪽으로 굽혀져 가시사이인대(극간인대), 황색인대가 펴진다.

증상은 통증과 운동제한이다. 그러나, 팔이나 손가락의 방산통, 저린 느낌, 지각장애, 운동마비 등의 신경증상은 인지되지 않는다. 또한, X선 소견에서도 명백한 이상이 관찰되지 않는 것이 일반적이다.

중증의 경우에는 인대가 파열하여 뿔모양 후만변형이 인지되는 것이 있다. 경증인 경우는 진통제, 근육이완제의 투여, 목뼈 칼라 고정 등으로 치료한다. 운동제한이나 통증이 심한 중상사례는 생리적 전만의 유지와 필라델피아 장구 등을 사용한 견고한 고정을 시행한다.

(2) 목척수 손상

스포츠에 의한 척수손상은 전체 척수손상의 약 10%라 일컬어지고 있다. 수영의 다이빙에 의한 척수손상이 가장 많으며, 이어서 체조경기에서의 낙하, 럭비, 축구, 유도, 스키, 트램펄린 등 많은 경기에 의해서 발생한다[척수손상의 병태상이나 치료에 대해서는 제 12장 "척수손상"(➡ 139페이지) 참조].

d 허리

(1) 허리 타박

허리 타박은 일상 스포츠 활동에서 빈번하게 관찰되는 것이다. 접촉 스포츠(contact sports)에서는 때로는 강력한 외력이 깊은 부분에 미치면, 콩팥 파열이나 갈비뼈 골절, 가로돌기 골절을 일으킨다. 공 등의 타박에서는 작은 범위에 외력이 집중하여 근육좌상을 발생시키는 일이 있다.

(2) 허리 염좌

스포츠에서 강력한 비틀림이 허리에 가해지면, 돌기사이관절(추간관절)의 염좌나 때로는 추궁의 골절을 일으킨다. 또한 등근육도 손상을 초래하는 일이 있다. 진단에서는 우선 척추분리증, 척추전방전위증, 쇼이에르만병(Scheuermann disease), 원반탈출증, 변형성척추증과의 감별이 필요하다. 염좌의 치료는 합병증의 정도에 따라 바뀌지만, 일반적으로 안정과 찜질 등의 외용약, 때로는 소염진통제의 투여가 이루어진다.

e 골반 · 엉덩관절 · 넓적다리

(1) 위 · 아래앞엉덩뼈가시 박리골절

급격한 달리기나 도약, 또는 축구에서의 공차기 때에위앞엉덩뼈가시에서는 넙다리빗근(굽힘근, 벌림근), 넙다리근막긴장근(벌림근)이 부착하는 부분에서 견인되고, 아래앞엉덩뼈가시에서는 넙다리곧은근(굽힘근)이 부착하는 부분에서 견인되어 박리골절을 일으키는 경우가 있다.

박리골절은 각각의 엉덩뼈가시가 뼈끝의 폐쇄까지는 역학적으로 약하기 때문에 일어난다(➡ 심화학습-1). 또한 근육힘줄과 뼈 돌기부분과의 관계로부터 보면, 발육기에는 뼈의 성장이 두드러지기 때문에 근육과의 균형을 잡을 수 없어 뼈 돌기부분에 부담이 발생한다.

스포츠 중의 갑작스런 엉덩관절, 샅고랑부분의 격통과 보행불능의 증상을 초래한다. 엉덩관절은 굽힘, 안쪽회전 위치를 취하고 압통이나 종창 및 운동통증이 인지되고 X선 소견에서 골절이 관찰된다.

보존적 치료가 주이며 초기에는 와상안정, 냉각이 시행된다. 그 후, 조기부터 목발보행으로 체중부하를 시작한다. 3~4주째 스트레칭이나 수동운동을 시작한다. 스포츠 복귀는 2~3개월이 목표이다.

(2) 넓적다리 근육의 근육 부분파열

대시나 점프를 시행하는 육상경기나 축구 등의 스포츠 때에 근막이나 근섬유의 일부가 손상되는 상태를 부분파열이라 한다. 명백히 근육의 연속성을 상실한 것은 근육파열이라 하고 타박 등에 의해서 직접적인 외력을 받은 것은 근육좌상이라 한다. 근육 부분파열의 호발부위는 넓적다리부분이며 재발 사례가 많다.

MRI에서 경증사례에서는 근막을 중심으로 출혈이나 부종이 관찰되고 중등 증상사례에서는 근섬유의 일부의 파열과 혈종이 관찰된다.

발생 직후부터 48시간까지는 RICE치료를 시행한다. 그 후의 치료방법은 단계적으로 능동운동 강화부터 시작하여 테이핑 사용에서의 조깅, 그리고 근력강화훈련으로 이행한다. 경증사례에서는 3주간, 중등사례에서는 6주간이 후치료의 목표이다.

f 무릎관절

(1) 앞십자인대 손상

럭비나 유도와 같은 접촉 스포츠, 점프나 급격한 정지가 강제되는 농구나 배구 등의 경기에 발생률이

심화학습

① 뼈끝핵의 출현과 폐쇄연령

위앞엉덩뼈가시의 뼈끝핵은 12~15세에 출현하고 20~25세에서 폐쇄하며, 아래앞엉덩뼈가시의 그것은 13~15세에 출현하여 16~18세에서 폐쇄한다.

높다[병태생리 및 치료에 대해서는 제15장 B.3.a항 “앞십자인대 손상”(➡160페이지) 참조].

치료하지 않은 채로 운동을 속행하면 정강뼈의 전방 부분탈구를 반복하여 반달손상이나 관절연골 손상을 초래한다고 일컬어지고 있다. 더욱이 장래에 변형성관절증으로의 진전의 큰 인자가 된다. 스포츠 복귀는 수술 후 5개월부터 연습을 시작하고 6~7개월에서 건강한 쪽의 80% 이상의 근력이 되면 된다고 한다.

(2) 안쪽곁인대 손상

무릎관절의 인대손상 중에서 가장 빈도가 높은 손상이다. 손상이 고도인 경우는 앞십자인대나 반달손상을 합병하는 일이 많다[병태생리 및 치료에 대해서는 제15장 C.3.c항 “안쪽곁인대 손상” (➡161페이지) 참조].

g 종아리

(1) 종아리뼈 골절

스키에 의한 골절은 스키화의 위모서리에서 종아리뼈에 나선모양으로 일어나고 boot top fracture라 불린다[골절에 대해서는 제11장 C.15항목 “종아리뼈 골절”(➡135페이지) 참조].

(2) 아킬레스힘줄 파열

배구 등의 경기에서 점프하여 착지하였을 때에 아킬레스힘줄 파열이 일어나는 경우가 있다. 최근의 레크리에이션 스포츠나 스포츠 활동의 보급에 수반하여 아킬레스힘줄 파열은 증가경향에 있다. 호발연령은 30~40세대이다.

종아리세갈래근의 불균형 또는 종아리세갈래근의 긴장상태에서 급격한 바닥쪽굽힘이 강제되어 발생한다. 파열부위는 근육힘줄 이행부분에서 파열하는 일은 적으며 발꿈치뼈보다 2~6㎝ 중추 쪽의 아킬레스힘줄부분에서의 파열이 많다[병태생리 및 치료에 대해서는 제15장 B.4항 “아킬레스힘줄 파열” (➡162페이지) 참조].

h 발목관절 · 발

(1) 발목관절 염좌

발목관절의 손상 중에서 염좌는 70% 전후를 차지한다. 또한 모든 스포츠에서 겪게되는 것의 하나이기도 하다. 경기스포츠에서는 중증사례가 많고 또한 만성화하는 비율이 높다. 건강 스포츠에서는 비만 등이 부상의 유발요인이 된다.

발목관절의 염좌는 대부분이 내반이 강제되어 발생한다. 배구나 농구와 같이 점프하는 동작이 많은 스포츠 경기에서는 착지 때에 염좌를 일으킨다. 이 밖에 축구, 럭비 등에서의 접촉으로 부상하는 것이나 야구에서의 슬라이딩(sliding) 때에 부상하기 쉽다. 발목관절 바닥쪽굽힘 위에서 내번이 일어난 경우, 가쪽곁인대의 앞목말종아리인대(전거비인대)가 긴장하여 손상이 발생한다. 게다가 강력한 힘이 가해지면 관절주머니를 포함하여 발꿈치종아리인대(종비인대)의 손상이 일어난다.

부상 직후는 RICE치료가 중요하며 응급처치로서 테이핑을 시행한다. 탄력붕대 등으로 고정한다. 중증사례에서는 4~6주간의 석고붕대 고정을 시행한다. 그 후의 트레이닝 중에는 재발예방으로서 heel lock을 하는 테이핑을 사용한다.

관절가동범위, 근력이 건강한 쪽의 75%까지 회복이 관찰되면 균형훈련이나 기민성 획득을 위한 훈련을 시행한다. 초기의 치료에 의해서 대부분은 스포츠 복귀가 가능하지만, 재발을 초래하기 쉽다. 재발예방을 위하여 종아리근(비골근)의 근력강화는 발목관절 가쪽의 안정성을 얻기 위해 중요한 훈련이다.

(2) 발목관절 복사뼈골절

복사뼈골절은 인대의 관여가 강력하며 이 골절을 분류할 때나 골절의 상태를 나타낼 때, 인명을 붙여서 부르는 일이 많다[복사뼈골절의 부상기전, 전위, 합병증, 치료에 대해서는 제11장 C.16항 “복사뼈골절”(➡136페이지) 참조].

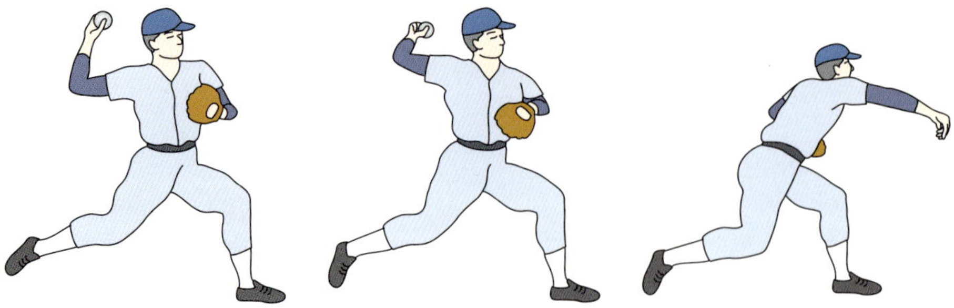

▶그림 1 투구동작

(3) 제 5발허리뼈 밑동부분 골절

발목관절의 내반 강제에 의해서 제3발허리뼈에 닿는(정지하는) 짧은종아리근(단비골근)에 견인이 되어 제 5발허리뼈의 박리골절을 초래한다[부상기전, 전위, 합병증, 치료에 대해서는 제11장 C.18항 "발허리뼈 · 발가락뼈 골절" (➡ 137페이지) 참조].

2 만성외상 (스포츠 장애)

a 어깨관절 주위

(1) 야구어깨

야구의 투구동작 때에 어깨관절에 통증을 호소하는 것으로 여러 가지의 어깨관절 구성체가 손상된 것의 총칭을 "야구어깨"라 한다. 투구동작은 3기로 분류할 수 있다(▶그림 1) (➡ 심화학습-2).

① 준비기(cocking phase)에서는 어깨관절은 벌림, 가쪽회전 위치가 강제되고 관절의 전방이나 어깨밑근이 잡아 늘여진다.

② 가속기(acceleration phase)에서는 가시위근, 가시아래근, 작은원근의 수축이 필요하다.

③ 후속기(follow-through phase)에서는 관절의 후방이나 위팔세갈래근이 신장되거나 팔의 전방으로의 제동 때문에 회전근개나 위팔두갈래근긴갈래힘줄에도 부담이 걸린다.

과다사용으로서 서서히 발병하는 경우가 대부분이다. 대부분의 증상사례는 어깨관절통증 때문에 전력투구를 할 수 없다.

뼈끝선 분리(➡ NOTE-1)는 약 1개월의 투구의 중지로 치유한다. 충돌증후군(impingement syndrome)은 봉우리밑윤활주머니 내에 히알루론산 나

심화학습

❷ 야구어깨의 조직 장애

- **준비기 :** 어깨세모근 앞부분, 큰가슴근, 어깨근의 부착부분, 전방어깨관절테두리, 전방관절위팔인대
- **가속기 :** 봉우리밑윤활주머니, 위팔두갈래근긴갈래힘줄 부착부분의 위쪽관절테두리
- **후속기 :** 통증이 있는 베넷 병변(어깨뼈 관절오목 뒤모서리나 위팔세갈래근긴갈래 이는곳의 뼈돌기 형성), 어깨위신경마비

NOTE

1 뼈끝선 분리

뼈끝선 분리를 Little Leaguer's shoulder라 한다. 본증의 발생기전은 준비기에서부터 가속기에 걸친 가쪽회전에서부터 안쪽회전으로의 움직임과 후속기에서의 원심장력에 의해서 위팔뼈 몸쪽 뼈끝선에 극도의 스트레스가 가해져 뼈끝선의 분리가 일어나는 것에 의한다.

트륨을 주입한다. 또한 벌림/가쪽회전 근력의 근력강화훈련을 시행한다. 분명히 베넷(Bennett) 병변이라 생각된 경우에는 통증의 원인이 되는 뼈돌기를 절제한다. 투구의 재개에 대해서는 지나친 투구에 주의하고 폼의 결점을 지적한다.

(2) 수영어깨

수영어깨(swimmer's shoulder)는 수영경기에서 동일한 동작을 반복하는 것에 의한 과다사용증후군의 하나이다. 어깨관절 굽힘, 벌림, 안쪽회전 위치에서의 반복하는 어깨관절 운동이 강제되어 투구동작과 마찬가지로 봉우리 아치와 큰결절과의 사이에 끼이어 충돌이 발생하기 쉽다. 결절사이 고랑부분이나 큰결절부분의 압통이 일어나고 충돌검사(impingement test)가 양성이 된다.

야구어깨와 마찬가지로 폼의 체크, 근력강화, 스트레칭을 시행한다.

b 팔꿉관절

(1) 박리뼈연골염 [야구팔꿈치(baseball elbow)]

반복되는 투구동작(외반 스트레스에 의한 노뼈머리의 압박력, 전단력(shearing force)에 의해서 위팔뼈 작은머리의 뼈 · 연골 골절이 발생하고 차츰 연골밑뼈의 괴사가 일어나는 것이다. 또한 말기상으로서 변형성팔꿉관절증이 관찰된다. 초기에는 운동시의 통증, 차츰 운동 후에도 지속된 통증과 폄이나 굽힘의 운동제한이 관찰된다. 특히 5~30°의 폄 제한이 특징적이다. 그리고 때로는 팔꿉관절 후방 가쪽부분에 유리체(corpora libera)의 작은 조각이 만져진다.

초기에는 석고붕대 고정, 장구고정이나 안정 등의 보존적 치료를 시행한다. 유리체가 있는 것은 적극적으로 수술을 시행하는 일이 많다.

(2) 위팔뼈가쪽위관절융기염 [테니스팔꿈치(tennis elbow)]

손목관절 폄근, 특히 짧은노쪽손목폄근힘줄의 부착부염, 또는 힘줄 부착부분의 미소파열이라 생각되고 있다. 또한 뒤뼈사이신경의 포착성 신경장애도 관찰되는 경우가 있다. 강하게 손을 쥐는 것이나 손목관절을 펴는 동작에서 팔꿈치 가쪽에 통증이 발생한다. 그리고 압통이 손목폄근힘줄 이는곳에 있다. 뒤뼈사이신경의 포착성 신경장애에 의한 것에서는 노신경의 뒤침근 입구부분에 압통이 인지되고 노신경의 지각고유영역에 지각둔마가 인지된다.

급성기에는 RICE 치료, 통증이 완화되면 스트레칭부터 시작하고 등척성 수축에서의 근력강화운동을 시행한다. 테니스경기의 복귀에는 테니스팔꿉치용의 밴드를 장착한다. 난치 사례에서는 스테로이드 제제를 압통부위에 주입하거나 수술치료를 시행한다.

c 허리

(1) 허리뼈분리증

스포츠 동작의 반복에 의해서 발육기의 취약한 뼈 조직에 스트레스가 가해져, 하위허리뼈의 상 · 하관절돌기부분(pars interarticularis)에서 골성 연락이 결여된 상태를 허리뼈분리증이라 한다. 이것은 후천성의 요인이라 할 수 있다.

이 밖에 선천성의 구축상의 요인, 예컨대 척추피열(arytenoid), 척추뼈고리 형성부전, 허리엉치각(lumbosacral angle)의 증대 등이 있으며, 이 조건하에서 스포츠 경기에 의해서 관절돌기사이부분에의 응력의 집중이 허리뼈 분리를 발생시키는 일도 있다.

8세 이후에 발견되고 발생의 피크는 13~14세이다. 중량물 들어올리기, 체조, 유도, 럭비, 축구, 야구 등의 스포츠 경기에 자주 발생한다. 이들의 스포츠경기는 허리뼈의 굽힘/폄, 젖힘, 회전 등의 동작의 지속이 많고 관절돌기 사이에 비정상적인 응력의 집중이 관찰된다. 분리부분의 비정상 가동성 때문에 허리엉치부분의 통증이 발생하고 자주 원반탈출증을 합병한다.

보존적 치료로서 스포츠의 중지, 코르셋의 장착을 시행한다. 또한 배근육 및 허리등근군의 정적 스트레칭, 다리근력강화훈련을 시행한다. 경기스포츠를 희망하는 경우는 수술적 치료를 시행한다.

(2) 허리뼈 원반탈출증

스포츠선수의 허리장애 중에서는 가장 많은 질환의 하나이다. 그 대부분은 20세 전후부터 보편적인 나이가 드는 현상으로서 나타나는 척추원반 변성을 기반으로, 스포츠에 의한 급성, 만성의 외력이 작용하여 발병한다[병태상 및 치료에 대해서는 제10장 A.2항 "허리뼈 원반탈출증" (➡105페이지) 참조].

d 무릎관절

(1) 점퍼의 무릎 (jumper's knee)

반복하는 점프 동작에서 무릎뼈의 몸쪽이나 먼쪽, 정강뼈거친면에 일어나는 통증성의 질환의 총칭이다. 착지동작 때 넙다리네갈래근의 원심성 수축에 의한 큰 스트레스가 넙다리네갈래근 또는 무릎힘줄의 뼈 부착부분에 가해짐으로써 발생한다. 정강뼈거친면의 뼈연골염인 오스굿-슐라터병(Osgood-Schlatter's disease)은 점퍼의 무릎의 일종이다.

배구, 농구의 경기에서 15세~18세 전후의 스포츠선수에 발병하는 일이 압도적으로 많다. 스포츠 활동의 제한, 연습방법의 개선, 점퍼의 무릎용 서포터 착용, 테이핑 등이 치료방법의 하나이다.

(2) 러너의 무릎 (runner's knee)

달리기에 의해서 일어나는 무릎관절 통증의 총칭이며 변형성관절증, 엉덩정강근막띠염(장경인대염), 무릎연골연화증(chondromalacia patellae) 등이 원인이 된다. 좁은 의미로는 무릎연골연화증이라 하고 무릎뼈에 압통이 있고 형태이상이 존재하는 경우도 있다.

(3) 윤활주름 장애

관절공간 내의 윤활주름에는 무릎위 주름, 무릎밑 주름, 무릎 가쪽주름, 무릎 안쪽주름의 4종류가 있으나 스포츠 장애로서는 무릎 안쪽주름의 장애가 가장 많다. 스포츠에서의 도약, 방향전환이나 질주 동작 때에 무릎 앞면 안쪽부분의 통증을 호소한다. 또한 무릎 안쪽부분의 걸리는 것 같은 느낌이 특징적이고 그 때에 잡음이나 감돈증상(incarceration symptom)이 일어나는 경우도 있다.

치료는 관절내시경으로 주름절제술을 시행한다.

(4) 박리뼈연골염 (osteochondritis dissecans)

박리뼈연골염의 생성원인에 대해서는 외상설, 혈행장애설, 골화이상설, 유전설 등의 여러 가지의 것을 들 수 있으나 무릎의 폄 동작의 반복에 의해서 넙다리뼈 안쪽관절융기와 정강뼈 안쪽관절융기사이융기에 전단력이 가해지기 때문에 발병한다는 외상설이 유력하다. 무릎관절의 운동통증이나 야간통증을 주된 호소로 한다. 또한 무릎의 걸리는 것 같은 느낌이나 감돈증상을 호소하는 경우도 많다.

X선 소견상, 뼈연골의 명백한 박리나 유리체가 인지되는 것을 제외하고는 우선 보존적 치료를 시행한다. 증상이 경증인 것은 일반적으로 3개월간의 운동의 금지, 소아에서 증상이 심한 것은 하중면제나 석고붕대 고정으로 4~6주간을 본다.

(5) 반달손상

무릎관절에 하중을 가한 채로 앞뒤로 전위하거나 회전하였을 때에 무릎 반달에 일그러짐이 발생하고 이 동작의 반복에 의해서 무릎 반달에 파열이 일어난다[부상기전, 증상, 치료에 대해서는 제13장 B.7항 "무릎반달 손상" (➡147페이지) 참조].

또한 앞십자인대 손상의 합병사례에서는 반복하는 무릎 무너짐에 의해서 정강뼈 플래토의 전방으로의 부분탈구가 일어나고 안쪽반달의 뒤분절부분에 과잉의 스트레스가 가해져 2차적으로 손상이 일어난다.

e 종아리

(1) 종아리구획증후군

종아리의 격벽의 내압이 상승하고 순환부전이 되어 근육, 힘줄, 신경조직에 허혈성 괴사, 기능장애가 발생한다. 골절이나 타박 · 염좌 등의 급성외상으로 일어나는 이외에 달리기나 점프 등을 주로 한 경기를 장시간 계속하는 것이나 급격한 운동에 의해서 야기되는 만성적인 염증으로부터 발생한다(앞정강뼈구획증후군).

스포츠의 중지, 안정이나 소염제 투약 등의 치료를 시행한다. 만성사례에서도 근막절개를 시행하는 경우도 있다.

(2) 종아리뼈 피로골절

스포츠경기에 많은 달리기 등의 동작의 반복에 의해서 골절을 일으키는 것으로 피로골절(fatigue fracture), 또는 스트레스골절(stress fracture)이라 불린다. 항상 운동을 시행하고 있는 성장기의 아동이나 학생에 발생한다. 안정 시에는 통증은 적고 스포츠 활동 시에 강화된다.

일반적으로 1~2개월 동안 격렬한 스포츠를 금지하면 치유된다.

f 발

(1) 유통증성 바깥정강뼈

바깥정강뼈는 발배뼈 안쪽부분(결절부분)에 위치하는 종자뼈의 하나이며 뒤정강근힘줄 중에 자주 포함되어 있다. 일반적으로 발 안쪽의 뼈 돌출부분이 신발 내에서 압박을 받아 일어난다고 하고 있으나 스포츠 장애에서는 기계적 외반편평발에 기인하는 것으로 생각되고 있다. 운동하중 시에는 발꿈치뼈의 엎침이 강조된다는 것과 앞발부분이 발배뼈를 중심으로 벌림과 엎침이 강제되기 때문에 장애를 일으키기 쉽다.

발의 엎침을 감소시키는 치료방법이 가장 효과적이다. 발꿈치부분에 5㎜ 정도의 안쪽 쐐기를 부착한 발바닥판을 사용한다. 편평발용 아치교정을 위한 발바닥판을 처방해서는 안 된다. 왜냐하면 외반 · 엎침에 의한 기능적 편평발 때문에 아치교정은 발바닥을 압박하여 고통의 원인이 되기 때문이다. 엎침이 교정되면 저절로 외견상의 외반은 소실하고 아치도 복원되어 통증은 개선된다.

(2) 발바닥널힘줄염 · 발꿈치뼈돌기

발바닥널힘줄은 보행, 달리기, 점프에 의한 충격의 완충작용을 가져 발의 손상을 방지하고 있으나 장기간의 스포츠 활동에 의한 과부하로부터 발꿈치뼈의 이는곳이나 발바닥 중앙부분에 통증이 일어나는 일이 있다. 또한 발가락굽힘근힘줄의 견인력에 의해서 발꿈치뼈 뼈돌기가 발병한다.

하중면제 보행을 엄격하게 지키거나 스테로이드 제제의 국소주입, 스트레칭, 안쪽아치 서포트 등의 치료를 시행한다.

C 물리치료 · 작업치료와 관련사항

1. 소년야구나 축구 등 성장기에 있는 소아의 스포츠 장애는 환자가 조금이라도 빨리 스포츠에 복귀하고 싶다는 강력한 희망이 많지만, 안이한 복귀에는 문제가 많다는 것을 알아야 한다.
2. 어떠한 손상인지를 이해한 다음에 적절한 근력강화와 테이핑을 습득할 필요가 있다.

복습의 요점

- 연령적으로 잘 발생하는 스포츠 손상에 대해서 요약하시오.
- 스포츠 복귀까지의 치료방법에 대해서 정리하시오.
- 외상을 받았을 때의 응급처치를 언급하시오.

제 17 장

화상

학습목표

- 화상의 깊이와 범위에 의한 중증도, 그리고 관절구축이나 변형을 파악한다.
- 화상의 병태를 학습한다.
- 화상흉터에 의한 관절구축이나 지각장애에 대한 치료를 이해한다.

A 개론 — 화상이란?

피부는 체온조절, 체액유지, 감염방어 그리고 지각 등의 기능을 갖고 있으나 화상에 의해서 피부의 파괴가 일어나면 순환, 호흡, 대사, 면역 등의 기능이 손상되어 전신 상태에 큰 영향을 미친다. 국소적으로는 피부의 흉터가 생기고 관절가동범위 제한이나 변형, 통증, 그리고 흉한 형태를 남기거나 흉터조직의 암화 등도 일어나는 경우가 있다.

1 부상기전, 연령, 부위

화상은 고온의 액체, 고체, 화염에 의해서 발생하지만, 열 이외에 한랭, 전기, 화학물질, 방사선에 의해서도 일어난다. 화상은 10세 이하의 소아에 많이 관찰되지만 고령자에서도 많이 목격된다. 부상장소는 가정 내에서 일어나는 기회가 많다. 팔다리가 가장 많고 이어서 얼굴 등 노출부위에 많이 부상한다.

2 화상의 깊이

화상의 깊이의 분류는 **그림 1**처럼 나타내지만 광범위한 화상에서는 다양한 깊이가 섞여 있다. 표피에서의 화상 I도와 진피 얕은 층의 화상 II도 얕은 도수에서는 흉터를 형성하지 않고, 그것보다도 깊은 화상에서는 흉터를 형성하고 관절주변인 경우는 관절가동범위 제한을 초래한다. 피부조직이 얇은 손등부분에서는 힘줄, 관절주머니, 인대 등에 영향이 있고 변형을 초래한다.

3 화상면적

화상을 입은 부위의 크기에 따라 화상쇼크를 비롯하여 중증의 합병증을 초래한다는 것으로부터 신속하게 화상의 면적을 산정할 필요가 있다(▶**그림 2**). 이것을 이용한 화상의 면적을 기준으로 수액(clysis)의 양을 조정한다.

4 화상의 병태

화상면적이 소아에서 10% 이상, 성인에서 30% 이상이면 48시간 이내에 쇼크가 된다. 이것은 모세혈관의 투과성이 항진하여 대량의 체액이 누출하는 것에 의한다. 그리고 광범위한 화상에서는 호흡·순환기계에도 영향을 줌과 동시에 대사나 면역 등에도 장애를 초래하여 다장기 부전을 일으키기 쉽다.

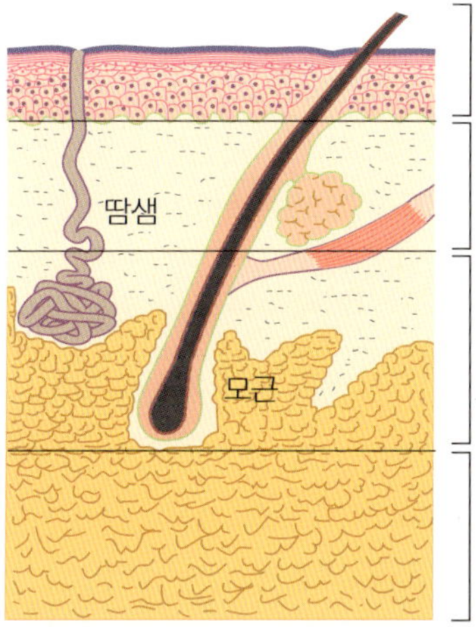

피부부위	화상정도	소견
표피	Ⅰ도	발적, 홍반, 통증
진피 얕은 층	Ⅱ도 얕은 도수	수포형성, 통증, 작열감
진피 깊은 층	Ⅱ도 깊은 도수	수포형성, 낮은 부분은 창백, 지각둔마
피하조직	Ⅲ도	창백, 양피지모양, 지각탈실

▶**그림 1 화상의 깊이에 의한 분류**

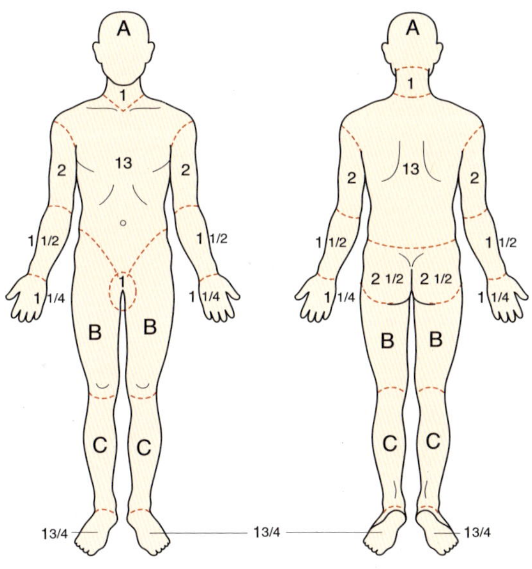

	0세	1세	5세	10세	15세	성인
A = 머리부분의 1/2	9.5	8.5	6.5	5.5	4.5	3.5
B = 넓적다리부분의 1/2	2.75	3.25	4	4.25	4.5	4.75
C = 종아리부분의 1/2	2.5	2.5	2.75	3	3.25	3.5

▶**그림 2 연령에 따른 각 부위의 화상범위 (%)**
Lund-Browder의 법칙 [Lund, et al., 1944에서부터]

또한 손상된 피부 면에서부터의 불감발한(insensible perspiration)에 의한 대사항진이나 손상부분에의 감염 등도 발생한다.

팔다리나 몸통에서의 화상 Ⅲ도 이상의 깊은 손상에서는 흉터조직이 형성되고 가슴부분에서는 호흡운동이 장애되며 관절주위에서는 관절가동범위 제한을 초래한다. 화상에 의해서 피부지각의 장애도 일어나고 작은 외상에 의해서 창상이나 궤양을 만들어 완치하기 어렵다.

5 치료

a 전신관리

화상 쇼크에 대해서는 수액(clysis)치료와 영양확보가 필요하다. 기도(airway)화상에서는 기도확보를 한 다음 호흡관리가 필요하다.

b 국소치료

화상 직후는 국소의 냉각과 세정을 시행한다. 화상 Ⅰ도에서는 국소를 청결히 유지하고 개방하여둔다. Ⅱ도 얕은 도수에서는 수포는 주사기로 배액하고 수포의 표피는 제거하지 않고 항균제가 함유된 연고로 창상을 덮고 가볍게 압박을 한다.

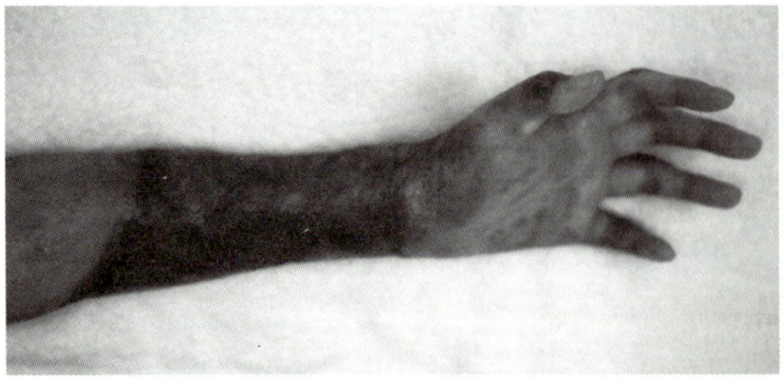

▶**그림 3 화상에 의한 흉터**
손목관절, 손가락의 구축이 관찰된다.

Ⅱ도 깊은 도수나 Ⅲ도 화상에서는 괴사조직을 제거하고 자가피부이식을 시행한다. 피부이식은 화상 후 수일에서부터 2주일 동안에 시행되며 화상이 광범위한 경우는 피부이식은 여러 번에 나눠서 시행한다. 흉터구축을 일으키기 쉬운 목 부분, 관절부분에서는 전층 피부이식이나 줄기(유경) 또는 유리피판(free flap)에 의한 수술이 필요하다. 이식한 피부가 활착하였다고 생각되는 2~3주 후에 관절운동을 시작한다.

피하에 괸 조직액은 기질화하여 구축을 일으키는 일이 있다. 특히 운동장애를 일으키기 쉬운 부위는 목, 어깨, 팔꿈치, 손, 무릎, 발목관절이다. 비후한 흉터는 장기간에 걸쳐 압박을 가하여 퇴축하는 것을 기다린다. 흉터화한 피부는 상처를 만들어내기 쉬우며, 특히 발꿈치 부분의 화상에서는 체중부하나 신발에 의한 접촉이 항상 있다는 것으로부터 상처가 치유하기 어렵다.

또한 손의 화상에서는 변형을 일으키기 쉽고 손의 기능에 현저하게 장애를 준다(▶그림 3). 손가락의 관절가동범위훈련, 핫팩이나 파라핀욕, 부목 장착 등의 치료를 시행한다.

흉터의 보존적 치료에는 한계가 있고 피부이식술이나 Z성형술 등에 의한 수술치료가 필요하다.

B 물리치료 · 작업치료와 관련사항

화상의 깊이, 부위 및 피부이식의 종류를 이해한 다음에 조기에 물리치료 · 작업치료를 시작하여야 하며, 특히 관절 위에서의 피부이식에서는 구축에 주의가 필요하다.

복습의 요점

- 화상의 평가 (화상의 깊이, 화상면적, 중증도)에 대해서 설명하시오.
- 급성기에 있어서의 구축예방과 만성기의 관절구축의 관절가동범위훈련에 대해서 언급하시오.

제 18 장

절단 및 분리절단

학습목표

- 절단의 기초지식을 습득한다.
- 평가, 절단끝의 관리에 대해서 학습한다.
- 절단의 합병증에 대해서 지식을 얻는다.

A 개론 — 일본의 절단 현황

1 절단원인

팔다리의 절단(amputation 또는 disarticulation)의 원인에는 주로 다음과 같은 것을 열거할 수 있다.

① 혈행장애 : 폐색성동맥경화증, 폐색성혈전혈관염, 동맥류, 당뇨병 등
② 악성종양 : 원발성악성골종양, 유발성악성골종양, 악성연부종양 등
③ 외상 : 복잡골절, 동상, 화상 등
④ 염증 : 만성골수염, 화농성관절염 등

구미에서는 90%가 동맥경화증이나 당뇨병이고 60세 이상에 많지만, 일본에서는 절단환자의 절대수가 구미와 비교하면 적다. 일본의 절단 시 연령은 비교적 젊고 평균연령으로 37세이며 남녀비율에서는 약 4배약으로 남성에 많다.

절단원인의 비율을 보면, 팔에서는 외상이 83%로 압도적으로 많지만, 다리에서는 혈행장애에 의한 절단이 최근 증가경향에 있으며 전체 다리 절단자에 대한 혈행장애가 차지하는 비율은 66%로 되어 있다. 한편, 악성종양에 의한 절단은 재건술의 진보에 따라 감소경향에 있다.

절단부위는 손가락 절단이 가장 많고 전체 절단자의 약 반수를 차지하고 있다. 이어서 종아리 절단이 많다.

2 절단 · 분리절단의 부위

팔의 절단끝의 길이는 다음과 같은 비율에 의해서 나타낸다.

위팔 절단%

$$= \frac{\text{절간끝 길이 (봉우리–절단끝 종말)}}{\text{건강한 쪽 위팔길이 (봉우리–위팔뼈 가쪽위관절융기)}} \times 100$$

아래팔 절단%

$$= \frac{\text{절간끝 길이 (위팔뼈 가쪽위관절융기–절단끝 종말)}}{\text{건강한 쪽 아래팔길이 (위팔뼈 가쪽위관절융기–자뼈 붓돌기)}} \times 100$$

팔의 절단끝의 부위명칭을 그림 1에 나타냈고, 다리 절단의 부위명칭을 그림 2에 나타냈다.

절단은 원칙적으로 절단끝을 가급적 길게 남김으로써 의지와의 적합을 살려 최대한으로 기능을 올리는 데에 있다. 다만 길게 남기는 것에 의해서 의지 제작상 또는 기능적으로 문제가 있는 경우가 있어 팔 및 다리의 가치영역이라는 것이 존재한다.

각각의 절단에는 기능적 특징이 존재한다. 무릎

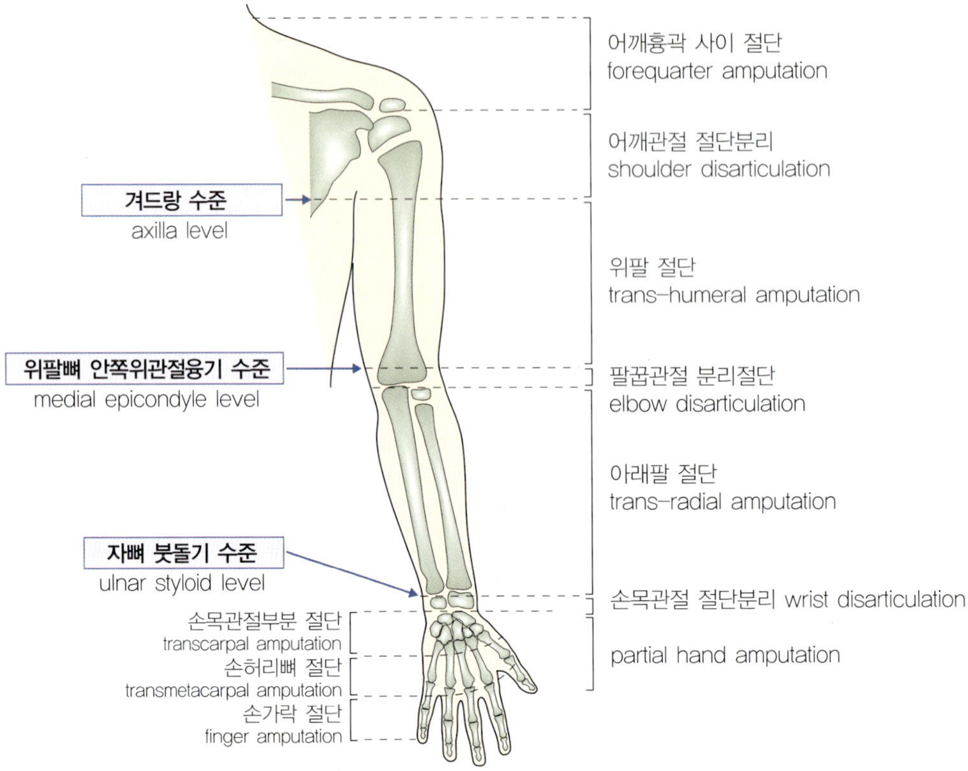

▶**그림 1 팔의 절단의 부위에 의한 분류**

[陳 隆明, 澤村誠志 : 절단 · 절단분리의 부위. 일본정형학회, 일본재활의학회(감수)의지장구의 체크 포인트. 7판, p.45 医學書院, 2007에서]

관절 절단분리(knee disarticulation)는 넓적다리 관절융기부분이 크기 때문에 볼품없게 되기 쉽다. 소켓의 양호한 적합을 얻기 어렵다. 유각기 조절장치를 부착할 공간이 없다. 그러나 무릎 이음매의 개발에 의해서 넓적다리 절단보다도 안정된 훌륭한 절단부위로 되어있다.

사임절단(Syme's amputation)은 절단끝 말초부분의 부풀어 오름 때문에 절단 끝에 하중성이 있으나 외관이 불량하기 때문에 특히 여성에게는 어울리지 않는다[제 3장의 그림 18(➡57페이지) 참조].

악성종양에서의 절단부위는 조직의 종류, 악성도에 의해서 다르지만, 최근에는 화학치료나 방사선치료의 진보에 따라, 절단술을 시행하기보다는 종양을 한 덩어리로 하여 적출(en bloc resection)을 시행하여 재건술이 이루어진다.

B 절단의 실제

1 절단술에서 유의할 점

절단술에 있어서는 잔존한 근육, 신경, 혈관을 가급적 살리고 의지장착에 의해서 기능을 높이기 위해 각 조직에 대해서는 다음과 같은 것에 유의하여 처치가 시행된다.

(1) 피부

피부의 처리에 있어서는 적당한 가동성, 긴장성, 무통증성을 필요로 한다. 종아리 절단에서 특히 혈행장애가 있는 경우는 후방 피부판(skin flap)을 길게 한다. 또한피부봉합선이 하중 면에 일치하지 않는 봉합도 시행된다.

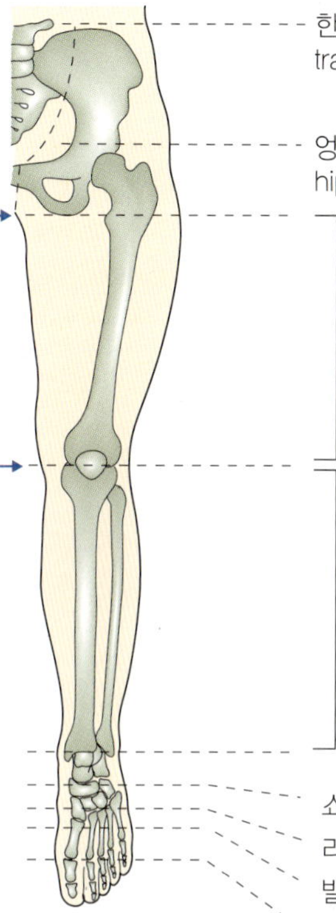

▶**그림 2　다리절단의 부위에 의한 분류**

[陳 隆明, 澤村誠志 : 절단 · 절단분리의 부위. 일본정형학회, 일본재활의학회(감수) 의지장구의 체크 포인트. 7판, p.46 医學書院, 2007에서]

(2) 혈관

혈종을 만들지 않도록 완전히 지혈할 필요가 있다. 혈행장애만 관찰되는 것은 가급적 혈행을 온존하도록 연부조직을 살살 다루는 것이 중요하다.

(3) 신경

신경종 형성의 예방이 중요하며 일반적으로는 뼈끝부분보다 약 3~4㎝ 상부에서 예리한 메스에 의해서 절단분리하고 절단끝의 중추 쪽은 묶어둔다.

(4) 뼈

뼈막은 일반적으로 뼈의 절단끝과 동일한 높이에서 절단하지만 뼈막을 조금 길게 남기고 골수공간을 덮는 일도 있다.

(5) 근육

절단된 근육은 생리적인 긴장 하에 뼈끝부분에 고정하고 근육의 기능회복을 도모한다. 절단 후의 혈종의 예방을 위해 절단창상에 배출관(drain)을 삽입하여 둘 필요가 있다. 수술 후 2~3일에 뽑아낸다.

2 절단 끝에 대한 처치

절단 직후에 혈종형성의 예방을 위해 탄력붕대를 감는 방법과 석고붕대를 감아서 소켓을 만드는 방법이 있다(▶그림 3). 각각의 결점과 이점이 있으며 전자는 창상의 치유 후 가급적 조기에 의지를 장착시키는 방법이고 조기 의지장착법이라 한다. 후자는 수술 직후의 석고붕대 소켓에 그대로 가의족을 부착하여 조기부터 보행훈련을 시행하는 수술 후 의지장착법을 채택한다. 어느 것도 절단끝부분의 부종과 구축발생, 근육위축의 예방, 그리고 건강한 쪽의 근력강화를 시행할 필요가 있다.

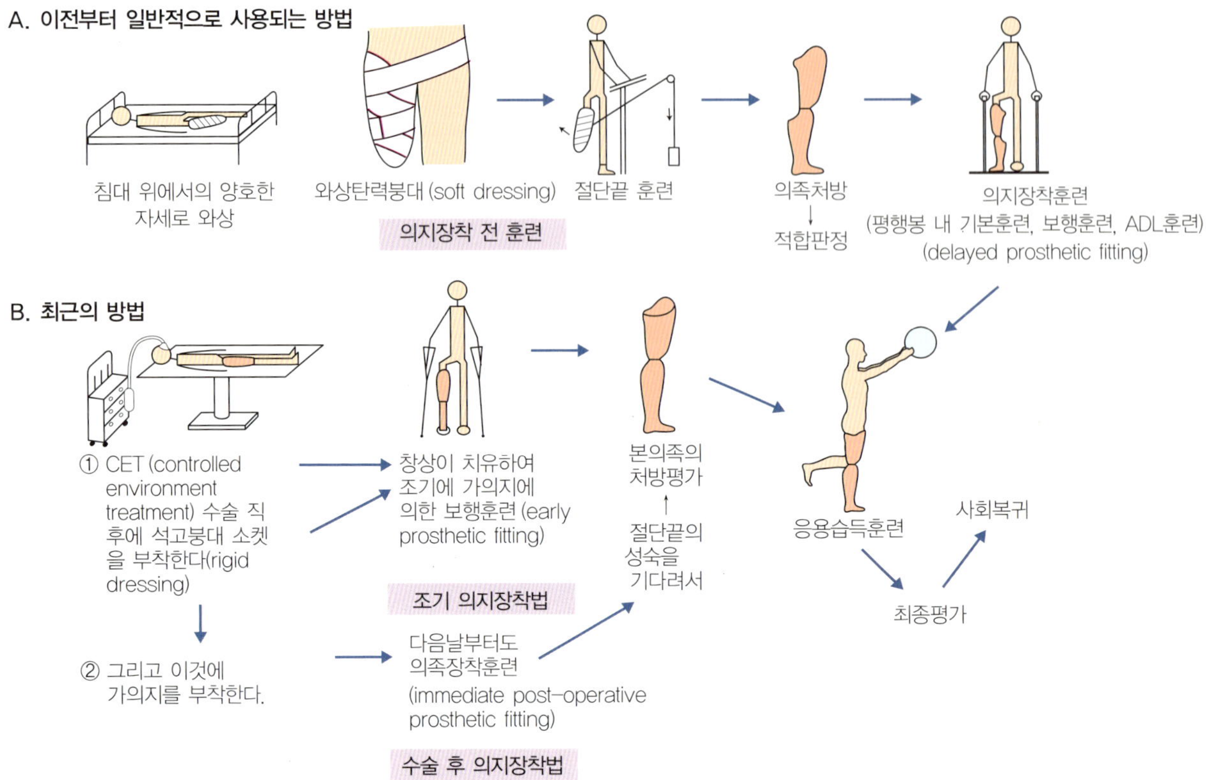

▶**그림 3 절단끝의 처치**

[陳 隆明, 澤村誠志 : 절단자에 대한 재활. 일본정형학회, 일본재활의학회 (감수) 의지장구의 체크 포인트. 7판, p.73 医學書院, 2007에서 일부 변경]

3 절단끝의 합병증

절단의 합병증으로서는 절단끝부분의 통증이 있으며 발생인자는 절단끝의 순환장애나 신경종(neuroma)에 의한 것이라 생각된다. 신경종이 주위조직과 유착하여 흉터 내에 존재하는 경우는 재차 신경의 처리를 필요로 한다. 절단부위에 따라서는 잔존하여 있는 근육의 작용에 의해서 변형 등의 합병증을 초래한다(➡ 심화학습-1).

심화학습

① 절단부위에 의한 변형, 구축

- **넓적다리 절단 :** 절단끝이 짧을수록 엉덩관절은 벌림 · 가쪽회전 · 굽힘위치. 벌림의 주동작근인 중간 · 작은볼기근은 잔존, 모음근은 중추부분에서의 절단일수록 근력저하. 안쪽회전에 작용하는 넙다리근막긴장근이나 두덩정강근(박근)은 절단되지만, 가쪽회전근군은 모두 잔존. 폄의 주동작근인 뒤넙다리근(hamstrings)은 절단되고 엉덩허리근은 잔존한다.
- **종아리 절단 :** 짧은 절단끝일수록 무릎관절은 굽힘위치. 뒤넙다리근이 작용하고 단순히 엉덩관절 굽힘에서 무릎관절 굽힘위치를 취하기 쉽지만, 무릎을 펴는 넙다리곧은근은 의식적으로 수축시킬 필요가 있다는 것, 그리고 짧은 절단끝일수록 폄 위치로 유지하는 외력이 가해지기 어렵다.
- **쇼파르관절(Chopart joint) 절단분리 :** 꿈치들린 휜발 자세. 바닥쪽굽힘의 주동작근인 종아리세갈래근이 잔존하고 또한 내번을 하는 뒤정강근이 잔존하는데, 등쪽굽힘의 주동작근인 앞정강근힘줄이 절단되기 때문이다.
- **리스프랑관절(Lisfranc joint) 절단분리 :** 발목관절은 바닥쪽굽힘 · 내번위치. 바닥쪽굽힘의 주동작근인 종아리세갈래근이 잔존하는데, 등쪽굽힌근군의 힘줄은 모두 부착부보다 중추부에서 절단되기 때문이다.

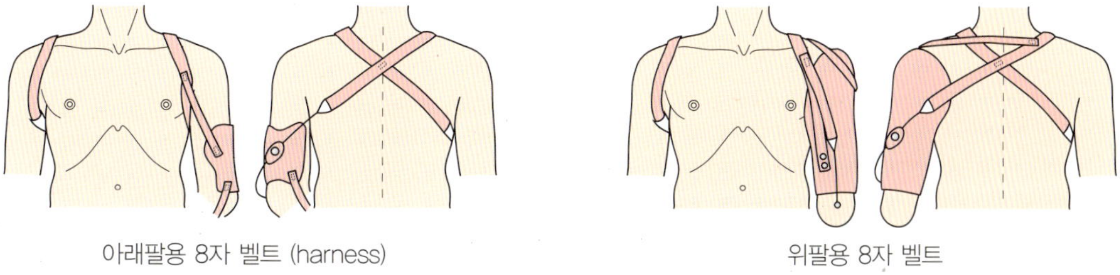

▶그림 4 벨트(harness)의 종류

환상팔다리(phantom limb)란 이미 상실되어 있을 것인 팔다리가 잔존하여 있는 것 같이 느끼는 것으로 절단 후 6개월~2년 동안에 소실한다. 환상팔다리의 원인은 절단끝부분의 유착, 흉터, 신경종에 의한다는 말초성 인자설과 최근 유력시되고 있는 중추신경설이 있다.

환상팔다리통증이란 환상팔다리에 수반해서 출현하는 통증을 말하며 원인은 환상팔다리와 마찬가지이고, 치료에 있어서는 말초성 인자 및 절단자의 심리상태, 사회적 배경 등을 고려할 필요가 있다.

C 의지

1 의수

a 의수의 종류

신체장애인복지법의 보조장구 교부기준에서는 기능적인 형태구분을 "형식"이라 하고 절단수준에 따른 분류를 "명칭"이라 규정하고 있다.

(1) 장식용 의수(cosmetic arm)

실제의 손과 유사한 외관을 갖도록 만들어진 의수이며, 염화비닐제의 장식장갑을 유용한 장식 손이다. 최근에는 합성수지의 골격을 갖고 관절구조도 내장한 장식 밴드가 사용되고 있으며 기호에 따라 자연스런 손가락 형상을 채택할 수 있는 것이 보급되어 있다.

(2) 작업용 의수(work arm)

노동 작업을 할 수 있는 것 같은 구조와 강도를 가진 의수이고 외관은 우선되어 있지 않다. 손끝장구에는 굽은 갈고리나 낫자루 쇠 장식 등, 여러 가지 작업용 손끝장구이며 필요에 따라서 교환하여 사용한다.

(3) 능동의수(body powered upper-extremity prosthesis 또는 functional arm)

팔이음뼈나 몸통의 움직임을 벨트(harness)(➡NOTE-1)로 붙잡고 조절 케이블을 통해서 손끝장구나 이음매를 움직이는 의수이다(▶그림 4). 현재, 가장 흔히 사용되고 있는 의수이다.

(4) 전동의수(externally powered upper-extremity prosthesis 또는 electric arm)

전동에 의한 의수가 개발되어 실용화하고 있다. 모듈러형의 위팔 전동의수 등도 시중에서 판매되고 있다.

NOTE

1 벨트(harness)

능동의수용 조절 케이블 시스템의 벨트로서 개발되었다. 팔이음뼈의 움직임을 건강한 팔 쪽의 겨드랑에 두른 벨트의 루프로 잡고 등에서 교차한 벨트에 전달하며, 그 최대의 움직임을 효율적으로 끄집어내어 조절 케이블에 전달하여 의수를 움직인다. 아래팔 의수, 위팔 의수, 어깨 의수의 일부에 적응이 있다.

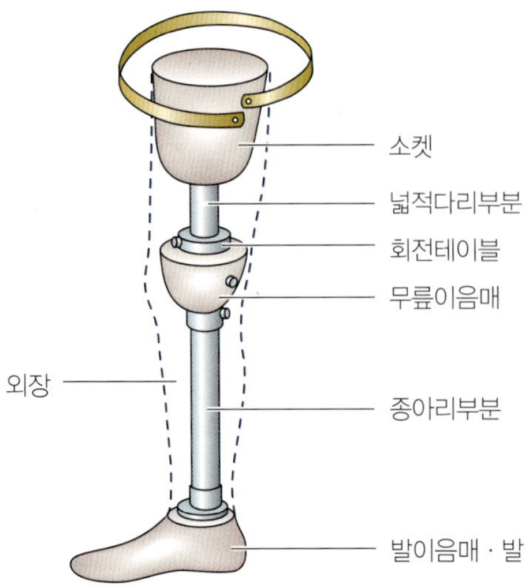

▶그림 5 의족의 구성

b 의수의 소켓

절단끝과 의수를 결합시키는 것이 소켓(socket)이다. 손끝장구의 기능을 충분히 발휘할 수 있도록 정확한 소켓의 적합성이 중요하다.

c 손끝장구

대표적인 손끝장구(terminal device)에는 케이블을 잡아당김으로써 2본의 가동 손가락 갈고리를 개폐하는 능동 훅(hook)이 있다.

2 의족

a 의족의 구성과 구조

(1) 의족의 구성

넓적다리 의족의 구성은 현수띠, 소켓, 넓적다리의 지지부분 재료, 무릎이음매, 종아리부분의 지지부분 재료, 발이음매, 발이다(▶그림 5).

(2) 의족의 구조

의족의 구조에는 껍데기 구조와 골격구조가 있다. 껍데기 구조는 외골격 의지라고도 하며 주로 외부표면에서 외력을 받고 외형은 손발의 외관을 갖추고 있는 구조이다. 골격구조 의지는 내골격 의지라고도 한다. 생체의 골격과 유사한 지지부분 재료를 중심으로 사용하고 연부조직과 피부에 상당하는 것으로서 커버로 외형을 갖추는 구조의 의지이다(▶그림 6).

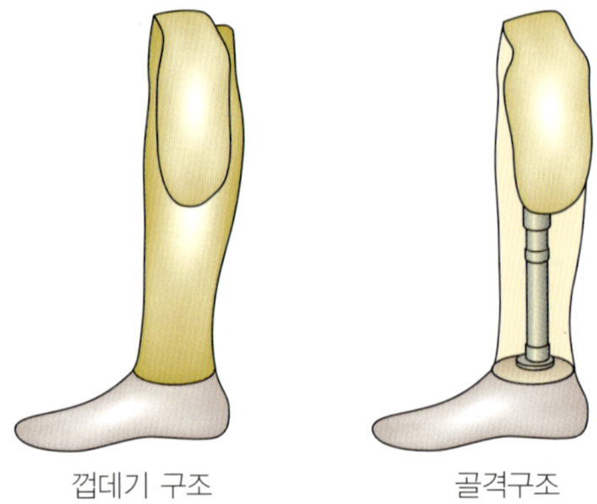

▶그림 6 의족의 구조

(3) 모듈러형 의지

의지를 구성요소부품(모듈)의 집합체로서 설계한 것을 모듈러 의지(modular prosthesis) 또는 시스템 의지(system prosthesis)라 한다.

b 의족의 종류(▶그림 7)

(1) 엉덩이 의족

엉덩이의족은 캐나다식(Canadian Department of Veterans Affairs에 의함)이 일반적으로 사용되고 있다. 이 의족은 소켓이 절단끝 종말에서부터 엉덩뼈능선과 건강한 쪽의 골반을 싸고 매다는 것을 가능케 한 것이다. 엉덩이 · 무릎이음매는 유동적이어서 엉덩이 이음매는 범퍼 때문에 일정 이상 펼 수 없게 되어있다.

(2) 넓적다리 의족

넓적다리 의족에서의 소켓의 형상은 절단끝을 감싸는 것처럼 사변형의 벽면 구성을 갖고 체중은 소켓 뒤 모서리의 궁둥뼈받침으로 지지한다. 이 소켓은 사변형 소켓(quadri-lateral socket)이라 일컬어지며, 많이 이용되고 있으나 이 밖에 궁둥뼈 수납형

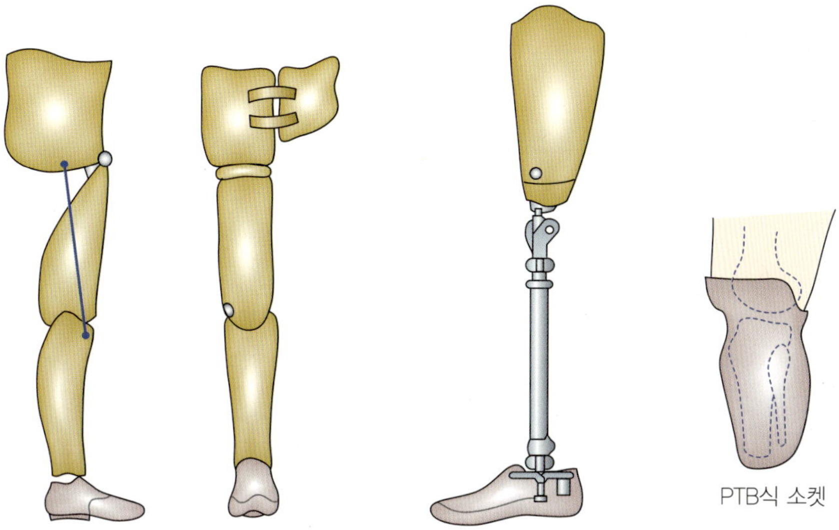

▶**그림 7 의족의 종류**

소켓 등이 있다. 소켓의 종류로서는 삽입식 소켓(plug fit socket), 흡착식 소켓(suction socket), 전면 접촉식 소켓(total contact socket) 등이 있다. 일반적으로 넓적다리 흡착식이고 전면 접촉식의 소켓이 많이 이용되고 있다.

무릎이음매는 축의 구조에 따라 단축과 다축으로 나뉘고 보조 장치에 의해서 입각기 제어와 유각기 제어로 분류할 수 있으며, 무릎 굽힘을 허용하면서 무릎꺾임을 방지하고, 펼 때(입각기)에는 하중을 하면서 체중을 지지하는 것이 가능한 무릎이음매이며, 대표적인 것에 Otto Bock knee가 있다. 또한 보행속도에 따른 종아리부분을 흔들어 앞으로 내딛는 것을 마이크로컴퓨터로 제어하는 구조를 갖춘 인텔리젠트 의족 무릎이음매가 있다.

(3) 종아리 의족

PTB식 종아리 의족(patellar tendon bearing below-knee prosthesis)이 많이 사용되고 있다. PTB식 종아리 의족의 구성은 연성의 안 소켓(soft insert)부착 전면 접촉식 플라스틱 소켓, 발이음매는 SACH족(solid ankle cushion heel foot), 무릎커프(cuff belt)이다. 이 밖에 종아리 소켓에는 TSB 소켓(total surface bearing below-knee socket)이 있으며, 실리콘제의 안 소켓을 사용한 전체표면 지지식 종아리 소켓이다. 사임(Syme) 절단은 의족이 없이 보행이 가능하지만, 다리길이 차이, 보행 시의 내딛기를 할 수 없다는 등의 점으로부터 사임 의족을 사용하게 되고 절단끝 종말의 형상을 고려하여 소켓은 장착하기 쉽도록 앞 개방식, 뒤 개방식이나 안쪽 개방식 등이 있다.

D 물리치료 · 작업치료와 관련사항

1. 절단의 원인질환, 부위, 연령, 직업을 숙지한다는 것은 물리치료 · 작업치료를 하는데 관련성이 높다.
2. 절단끝의 합병증을 이해하는 것은 후에 의지를 장착한다는 점에서 중요하며 그 예방으로 연결된다.
3. 절단끝의 이름이나 의지의 종류(명칭)를 안다는

것은 의지장구사 등 관련 직종과의 공통어로서 중요하다.

복습의 요점

- 절단의 원인질환에 대해서 언급하시오.
- 절단부위의 명칭, 절단부위의 선택에 대해서 언급하시오.
- 절단기법의 일반적 경향을 설명하시오.

자기평가

문제 1 손목뼈의 뼈핵의 출현시기의 순서에 대해서 올바른 것은 어느 것인가?

① 콩알뼈, 세모뼈, 갈고리뼈, 손배뼈
② 갈고리뼈, 세모뼈, 손배뼈, 콩알뼈
③ 세모뼈, 갈고리뼈, 콩알뼈, 손배뼈
④ 손배뼈, 콩알뼈, 세모뼈, 갈고리뼈
⑤ 콩알뼈, 손배뼈, 갈고리뼈, 세모뼈

해답 2

해설 갈고리뼈 6개월, 세모뼈 2~3세, 손배뼈 4~5세, 콩알뼈 9~11세이다.

문제 2 뼈의 발생 및 성장에 대해서 잘못된 것은 어느 것인가?

① 뼈는 외배엽에 유래한다.
② 중간엽계 세포는 섬유모세포, 연골모세포 또는 뼈모세포가 된다.
③ 중간엽이 우선 유리연골을 형성하고 연골 내 골화에 의해서 골화한다.
④ 긴뼈의 장축방향으로의 성장은 뼈끝 성장연골판에 의한다.
⑤ 긴뼈 뼈몸통의 굵기는 뼈막 밑의 막내 골화에 의한다.

해답 1

해설 뼈조직, 연골조직, 결합조직은 발생학적으로 중배엽에 유래한다.

문제 3 관절의 형태의 조합에 대해서 잘못된 것은 어느 것인가?

① 경첩관절 – 손가락사이관절 – 일축관절
② 차축관절 – 몸쪽노자관절 – 일축관절
③ 타원관절(과상관절) – 손목관절 – 이축관절
④ 안장관절 – 엄지손목손허리관절 –이축관절
⑤ 절구관절 – 고리중쇠관절 – 다축관절

해답 5

해설 일축관절에는 경첩관절이나 차축관절이 있고, 각각 손가락관절, 고리중쇠관절이나 몸쪽노자관절이 있다. 이축관절에는 타원관절이나 안장관절이 있고 각각 고리뒤통수관절, 노뼈손목관절, 턱관절이나 제1손목손허리(CM)관절이 이에 해당한다. 다축관절은 절구관절이라 하고 엉덩관절, 무릎관절이 이것에 해당한다.

문제 4 **변형에 대해서 잘못된 것은 어느 것인가?**

① 백조목변형 – 관절류마티스
② 원숭이손 – 정중신경마비
③ 갈퀴손 – 노신경마비
④ 포크모양 변형 – 아래팔 먼쪽부분 골절
⑤ 밖굽이팔꿈치 – 위팔뼈가쪽관절융기골절

해답 3

해설 노신경마비에서는 처진손, 정중신경마비에서는 원숭이손의 변형을 초래한다. 자신경마비에서는 갈퀴손의 변형이다.

문제 5 **변형에 대해서 잘못된 것은 어느 것인가?**

① 젖힌무릎(반장슬)이란 무릎관절이 젖혀진(과신전) 변형
② 꿈치들린휜발(첨족)이란 발목관절이 바닥쪽굽힘위치로 고정되어 있는 변형
③ 안쪽들린휜발(내반족)이란 종아리에 대해서 뒷발부분이 바깥쪽으로 굽혀진 변형
④ 오목발(요족)이란 발의 세로아치가 보통보다 증가하여 있는 변형
⑤ 외반무지란 엄지발가락이 발허리발가락관절에서 외반한 변형

해답 3

해설 안쪽들린휜발은 종아리에 대해서 뒷발부분이 안쪽으로 굽혀진 변형이다.

문제 6 **상위 · 하위운동신경세포 장애의 특징에서 잘못되어 있는 것은 어느 것인가?**

① 상위운동신경세포 장애에서는 강직마비가 관찰된다.
② 하위운동신경세포 장애에서는 이완마비가 관찰된다.
③ 상위운동신경세포 장애에서는 클로누스(clonus)가 관찰된다.
④ 하위운동신경세포 장애에서는 클로누스(clonus)가 관찰되지 않는다.
⑤ 상위운동신경세포 장애에서는 근긴장(muscle tonus)은 저하한다.

해답 5

해설 근긴장은 단시냅스반사에 의해서 규정되는 수동운동에 대한 근육의 긴장이며, 상위운동신경세포 장애에 의한 근긴장은 항진하고 이것은 강직(spasticity)과 고축(rigidity)으로 나뉜다. 클로누스란 갑자기 수동적으로 힘줄을 신장하면, 근육이 불수의적으로 동시에 율동적으로 반복하는 상태를 말한다. 상위운동신경세포 장애에서는 강직마비가 있고 힘줄반사의 항진 때 관찰된다.

문제 7 **파행에 대해서 잘못된 것은 어느 것인가?**

① 통증성 파행 — 입각기가 짧아지는 보행
② 경성 추락파행(hard fall-limping) — 다리길이 차이 때문에 일어나는 보행
③ 트렌델렌버그(Trendelenburg) 파행 — 상체를 동요시키면서 걷는 보행
④ 간헐성 파행 — 다리의 통증 때문에 휴식을 취하면서 걷는 보행
⑤ 마비성 파행 — 거위모양 보행

해답 5

해설 간헐성 파행이란 보행을 하고 있으면 다리의 통증 때문에 보행곤란이 되지만, 잠시 휴식을 취하면 다시 보행이 가능해지는 보행이다. 거위모양 보행이란 선천성 엉덩관절 탈구의 예이며 흔들이모양의 보행에 더하여 허리뼈 전만이 보상적으로 강화되면 볼기부분을 뒤쪽으로 쑥 내밀고 상체를 좌우로 흔들어 걷는 모습이다. 또한 근육디스트로피증의 환자에게도 관찰된다.

문제 8 **손의 내재근(intrinsic muscle)의 표준적인 신경지배에 대해서 잘못된 것은 어느 것인가? 2개를 열거하시오.**

① 4개가 있는 벌레근은 모두 정중신경 지배이다.
② 3개가 있는 바닥쪽뼈사이근은 모두 자신경 지배이다.
③ 4개가 있는 등쪽뼈사이근은 모두 자신경 지배이다.
④ 새끼두덩근은 모두 자신경 지배이다.
⑤ 엄지두덩근은 짧은엄지굽힘근을 제외하고 정중신경 지배이다.

해답 1, 5

해설 정중신경 : 제 1, 2 벌레근, 짧은엄지벌림근, 엄지맞섬근, 짧은엄지굽힘근
자신경 : 제 3, 4 벌레근, 짧은엄지굽힘근깊은갈래, 제 1, 2, 3 바닥쪽뼈사이근

문제 9 **관절류마티스에서 잘못된 것은 어느 것인가?**

① 호발연령은 20~40세대이고 남성에 많다.
② 관절증후는 아침의 뻣뻣해짐, 다관절의 다발통증과 운동통증, 종창, 관절가동범위 제한 등이다.
③ 관절 외 증후는 발열, 힘줄집염, 류마토이드결절, 빈혈 등이다.
④ 척수압박증상이 출현하는 일이 있다.
⑤ 통증은 일기 등 온도나 습도의 영향을 받기 쉽다.

해답 1

해설 성별에서는 여성이 남성의 5배로 압도적으로 많다.

문제 10 **관절류마티스의 변형에 대해서 잘못되어 있는 것은 어느 것인가?**

① 손가락의 MCP관절에서 손가락이 노쪽으로 기우는 노쪽 편위
② 손가락의 PIP관절이 젖혀지고(과신전), DIP관절이 굽혀진 백조목 변형
③ 손가락의 PIP관절이 굽고 DIP관절이 젖혀진(과신전) 단추구멍 변형
④ 발가락에서는 외반무지
⑤ 발가락에서는 망치발가락

해답 1

해설 손가락은 MCP관절에서 자쪽으로 기우는 변형을 일으킨다.

문제 11 **미국류마티스학회에 의한 관절류마티스 진단기준의 진단항목에 열거되어 있는 것은 어느 것인가?**

① 대칭성 관절통
② 혈청류마토이드인자의 존재
③ 관절액 뮤틴 침강물
④ 정형적 윤활막 병리조직상
⑤ 적혈구침강속도의 항진

해답 2

해설 ① 아침의 뻣뻣해짐, ② 3관절 영역이상에서의 연부조직의 종창 또는 관절액의 굄, ③ 손의 관절염, ④ 대칭성의 관절염, ⑤ 류마토이드결절, ⑥ 혈청류마토이드인자의 양성, ⑦ 전형적 X선 영상(진단기준은 이상의 7항목 중 4항목, ①~④는 적어도 6주간 이상 지속하고 있을 것)

문제 12 **관절류마티스의 Stage분류(미국류마티스학회에 따름)에 대해서 잘못된 것은 어느 것인가?**

① Stage분류는 임상소견과 X선 소견을 가미한 평가방법
② Stage I은 X선 영상에 뼈의 파괴는 없다.
③ Stage II는 경증의 연골파괴를 수반하는, 또는 수반하지 않는 골다공증이 있고 관절변형은 없다.
④ Stage III은 골다공증 이외에 X선 영상에서 연골 및 뼈의 파괴가 있고 골성 강직을 수반한다.
⑤ Stage IV는 섬유성 또는 골성 강직이 있다.

해답 4

해설 Stage III은 골다공증 이외에 X선학적으로 연골 및 뼈의 파괴가 있다. 부분탈구, 자쪽 편위, 또는 젖힘과 같은 관절변형이 있으나 섬유성 또는 골성 강직을 수반하지 않는다.

문제 13 **관절류마티스의 기능장애분류(미국류마티스학회에 따름)에 대해서 잘못된 것은 어느 것인가? 2개를 열거하시오.**

① Class Ⅰ은 신체기능은 완전하고 부자유 없이 보통의 일은 전부 할 수 있다.
② Class Ⅱ는 동작 때에 관절에 통증, 또는 운동제한이 있어도 보통의 활동이라면 어떻게든 할 수 있다.
③ Class Ⅲ은 보통의 일이나 자기의 신변의 일은 약간 할 수 있으나 거의 할 수 없을 정도.
④ Class Ⅳ는 침대 위에서 앉은 자세, 또는 휠체어의 구동은 어떻게든 할 수 있다.
⑤ Class Ⅴ는 자리보전이고 완전보조를 필요로 하는 정도.

해답 4, 5

해설 Class Ⅳ는 자리보전, 또는 휠체어에 앉을 뿐이고 신변의 일도 전혀 할 수 없는 정도. Class Ⅴ의 분류는 없다.

문제 14 **관절류마티스의 손의 변화와 직접 관계가 없는 것은 어느 것인가?**

① Heberden 결절
② 손목굴증후군
③ 용수철손가락
④ 폄근힘줄 파열
⑤ 백조목 변형

해답 1

해설 Heberden결절 : 먼쪽손가락관절이 변형한 골성 융기이다. 변형성관절증이다.
손목굴증후군 : 손목굴(수근관)의 탄력성이 없는 조직에 염증이 파급하여 부종이 발생한다. 정중신경이 압박된다.

문제 15 **관절류마티스의 손가락 변형에서 올바른 것은 어느 것인가? 2개를 열거하시오.**

① 동일 환자에서 백조목 변형과 단추구멍 변형 양쪽의 변형은 관찰되지 않는다.
② 엄지손가락의 손가락사이관절은 젖힘이 되는 일이 많다.
③ 무틸란스형 변형이 완성되면 통증은 적어진다.
④ 손허리손가락사이관절에서는 손가락뼈가 손등 쪽으로 부분탈구를 하기 쉽다.
⑤ 좌우 대칭으로 관절이 침범되므로 양손은 동일한 변형을 취한다.

해답 2, 3

해설 백조목 변형 : MP관절의 염증 → 내재근의 강직, 단축 → MP관절과 DIP관절이 굽고, PIP관절에서는 젖힘의 변형이 일어난다.
단추구멍 변형 : PIP관절의 윤활주머니염 → PIP관절은 굽힘, DIP관절은 젖힘, MP관절에서는 손가락뼈가 손바닥 쪽으로 탈구하기 쉽다.

문제 16 **관절류마티스에 흔히 관찰되는 구축 · 변형에서 잘못되어 있는 것은 어느 것인가?**

① 고리중쇠관절의 부분탈구
② 턱관절의 입 벌림 제한
③ 어깨관절의 가쪽회전 · 안쪽회전 제한
④ 팔꿉관절의 굽힘 구축
⑤ 손목관절의 자쪽편위 · 자쪽 말단의 부분탈구

해답 3

해설 어깨관절의 "굽힘 · 벌림 제한"이 올바르다.

문제 17 **관절류마티스의 관절장애에의 대응에서 잘못되어 있는 것은 어느 것인가?**

① 엄지손가락의 손목손허리관절, 손허리손가락관절, 또는 손가락사이관절의 통증제거와 기능개선에 고정 부목을 사용한다.
② 손목관절 통증을 적게 하기 위해 손목관절 고정장구를 일상적으로 사용한다.
③ 팔꿉관절의 굽힘구축은 개선되기 어려우므로 구축 예방과 진행방지를 위해 장구를 사용한다.
④ 어깨관절 통증예방을 위해서는 조기부터 어깨 고정장구를 사용한다.
⑤ 통증은 있으나 신경증상이 관찰되지 않는 고리중쇠관절의 부분탈구에 대해서 목뼈 칼라장구를 사용한다.

해답 4

해설 관절류마티스의 관절통에 대해서는 고정장구를 장착하고 관절의 움직임을 제한하여 통증제거를 시도한다. 어깨관절에 관해서는 고정장구를 조기에 사용하여 통증을 예방함으로써 막대체조나 도르래를 사용한 운동치료, 약물의 사용이나 온열치료를 시행한다. 목뼈의 중증 불안정성이나 신경증상이 있는 것에는 halo brace의 사용을 권장한다.

문제 18 **관절류마티스에서 60°의 무릎 굽힘구축에 대해서 우선 시행하는 치료는 어느 것인가? 2개를 열거하시오.**

① 견인
② 최대 폄 위치의 장하지 석고붕대 고정에 의한 보행
③ 뼈자름술
④ 윤활막 절제술
⑤ 관절 내 스테로이드제 주입치료

해답 1, 2

해설 일반적으로 관절통증 및 염증성 자극은 굽힘근군의 반사성 과다긴장에 의해서 굽힘 위치를 취한다. 관절염 증상은 심하지만 관절파괴가 경증인 경우, 주로 반사성 굽힘변형을 취하지만 약물치료, 스테로이드제제, 견인치료, 넙다리네갈래근 훈련, 무통자세 부목, 무반사 자세 부목을 시행한다. 관절염 증상이 만성기에 이르면 관절주위의 연부조직의 구축 뼈연골의 파괴가 일어나기 때문에 교정부목 및 운동치료, 보조기(physical agent modalities)를 시행한다. 30~40°까지의 굽힘구축에 대해서는 인공관절로 일시적으로 교정이 가능하다. 윤활막 절제술은 Stage I, II까지이고 종창을 제거하고 연골파괴의 진행을 방지하는 것에 있다.

문제 19 **관절액에서 잘못되어 있는 것은 어느 것인가?**

① 관절액의 외관에서는 변형성관절증은 투명하고 황색이며 관절류마티스는 불투명이나 반투명이고 황색이다. 화농성관절염은 불투명이고 황색이다.
② 관절액의 점성도(viscosity)에서는 변형성관절증은 낮고 관절류마티스는 높다. 화농성관절염은 여러 가지이다.
③ 백혈구 수(/μl)에서는 변형성관절증은 <200, 관절류마티스는 5,000~75,000, 화농성관절염은 <50,000, 자주 >100,000
④ 배양에서는 변형성관절증은 음성, 관절류마티스는 음성, 화농성관절염은 자주 양성이다.
⑤ 포도당(mg/dl)에서는 변형성관절증은 혈액과 근사하다. 관절류마티스는 혈액보다 낮고 화농성관절염은 혈액보다 낮다.

해답 2

해설 관절액의 점성도에서는 변형성관절증은 높고 관절류마티스는 낮다. 화농성관절염은 여러 가지이다.

문제 20 **대사 · 내분비성 질환, 퇴행성 질환과 그 치료와의 조합에서 잘못되어 있는 것은 어느 것인가?**

① 구루병 — 비타민 D
② 골다공증 — 알칼리포스포타아제
③ 통풍 — 요산배설촉진제
④ 변형성엉덩관절증 — 인공엉덩관절치환술
⑤ 혈우병성관절증 — 응고인자의 보충

해답 2

해설 골다공증에서의 약물치료로서 칼시토닌, 단백질 동화호르몬제가 있다.

문제 21 **골다공증에 대해서 잘못되어 있는 것은 어느 것인가?**

① 정상적인 뼈와 비교하여 뼈의 양은 감소한다.
② 저칼슘혈증을 수반하지 않는다.
③ 저인산혈증을 수반하지 않는다.
④ 혈청알칼리포스포타아제는 높은 수치를 나타낸다.
⑤ 폐경 후의 여성에 많다.

해답 4

해설 골다공증에서는 혈청알칼리포스포타아제는 정상범위 내에 있다.

문제 22 골다공증에 대해서 잘못되어 있는 것은 어느 것인가?

① 폐경 후의 여성에 발생하기 쉽다.
② 스테로이드 치료에 의해서 발생하기 쉽다.
③ 넙다리뼈 목부분 골절을 초래하기 쉽다.
④ 척추 압박골절의 급성기에서는 코르셋의 장착이 바람직하다.
⑤ 골절 예방을 위해 안정을 지도하는 편이 좋다.

해답 5

해설 골다공증이란 "골절한 상태"가 아니라 "골절하기 쉬운 상태"이다. 해면뼈의 뼈의 양이 감소하여 있는 상태이며, 골염(bone salt)의 양과 뼈 기질의 비율은 정상이다. 이와 관련하여 골연화증은 골염의 양과 뼈 기질의 비율은 낮은 값이다. 나이가 듦에 따른 칼슘섭취량의 저하나 흡수능력의 저하, 비타민D의 작용부전, 여성호르몬의 상실, 이들에 부수하는 위험인자로서 운동부족, 조기폐경, 야윔, 흡연, 음주 등을 열거할 수 있다. 보행 등의 하중운동은 골밀도를 증가시킨다.

문제 23 노년기 골다공증의 예방에 대해서 잘못되어 있는 것은 어느 것인가?

① 인은 섭취하는 일이 적다는 것 때문에 일상에서 많이 섭취할 필요가 있다.
② 활성형 비타민D는 뼈 대사회전을 촉진한다는 것 때문에 섭취하는 것이 좋다.
③ 적당한 운동을 시행한다.
④ 적당한 일광욕을 시행한다.
⑤ 적당한 온욕을 시행한다.

해답 1

해설 인의 섭취량은 우선 부족한 일이 없으며 오히려 인의 과잉섭취는 장관으로부터의 칼슘흡수를 억제하고 게다가 콩팥에 칼슘축적을 높여 콩팥에 과대한 부하가 염려된다. 인산염의 형태로 식품첨가물로서 사용되고 있는 인스턴트식품이나 가공식품에 치우치지 않도록 하는 것이 중요하다. 활성형 비타민D는 칼슘 대사조절 호르몬의 하나이며 그 주된 작용은 장관으로부터의 칼슘흡수를 촉진하고 콩팥에서 칼슘 재흡수를 촉진함으로써 뼈의 석회화가 시행되는 간접적 작용과 함께 파골세포의 분화촉진 등의 직접적 작용이 있다.

문제 24 선천성 엉덩관절 탈구에 대해서 잘못되어 있는 것은 어느 것인가?

① 남녀비율은 1 : 5~9로 여아에 많다.
② 넙다리뼈 뼈머리의 발육의 지연
③ 절구형성부전이나 엉덩뼈절구가 얕다.
④ 넙다리뼈 목부분의 단축과 전념(antetorsion)
⑤ 강직마비

해답 5

해설 뇌성마비 환자에게도 엉덩관절 탈구를 일으키는 경우가 많다.

문제 25 **뼈의 괴사성 질환과 그 설명과의 조합에 대해서 잘못되어 있는 것은 어느 것인가.**

① 페르테스병(Perthes disease) — 호발연령은 3~14세이고 성별은 남자에 많다.
② 특발성 넙다리뼈 괴사 — 호발연령은 30~59세이고 성별은 남자에 많다.
③ 넙다리뼈전방전위증 — 호발연령은 13~16세, 성별은 남자에 많다.
④ 오스굿-슐라터병 — 호발연령은 20~30세, 성별은 여자에 많다.
⑤ 킨뵉병(Kienböck disease) — 호발연령은 20~50세, 성별은 남자에 많다.

해답 4

해설 오스굿-슐라터병(Osgood-Schlatter disease)은 정강뼈결절부분의 골연골염이고 호발연령은 11~13세의 활발한 남자에 잘 발생한다.

문제 26 **골육종에 대해서 올바른 것은 어느 것인가?**

① 호발연령은 50세 전후.
② 호발부위는 척추와 빗장뼈.
③ 혈청알칼리포스포타아제와 젖산탈수소효소의 높은 수치.
④ 뇌에의 전이가 빈발한다.
⑤ 부분절제술

해답 3

해설 호발연령은 15세 전후이고 호발부위는 넙다리뼈 먼쪽과 정강뼈 몸쪽의 뼈몸통 끝부분(metaphysis)에 많으며 증상은 종창과 통증, 혈청알칼리포스포타아제와 젖산탈수소효소의 높은 수치를 나타내고, 허파에의 전이가 많다. 치료는 수술 전후의 화학치료, 및 수술치료이고 이전은 절단 · 절단분리가 시행되었으나, 최근에는 광범위 절제술에 의한 환부 쪽 다리 온존술이 시행된다.

문제 27 **뇌성마비의 진단에서 잘못되어 있는 것은 어느 것인가?**

① 출생 후의 위험인자의 식견
② 비정상 자세긴장의 존재
③ 원시반사의 존속
④ 정상적인 자세반사의 출현 지체
⑤ 정상적인 정신운동발달의 지체

해답 1

해설 가급적 조기에 진단하여 조기에 치료하는 것이 원칙이다. 우선 출생 전, 주산기, 출생 후의 위험인자의 식견으로부터 뇌성마비의 관련인자를 조사하는 것이 중요하다 할 수 있으나 반드시 뇌성마비라고는 진단할 수 없다.

문제 28 진행성근육디스트로피(Duchenne 병)에 대해서 잘못되어 있는 것은 어느 것인가?

① X 연쇄열성유전
② 남아에 발현
③ 간헐성 파행
④ 등반성기립 또는 가워즈(Gowers) 징후
⑤ 가성비대

해답 3

해설 보행은 양 다리를 벌리고 배를 쑥 내밀며 양 무릎을 굽히고 상반신을 좌우로 흔들며 발끝으로 걷는다. 이 보행을 거위걸음(waddling gait)이라 한다.

문제 29 뒤시엔느형 근육디스트로피의 Stage[기능장애 도는 일본 후생성(현 후생노동성) 근육위축증 연구반에 따른다]이고 앉은 자세에서부터의 기립이 손을 사용해서 가능한 것은 어느 Stage인가?

① Stage Ⅰ
② Stage Ⅱ
③ Stage Ⅲ
④ Stage Ⅳ
⑤ Stage Ⅵ

해답 3

해설 Stage Ⅱ는 계단의 오르기에 손을 사용하여 가능하고 Stage Ⅳ는 앉은 자세에서부터의 기립은 손을 사용해도 불가능하지만, 서게 해준 다음부터의 보행은 가능하다.

문제 30 뒤시엔느형 근육디스트로피의 대표적인 임상상·유전형식에서 잘못되어 있는 것은 어느 것인가?

① 발병연령은 유아
② 가성비대가 관찰된다.
③ 호발부위는 팔다리 몸쪽부분
④ 관절구축 및 변형은 반드시 일어난다.
⑤ X 연쇄열성 유전

해답 3

해설 팔다리 몸쪽부분에 잘 발생하는 것은 팔다리이음형(limb girdle type)이며 팔이음뼈는 얼굴어깨위팔형이고 뒤시엔느형은 다리이음뼈이다.

문제 31 목뼈 원반탈출증에 대해서 잘못되어 있는 것은 어느 것인가?

① 호발연령은 30~50세의 남성이다.
② 잘 발생하는 신경학적 수준은 $C_{5/6}$, $C_{6/7}$, $C_{4/5}$의 순서이다.
③ 후방탈출에서는 압박성 척수장애가 일어난다.
④ 뒤 옆쪽 탈출증에서는 신경뿌리 자극·마비증상이 일어난다.
⑤ 목의 굽힘 위치를 피하도록 주의한다.

해답 5

해설 목의 젖힘 위치를 피하도록 주의할 필요가 있다.

문제 32 윌리엄스(Williams)체조에서 잘못되어 있는 것은 어느 것인가?

① 배곧은근의 강화
② 큰볼기근의 강화
③ 넓은등근의 강화
④ 종아리세갈래근의 스트레칭
⑤ 뒤넙다리근(hamstrings)의 스트레칭

해답 3

해설 윌리엄스 요통체조의 목적은 허리등근(요배근) 및 배근육의 강화가 주이고, 골반 앞경사나 허리뼈 전만의 경감에 있다.

문제 33 허리뼈 원반탈출증에 대해서 잘못된 것은 어느 것인가?

① 라세그징후(Lasègue sign)가 양성
② 호발부위는 $L_{4/5}$, L_5-S_1이다.
③ 급성기의 걷는 모습은 통증성 파행이다.
④ L_5-S_1의 탈출증에서는 발목관절의 앞정강근의 근력저하가 관찰된다.
⑤ $L_{4/5}$의 탈출증에서는 발가락폄근군의 근력저하가 관찰된다.

해답 4

해설 L_5-S_1의 탈출증에서는 장딴지근의 근력저하에 의해서 선 자세에서 발꿈치를 올릴 수 없다.

문제 34 척주관협착증에 대해서 잘못되어 있는 것은 어느 것인가?

① 특징적인 증상은 말총성 간헐파행에 있다.
② 척주관의 협착에 의해서 말총신경이 죄어진 허혈상태가 주된 원인이다.
③ 말총성 간헐파행과 동시에 중증의 요통?다리통증을 수반하는 것이 일반적이다.
④ 허리뼈 전만을 감소시킬 목적으로 한 Williams flexion orthosis를 장착시킨다.
⑤ 수술적 치료는 척주관의 개방을 목적으로 한 추궁절제 또는 추궁성형술을 시행한다.

해답 3

해설 본증의 증상은 요통 · 다리통증은 없거나 또는 경미하고 주된 호소는 되지 않는다. Williams flexion orthosis란 3점 지지의 원리에 의해서 하복부를 압력판으로 강하게 눌러 허리뼈의 전만을 적게 하는 장구이다. 말총성 간헐파행이란 기립 또는 보행을 계속하고 있는 동안에 양 발로부터 위로 올라가는 저림이 출현하여 보행의 속행이 불가능해지는 증상이다. 환자는 앞굽힘 자세 또는 웅크리고 앉아 수 분간 휴식을 취하면 저림은 급속히 소실하여 다시 보행이 가능해진다.

문제 35 **목뼈 뒤세로인대골화증에 대해서 잘못되어 있는 것은 어느 것인가?**

① 척주의 뒷벽의 뒤세로인대가 비후, 골화하는 질환이다.
② 일본 후생성이 지정한 난치병의 하나이다.
③ 추정 유병율은 인구 10만 대 6.3명이다.
④ 척주관의 협착율이 40%을 초과하면 척수증상이 발생하기 쉽다.
⑤ 목뼈 칼라의 장착, 때로는 머리뼈 직접견인이 효과적인 경우가 있다.

해답 1

해설 척주의 앞벽의 뒤세로인대가 어떠한 원인으로 비후, 골화하는 질환이다. 1960년에 일본에서 처음으로 발표된 질환이며 상염색체 우성유전이 시사되고 있다.

문제 36 **골절과 연령에 대해서 올바른 것은 어느 것인가?**

① 콜리스골절은 어린이에 많다.
② 위팔뼈 관절융기위 골절은 고령자에 많다.
③ 넙다리뼈 목부분 골절은 중년에 많다.
④ 가벼운 외력에 의한 척추뼈 골절은 청년 · 장년에 많다.
⑤ 위팔뼈 몸쪽 끝부분 골절은 고령자에 많다.

해답 5

해설 고령자에 많은 골절은 콜리스골절(Colles fracture), 넙다리뼈 뼈머리 골절, 척추뼈 골절, 위팔뼈 몸쪽 끝부분 골절이다. 소아에 많은 골절은 위팔뼈 관절융기위 골절이다.

문제 37 **탈구 · 골절과 합병증과의 조합에서 잘못되어 있는 것은 어느 것인가?**

① 위팔뼈 뼈몸통 골절 — 노신경마비
② 위팔뼈 관절융기위 골절 — 뒤퓌트랑구축 (Dupuytren' s contracture)
③ 엉덩관절 탈구 — 궁둥신경마비
④ 넙다리뼈 목부분 골절 — 넙다리 뼈머리 괴사
⑤ 종아리뼈 뼈머리 골절 — 종아리신경마비

해답 2

해설 위팔뼈 관절융기위 골절에서는 아래팔의 순환부전이 발생하면 볼크만 구축이 일어난다. 뒤퓌트랑 구축이란 손바닥넓힘줄의 세로섬유와 그 연장인 손가락바닥깊은근막의 비후에 의해서 MP관절에 이어서 PIP관절이 서서히 굽고 폄이 제한되는 구축이다.

문제 38 **골절에서의 합병증에 대해서 잘못되어 있는 것은 어느 것인가?**

① 피하골절은 피부의 결손이나 연부조직의 좌멸이 고도이고 감염의 위험성이 크다.
② 깊은동맥의 불완전 폐색에 의해서 근육 · 신경에의 혈행장애가 발생하는 것에 볼크만구축(Volkmann's contracture)이 있다.
③ 위팔뼈 아래끝부분이나 종아리뼈 작은머리부분의 골절에서는 신경손상이 관찰되는 경우가 있다.
④ 큰 골절 때 허파, 뇌나 기타의 장기에 지방색전을 일으키는 일이 있다.
⑤ 갈비뼈 골절에서 늑막이나 허파의 손을 초래하고, 척추뼈 골절로 척수손상을 초래하는 일이 있다.

해답 1

해설 개방골절은 골절부분과 외계가 직접 교통하여 있는 것이며, 피부의 결손이나 연부조직의 좌멸이 고도이고 감염의 위험성이 높으며 뼈 유합이 나쁘다.

문제 39 **골절의 치유조건에서 잘못되어 있는 것은 어느 것인가?**

① 소아에서는 뼈 유합이 느리고 불량하다.
② 갑상샘기능저하에서는 뼈 유합이 불량하다.
③ 골절의 정복이 불량한 것은 뼈 유합이 불량하다.
④ 골절의 고정성이 나쁜 경우는 뼈 유합이 불량하다.
⑤ 혈관손상이 있는 경우는 뼈 유합이 불량하다.

해답 1

해설 소아에서는 뼈 유합이 양호하다.

문제 40 **골절치유 후의 합병증에 대해서 잘못되어 있는 것은 어느 것인가?**

① 골절 후, 손상부분 또는 관절주위의 근육 내에 골화가 일어나는 경우가 있다.
② 반사성의 혈관운동신경장애에 의한다고 생각되는 두드러진 뼈 위축이 발생하는 일이 있다.
③ 전위한 채로 뼈 유합을 일으키면 내번, 외반 등의 변형이 일어난다.
④ 관절 내 골절이나 변형치유 등에서는 변형성관절증으로 진전되는 경우가 있다.
⑤ 관절주위나 관절 내의 골절에서는 볼크만구축이 일어나기 쉽다.

해답 5

해설 관절주위나 관절 내의 골절에서는 관절구축이 일어나기 쉽다.

문제 41 거짓관절이 발생하기 쉬운 골절과 발생하기 어려운 골절에서 잘못되어 있는 것은 어느 것인가?

① 발생하기 쉬운 골절은 정강뼈 중간 1/3 골절이다.
② 발생하기 쉬운 골절은 넙다리뼈 목부분 안쪽골절이다.
③ 발생하기 어려운 골절은 발배뼈 골절이다.
④ 발생하기 어려운 골절은 발꿈치뼈 골절이다.
⑤ 발생하기 어려운 골절은 척추뼈 골절이다.

해답 3

해설 발배뼈에의 혈행은 먼쪽부분 및 중앙부분에서부터 공급되고 몸쪽부분에서부터는 공급되고 있지 않다는 것 때문에 괴사에 빠지기 쉽다. 발꿈치뼈 등의 해면뼈가 주인 뼈에서는 거짓관절은 발생하기 어렵다.

문제 42 골절의 부위와 명칭의 조합이 잘못되어 있는 것은 어느 것인가?

① 아래팔 먼쪽부분 골절 — Colles골절
② 제1손허리뼈 밑동부분 골절 — Bennet 골절
③ 자뼈 골절과 노뼈 먼쪽끝의 탈구 — Galeazzi형 탈구골절
④ 안쪽 · 가쪽복사 골절과 정강뼈 뒤모서리 골절 — Cotton 골절
⑤ 노뼈 먼쪽부분의 관절 내 골절 — Barton 골절

해답 3

해설 노뼈 골절과 자뼈 먼쪽 끝의 탈구를 갈레아치(Galeazzi)형 탈구골절이라 하고 자뼈 골절과 노뼈 뼈머리 앞쪽탈구를 Monteggia형 탈구골절이라 한다.

문제 43 골절에 속발하는 말초신경장애의 조합에서 잘못되어 있는 것은 어느 것인가?

① 위팔뼈 가쪽관절융기 골절 — 지발성 자신경마비
② 위팔뼈 뼈몸통부분 골절 — 노신경마비
③ 노뼈 먼쪽끝 골절 — 정중신경마비
④ 엉치뼈 골반골절 — 허리신경얼기마비
⑤ 종아리뼈 뼈머리 골절 — 정강신경마비

해답 5

해설 종아리뼈 뼈머리 골절은 종아리신경마비가 일어나는 경우가 있다.

문제 44 척수손상에 대해서 잘못되어 있는 것은 어느 것인가?

① 말총 손상 — 이완성 마비
② 가슴척수 · 허리척수 손상 — 강직마비
③ 척수 쇼크 — 이완성 마비
④ 척수의 반쪽 장애 — Brown-Séquard 증후군
⑤ 중심성 목척수 손상 — 팔보다도 다리의 운동마비가 심하다.

해답 5

해설 중심성 목척수 손상은 고령자에 많고 목의 젖힘에 의해서 부상한다. 다리보다도 팔의 운동마비가 심하다.

문제 45 **척수손상의 합병증에 대해서 잘못되어 있는 것은 어느 것인가?**

① 순환장애 — 혈압저하
② 소화기장애 — 위하수
③ 호흡기장애 — 환기장애
④ 배뇨장애 — 요로감염증
⑤ 대사장애 — 과도한 고열

해답 2

해설 소화기장애에서는 마비성 창자막힘증(ileus), 급성위확장, 소화성 궤양, 췌장염 등이 있다.

문제 46 **척수손상의 응급처치와 전신관리에서 잘못되어 있는 것은 어느 것인가?**

① 목척수 손상에서는 객담의 흡인이나 두드림(tapping)으로 폐렴의 예방
② 목척수 손상에서는 체위변환이나 기립훈련으로 폐용성 근육위축에 대한 치료
③ 목척수 손상에서는 요폐에 대해서 도뇨
④ 목척수·가슴척수 손상에서는 조기에 배뇨훈련
⑤ 엉치척수·말총 손상에서는 복압이나 손의 압력에 의한 배뇨훈련

해답 2

해설 목척수 손상에서는 기립성저혈압에 대비하여 체위변환이나 기립훈련을 시행한다.

문제 47 **척수손상의 만성기에서의 합병증에 대해서 잘못되어 있는 것은 어느 것인가?**

① 요로에서의 세균감염
② 요로결석
③ 담석
④ 이소성 골화
⑤ 욕창

해답 3

해설 만성기에서의 주된 합병증은 다음과 같다. 세균감염, 고압배뇨는 특히 주의를 필요로 한다. 또한 부상 후에 발생하는 이소성 골화, 그리고 강직, 관절구축, 욕창, 변비 등이 있다.

문제 48 **무릎반달 손상에 대해서 잘못되어 있는 것은 어느 것인가?**

① 젊은이의 스포츠 외상 — 반달 가장자리부분의 세로파열이 많다.
② 소아기 — 원반모양 반달의 손상에서 수평파열이 많다.
③ 일본 — 안쪽반달 손상이 많다.
④ 반달이 융기사이오목에 감돈 — 무릎이 굽힌 채로 폄이 불능
⑤ 맥머레이 검사(McMurray test) — 무릎을 최대 굽힘위치로 하고 종아리에 회전 스트레스를 가하면서 무릎을 편다.

해답 3

해설 소아기에는 명백한 부상기전을 수반하지 않는 예가 관찰되지만 그 대부분이 원반모양 반달의 손상이고 수평파열이 많다. 일본에서는 가쪽반달 손상이 많고 구미에서는 안쪽으로 발생하는 일이 많다.

문제 49 **말초신경 손상의 분류(Seddon)에 대해서 잘못되어 있는 것은 어느 것인가?**

① 일과성 신경 부동화 — 말이집(수초)이 부분적으로 변성
② 일과성 신경 부동화 — 보존적 치료로 조기회복
③ 축삭파열 — 축삭 및 말이집이 손상
④ 축삭파열 — 보존적 치료로는 회복의 가망이 없다.
⑤ 신경파열 — 신경줄기의 완전파열

해답 4

해설 축삭파열(axonotmesis)에서는 신경내막, 신경주막은 손상되지 않고 재생섬유는 본래의 축삭 안을 말초로 뻗는다. 임상적으로는 운동 및 지각마비는 완전하지만, 보존적 치료로 양호한 회복을 볼 수 있다.

문제 50 **위팔신경얼기에서 잘못되어 있는 것은 어느 것인가?**

① 상위형(Erb–Duchenne형)은 팔의 올림, 팔꿉관절 굽힘이 불능이다.
② 하위형(Klumpke형)은 주로 손가락의 마비이다.
③ 전체형에서는 팔, 손의 운동이 불능이다.
④ 하위형(Erb–Duchenne형)은 어깨관절 고정술을 시행하는 경우가 있다.
⑤ 분만마비는 어깨가 산도에 걸려 머리가 강하게 당겨졌을 때에 발생한다.

해답 4

해설 상위형(Erb–Duchenne형)은 팔꿉관절을 굽히기 위해 손목관절 손가락 굽힘근, 엎침근의 이는곳을 위팔뼈 안쪽위관절융기에서부터 중추로 이행시킨다. 이 경우, 어깨관절은 고정술을 시행한다.

문제 51 위팔신경얼기마비에서 잘못되어 있는 것은 어느 것인가?

① 상위형은 팔의 올림, 팔꿉관절의 굽힘 불능이 관찰된다.
② 하위형은 주로 손가락의 마비가 관찰된다.
③ 전체형은 위팔, 아래팔의 마비가 관찰된다.
④ 신경절 이전 손상은 경과는 길지만 회복의 가망이 있다.
⑤ 신경절 이후 손상은 회복은 비교적 양호하고 수술적으로도 봉합이 가능하다.

해답 4

해설 상위형은 제5, 6, 7목척수 신경뿌리의 손상, 하위형은 제7, 8목척수 신경뿌리의 손상, 신경절 이전 손상은 신경뿌리가 척수의 밑동부분에서부터 뽑힌 뽑아내기 손상이며 회복의 가망이 없다. 척주주위근의 마비(척수신경 뒷가지의 손상), 호르너(Horner) 징후(눈꺼풀 처짐, 축동, 안구함몰)의 양성, 혈관운동신경의 온존이나 자연발한(신경뿌리에는 교감신경섬유는 포함되어 있지 않다)이 있다. 신경절 이후 손상은 뒤뿌리신경절의 말초 쪽에 있으며 예후는 비교적 양호하다.

문제 52 말초신경마비의 변형에서 잘못되어 있는 것은 어느 것인가?

① 자신경마비 — 갈퀴손
② 정중신경마비 — 원숭이손
③ 노신경마비 — 손처짐
④ 온종아리신경마비 — 발처짐
⑤ 정강신경마비 — 편평발

해답 5

해설 정강신경은 장딴지근, 가자미근, 뒤정강근, 긴엄지발가락굽힘근, 긴발가락굽힘근에 가지를 내고 있다. 바닥쪽굽힘이 불능이지만, 특별한 변형의 명칭은 없다.

문제 53 가슴문증후군에 대해서 잘못되어 있는 것은 어느 것인가?

① 가슴문(흉곽출구)이란 흉곽의 개구부분에서부터 그 옆쪽의 갈비빗장 사이 틈새에 걸친 영역이다.
② 앞목갈비근(전사각근)의 전방을 빗장밑정맥이 통과한다.
③ 앞목갈비근과 중간목갈비근(중사각근)의 사이를 빗장밑정맥과 위팔신경얼기가 통과한다.
④ 협착의 원인은 목근육 또는 긴 제7목뼈 가로돌기가 열거되어 있다.
⑤ 목이 짧고 치켜 오른 어깨의 남성에 많다.

해답 5

해설 목이 길고 둥그스름한 어깨의 여성에 많고 남성의 2배이며 20세대에 피크가 있다. 갈비빗장사이 틈새는 넓이에 개인차가 있고 어깨관절의 벌림·가쪽회전을 시키면 빗장뼈가 후방으로 당겨져 좁아진다. 진단에는 아래와 같은 검사가 있다.

- 몰레이 검사(Morley test) : 빗장위오목(쇄골상와)에서 위팔신경얼기를 손가락으로 압박하면 압통, 방산통이 높은 비율로 발생한다.
- 라이트 검사(Wright test) : 팔의 수평벌림·가쪽회전을 시키면 노동맥이 정지한다. 정상인에서도 30~50%에서 양성이 된다.
- 루스 검사(Roos test)(3분간 팔의 올림부하시험) : 라이트 검사와 같은 자세에서 손가락의 굽힘/폄을 3분간 시행시키면, 손가락의 저림, 아래팔의 나른함 때문에 지속할 수 없어 도중에서 팔을 내려버린다. 신뢰성이 가장 높은 검사이다.

문제 54 **힘줄 · 인대손상에서 잘못되어 있는 것은 어느 것인가?**

① 용수철손가락 — 손가락의 관절의 굽힘/폄 운동장애
② 단추구멍 변형 — PIP관절 굽힘, DIP관절 폄
③ 망치손가락 — DIP관절 굽힘
④ 무릎의 내반 스트레스 — 안쪽곁인대 손상
⑤ 발끝서기 불가 — 아킬레스힘줄 파열

해답 4

해설 안쪽곁인대 손상은 무릎관절 약간 굽힘 위치에서의 무릎 외반, 종아리 가쪽회전 강제에 의해서 파열한다. 무릎의 외반 스트레스를 가하면 안쪽관절 틈새가 벌어지는 것이 관찰된다.

문제 55 **스포츠 손상에서 잘못되어 있는 것은 어느 것인가?**

① little leaguer' s shoulder — 위팔두갈래근힘줄 파열
② 테니스팔꿈치 — 위팔뼈 가쪽위관절융기염
③ 야구팔꿈치 — 위팔뼈 작은머리에 박리 골연골염
④ 점퍼의 무릎 — 무릎인대염
⑤ 러너의 무릎 — 무릎연골연화증

해답 1

해설 little leaguer' s shoulder는 과도한 던지기에 의해서 잘 쓰는 팔의 위팔뼈의 몸쪽 뼈끝선이 분리된다.

문제 56 **절단에 대해서 올바른 것은 어느 것인가?**

① 절단끝은 가급적 관절 가까이에서 절단한다.
② 넓적다리의 초단 절단끝에서는 벌림/굽힘 구축을 일으킨다.
③ 사임(Syme) 절단은 남성에 적합하지 않다.
④ 쇼파르(Chopart) 절단은 발꿈치안쪽들린휜발(외반첨족) 변형을 일으킨다.
⑤ 넙다리뼈 먼쪽부분의 절단은 유각 제어장치를 부착하기 쉽다.

해답 2

해설 절단끝은 가급적 길게 잔존시킨다. 사임(Syme) 절단은 여성에 적합하지 않다. 쇼파르(Chopart) 절단은 내반변형을 일으킨다. 넙다리뼈 먼쪽부분의 절단은 유각 제어장치를 부착하기 어렵다.

문제 57 환상팔다리에 대해서 잘못되어 있는 것은 어느 것인가?

① 6개월에서부터 2년 사이에 소실한다.
② 크기는 건전한 팔다리 쪽과 거의 같다.
③ 팔보다 다리에 심하다.
④ 4~6세 이하의 절단에서는 출현하지 않는다.
⑤ 손발의 말초부분에 많다.

해답 3

해설 다리보다 팔에 심하다. 환상팔다리는 수술 후 수일에서부터 출현하기 시작하고 심리적, 정신적, 생리적 영향이 크며, 형태는 외계의 온도, 습도에 좌우된다. 환상팔다리 통증은 절단끝의 신경종, 유착 등의 상태와 연관성이 있다. 절단수술 직후의 의지장착이 환상팔다리 통증을 경감시킨다. 환상팔다리 통증이 두드러진 경우는 같은 쪽 반신의 지각과민, 발한이상, 자율신경기능이상이 인지된다.

문제 58 의족에 대해서 잘못되어 있는 것은 어느 것인가?

① 엉덩이 의족 — 캐나다 엉덩이 의족
② 넓적다리 의족 — 흡착식 넓적다리 의족, 삽입식 넓적다리 의족
③ 무릎 의족 — 사변형 소켓
④ 종아리 의족 — PTB식 종아리 의족, KBM식 종아리 의족
⑤ 사임(Syme) 의족 — 안쪽 열기식 소켓, 전체면 접촉식 소켓

해답 3

해설 무릎 의족은 무릎관절 절단분리에 사용하는 의족이며 사변형 소켓은 넓적다리 의족에서의 소켓의 형상을 말한다.

문제 59 이상적인 절단끝에서 잘못되어 있는 것은 어느 것인가?

① 통증(유통증성의 신경종 등)이 없을 것
② 부종, 청색증 등의 혈행장애가 없을 것
③ 절단끝의 절단된 근육의 긴장이 없을 것
④ 피부의 흉터나 유착이 없을 것
⑤ 몸쪽관절에 구축이 없을 것

해답 3

해설 절단하기 전의 생리적인 긴장 하에서 근육을 절단 끝에 고정하는 것이 절단 후의 근육위축을 적게 하고, 그 등척성 수축에 의해서 소켓의 적합감이 우수하다.

색인

ㄱ

ㄴ

ㄷ

ㄹ

ㅇ

ㅋ

ㅌ

ㅍ

ㅎ